インプラント周囲炎を治療する

■エビデンスに基づく診断・治療とリスクコントロール■

増えつつある"周囲炎"をどう治療するか、どう予防するか……
科学的・医学的・歯科医学的切り口から、問題解決を目指す。

歯科医療の信頼性を、インプラントの信頼性を失ってはならない！
編者、著者の思いが伝わる、歯科医師必読の書。

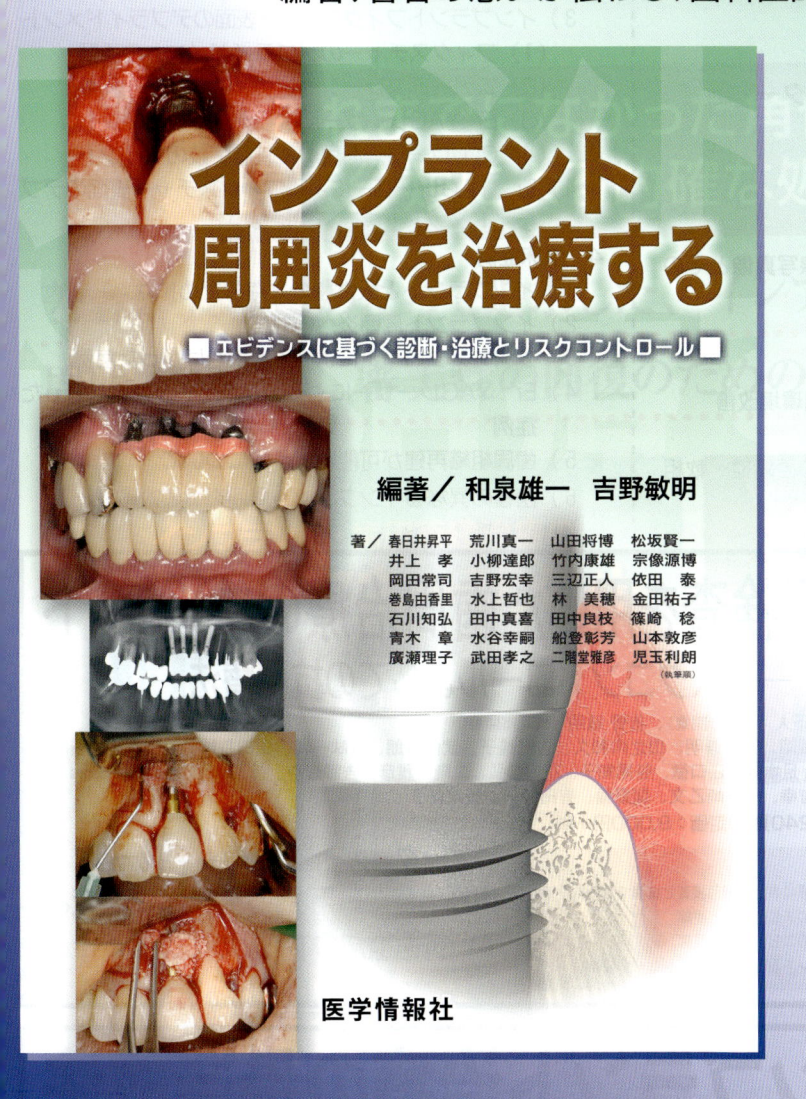

■ 編著

和泉雄一
東京医科歯科大学教授
（生体硬組織再生学講座歯周病学）

吉野敏明
吉野歯科診療所　歯周病インプラント
センター（横浜市）

■ 著

春日井昇平，荒川真一，山田将博，
松坂賢一，井上 孝，小柳達郎，
竹内康雄，宗像源博，岡田常司，
吉野宏幸，三辺正人，依田 泰，
巻島由香里，水上哲也，林 美穂，
金田祐子，石川知弘，田中真喜，
田中良枝，篠崎 稔，青木 章，水谷幸嗣，
船登彰芳，山本敦彦，廣瀬理子，
武田孝之，二階堂雅彦，児玉利朗

A4変型判 224頁
定価：本体 9,000円＋税

注文書

● インプラント周囲炎を
　治療する ＿＿＿＿＿ 冊

ご氏名（医院名）

ご住所　　　　　TEL（　　）

●　　　　　　　　　　　　　　　冊

●お取扱いは

医学情報社　〒113-0033　東京都文京区本郷1-4-6
TEL 03-5684-6811　FAX 03-5684-6812
直接ご注文の場合（発送手数料：400円）

インプラント併発症

― 予防と治療のポイント ―

今村 栄作

医学情報社

推薦の序

　20世紀後半から，オッセオインテグレーテッドインプラントの登場とともに，歯科治療は飛躍的な進歩を遂げた．歯を失った患者の機能的，審美的な回復の救世主として，多くの患者さんが恩恵を受けるようになったのは喜ばしいことである．その一方でインプラント適応の拡大とともに，GBRや骨移植など，侵襲の大きな処置も，開業歯科医レベルで当たり前のように行われるようになり，それに比例してインプラントに伴う併発症などのトラブル症例も飛躍的に増加しているのも事実である．

　本来QOLを高める目的であるインプラント治療が，QOLを上げるどころか生命に関わるような重篤な併発症にまで発展し，マスコミに取り上げられる事例も散見され，21世紀を迎えた現在，インプラント治療ひいては歯科医療そのものに暗雲が立ちこめかねない状況にあるといわざるをえない．インターネットで"インプラント・歯科"と検索すると，インプラント治療のよい面ばかりが書いてあって，その危険性について触れてある歯科医院のホームページはきわめて少ない．残念ながら我々歯科医師はインプラントのよい面ばかり強調し，インプラント治療の併発症にはあまり耳を傾けようとしないのも事実である．

　インプラント治療を成功に導くためには適切な診断と治療計画と，しっかりとした科学に裏付けられた知識，そして基本に忠実な外科手技が重要であることは言うまでもないが，何よりも医療人としての自覚を持ち，患者さんを第一に考え，患者さんのQOLを向上させるため，全ての知識と技術を，"失敗のない，そして安全な治療を心がける"姿勢こそが最も大事なことである．しかし，そこは人間である．残念ながら失敗をしないという人間はいない．それでも治療を行うにあたりありとあらゆる可能性を想定することは失敗を最小限にする最大の戦略であると思う．

　そのような中，インプラントの失敗に繋がる併発症についての本書が上梓された．臨床上きわめて有用な本であり，「こんな本が欲しかった！」まさにその1冊である．

　著者の今村栄作先生は，インプラント外科のみならず，口腔顎顔面外傷や顎矯正手術など，きわめて守備範囲の広い新進気鋭の口腔外科医である．総合病院で地域の口腔外科医として，今最も活躍している1人である．個人的には私の大学の後輩であり，先輩後輩の関係を最大限利用して，私は臨床上困ったことがあると何かと今村先生に聞いている．私は彼のインプラント関連外科についての臨床経験の豊富さ，真摯な臨床態度にいつも尊敬の念を持っている．本書は，そんな氏がインプラントの併発症について記した渾身の書である．

　まず驚かされるのはその症例数の多さ，多彩さ，範囲の広さである．また埋入からメンテナンスにいたるまで外科に限らず，補綴，インプラント周囲炎にいたるまで実に詳しく，丁寧な解説と理論的背景とともに書いている．私はインプラントのトラブルについて，ここまで記載している書を洋の東西を問わず知らない．まさに珠玉の症例集である．

　"失敗の最たるものは失敗を自覚しないことである"と，英国の批評家Thomas Carlyleは述べている．失敗を自覚すること，そして失敗の原因を徹底的に分析し，次のステップ

に繋げることが成功の最大の近道であると思う．とはいうものの，最初から失敗を通じてステップアップするなどということは，臨床上は許されない．しかし本書に示された多くの貴重な"失敗症例"から学び，失敗を防ぐ，あるいは最小限にとどめることは可能である．

　本書がインプラント治療を行う全ての歯科医師にとって，インプラント治療を成功へと導くバイブルとなることを願ってやまない．

平成23年8月

九州歯科大学口腔顎顔面外科学講座 形態機能再建学分野

教授　髙橋　哲

序

　近年口腔インプラント治療の普及に伴い，多くの歯科医院，大学および病院において頻繁にインプラント治療が行われるようになってきました．我々の病院歯科口腔外科においても，かかりつけ歯科医院からさまざまなインプラント治療に関する依頼が増えてきています．埋入から補綴処置あるいは顎骨造成だけではなく，併発症の治療もその1つであり，毎月さまざまな患者さんが来院されます．

　ひとことで併発症といっても，インプラント治療に関するものは通常の歯科治療と違った特有のものがあり，手術手技に伴う出血や神経損傷および感染，材料の破折などによる機械的なもの，また，補綴後の歯肉退縮などによる審美障害や歯周病からの感染およびインプラント周囲炎など後発的に起こるものなど多岐にわたります．人間の体は個々で違いがあり，口腔内という人工物にとって劣悪な環境では，誰もが併発症のない手術を100%行うことは不可能かとは思います．しかし，できるだけ起こさないという工夫もまた必要です．卒業後20年のほとんどを救急病院で過ごした私自身の経験に基づき，病院歯科口腔外科に来院してきた併発症や偶発症の症例をできる限りまとめてみました．元朝日新聞論説委員で天声人語を担当されていた辰濃和男氏は「文章の生命は現場である」と述べていましたが，本書は臨床の現場で起こったことがらをまとめています．

　近年処分を恐れた医師が裁判などに使用されないように，副作用や併発症についての医学論文が減少しているという新聞記事がありましたが，偶発症や合併症と呼ばれるものの情報を臨床家間における共有の知識として持っておくことは，これから医療を受ける患者のためにもなりますし，我々施術医にとっても役立つことと思われます．本書が口腔インプラント治療を行っている臨床家にとって少しでも参考になり，そして併発症を未然に防ぐ助けになることを心から願っております．

　なお本書では，国立国語研究所「病院の言葉」委員会で，検査や治療に伴う疾患は，偶発症や合併症ではなく"併発症"を推奨していることから，この語を用いました．合併症ですと手術に一緒に必ず起こってしまうと誤解されやすく，偶発症では偶然に起こった症状であり原因がないと思われてしまうという点を考慮しました．また英語のComplicationの和訳（複数の英和辞典，医学辞典で検索）に併発症があることも参考にしました．

　最後に本書を作成するにあたって研修医時代より厚くご指導を頂きました瀬戸皖一 日本顎顔面インプラント学会理事長（前鶴見大学歯学部口腔外科学第一講座教授），松浦正朗 福岡歯科大学咬合修復学講座口腔インプラント分野教授，近藤壽郎 日本大学松戸歯学部顎顔面外科学講座教授，高田典彦 府中恵仁会病院歯科口腔外科部長および諸先輩には心より感謝申し上げます．また今回の本について写真の提供およびアドバイスを頂きました髙橋哲 九州歯科大学口腔顎顔面外科学・形態機能再建学教授，そして本書の執筆・校正にさまざまな編集の労をとっていただいた医学情報社のスタッフの皆様方にもこの場をかりて厚く御礼申し上げます．

2011年8月 好日

今村　栄作

謝　辞

　本書を作成するにあたり，多くの方に症例提供，資料提供などでご協力を頂きました．ここにお名前を挙げて心から謝意を述べさせていただきます．

ご協力いただいた先生

髙橋　　哲 先生	九州歯科大学第2口腔外科学講座教授
中村　雅典 先生	昭和大学口腔解剖学教室教授
中島　　功 先生	昭和大学口腔解剖学教室

以下50音順

有吉　仁朗 先生	有吉歯科医院（横浜市青葉区）
飯島　　智 先生	飯島歯科医院（藤沢市）
石井　良昌 先生	海老名総合病院　歯科・歯科口腔外科（海老名市）
石塚　智康 先生	イシヅカデンタルオフィス（東京都大田区）
浦口　秀剛 先生	立川南口歯科（立川市）
江口　康久万 先生	江口歯科矯正（横浜市旭区）
金原　純一郎 先生	横浜いずみ台病院歯科（横浜市泉区）
亀井　和利 先生	横浜労災病院　歯科・口腔外科（横浜市港北区）
岸　　　学 先生	岸歯科クリニック（横浜市都筑区）
君島　　裕 先生	君島歯科口腔外科クリニック（さいたま市）
君島　祥子 先生	君島歯科口腔外科クリニック（さいたま市）
小島　章広 先生	たかしな歯科（川越市）
重原　　聡 先生	湘南デンタルケアーインプラントクリニック（神奈川県二宮町）
白土　隆一 先生	ハヤシクリニック分院歯科（東京都町田市）
須田　孝則 先生	須田歯科医院（横浜市港北区）
竹下　賢仁 先生	たけした歯科サクセスインプラントセンター（東京都練馬区）
田端　俊元 先生	田端歯科医院（横浜市青葉区）
轟木　　徹 先生	轟木歯科医院（横浜市港北区）
宮本　壮基 先生	ひかりが丘歯科医院（四街道市）
矢島　　満 先生	矢島歯科医院（横浜市港北区）
山下　　修 先生	山下歯科医院（横浜市青葉区）
横井　和宏 先生	新川崎歯科医院（川崎市幸区）

インプラント併発症 ― 予防と治療のポイント ―

CONTENTS
プロローグ

第Ⅰ章 ■ 口腔インプラント治療における併発症と問題点 ………………………………………… 2
    1. インプラント治療における併発症について／2
    2. 部位別の併発症／4
    3. 治療時期における併発症／5
    4. 各時期におけるチェック項目／6
    5. 治療費のトラブル／10
    6. 来院する患者にみるインプラント併発症の問題点／13

第Ⅱ章 ■ 埋入手術に伴う併発症 ……………………………………………………………………… 16
    1. 神経損傷／17
      1 神経損傷の種類／17
        1）神経断裂症／18
        2）伝導障害／19
        3）知覚症状からみた分類／20
      2 インプラント手術における神経損傷の状況／21
        1）下歯槽神経／22
        2）オトガイ神経／24
        3）舌神経／27
        4）頬神経／29
        5）大口蓋神経, 鼻口蓋神経／30
        6）眼窩下神経／30
      3 神経損傷後の診断／31
      4 神経損傷の治療／34
        1）薬物療法／34
        2）星状神経節ブロック／34
        3）理学療法／35
        4）東洋医学的アプローチ／35
        5）外科的アプローチ（神経縫合術）／35
      5 神経損傷を起こさない対策／37
    2. 出　血／38
      1 出血の原因／38
      2 血管損傷の対処法／39
        1）用指止血／39
        2）血管の遮断（クランピング）／39
        3）血管結紮／40
        4）電気メスによる止血／40
        5）止血剤による対処法／41
        6）ボーンワックスによる止血法／42
        7）止血ノミによる方法／43
        8）歯周包帯による止血法／44
      3 インプラント手術において注意すべき動静脈／44
        1）下歯槽動静脈／44
        2）大口蓋動静脈〜蝶口蓋動脈
          （中隔後鼻枝〜切歯管）／45
      Point：口蓋動脈の位置／47
        3）オトガイ下動静脈, 舌下動静脈／49
        4）顔面動静脈／54
        5）眼窩下動脈〜後上歯槽動脈および翼突筋静脈叢／54
    3. 骨の熱傷／57
      1 過熱の原因／58
      2 熱傷を起こしてしまった時の対処法／61
    4. 上顎洞, 鼻腔, 下顎骨舌側などへの穿孔
        およびインプラント迷入／62
      1 穿　孔／62
        1）起こりやすい穿孔部位／62
        2）原　因／62
        3）穿孔時の対処法と術後注意点／62
        4）症　例／63
      Point：鼻口蓋管嚢胞症例の前歯部埋入／65
      2 迷　入／67
        1）起こりやすい迷入部位／67
        2）原　因／67
        3）迷入時の対処法と術後注意点／67
        4）迷入を起こさないために／68
        5）症　例／68
        6）摘出時の麻酔法／72
      Point：上顎洞穿孔時の確認法／72

5. ドリルやハンドピースなどの器具および
　　　　フィクスチャーの損傷／73
　　　1 インプラント手術中のドリル破折／73
　　　2 手術器具の破損／75
　　　3 フィクスチャー，インプラントドライバーの破損／76
　　6. 隣在歯の損傷／77
　　7. フィクスチャーの初期固定不良／78
　　8. 気　腫／79
　　9. 周術期のトラブルと全身的併発症／82
　　　1 インプラントの手術中（周術期）
　　　　　に起こりやすいトラブル／82

　　　　1）高血圧への対応／82
　　　　2）不整脈への対処／83
　　　　3）血管迷走神経反射への対処／83
　　　　4）過換気症候群／84
　　　　5）喘息発作／85
　　　2 インプラント手術中の致死的併発症
　　　　　　（アナフィラキシーショック）／86
　　　Point：ガイデッドサージェリーの
　　　　　　落とし穴／89

第Ⅲ章 ■ 術後経過観察期間中の併発症 …………………………………………………………… 94

　　1. 感　染／94
　　　1 感染の種類と発生機序／94
　　　　1）術直後に起こるもの（菌血症，敗血症）／95
　　　　2）術後早期に起こるもの
　　　　　　（初期感染，術後4週間以内）／96
　　2. 粘膜哆開（裂開），骨露出／100
　　　1 原　因／100

　　　　1）局　所／100
　　　　2）全　身／100
　　　2 対処法／101
　　3. インプラントの動揺，脱落／102
　　4. 血　腫／103
　　5. 慢性痛／104
　　6. 薬　疹／106

第Ⅳ章 ■ 補綴処置に伴う併発症 ……………………………………………………………………… 110

　　1. 誤嚥，誤飲／111
　　　1 原　因／111
　　　2 異物の場所／111
　　　3 誤嚥，誤飲しやすいインプラントパーツ
　　　　　および状況／111
　　　4 インプラントパーツの誤嚥，誤飲が疑われた
　　　　　場合の対処法／112
　　　5 症　例／115
　　　6 対策および予防／116
　　2. 過重トルクによるアバットメントおよび
　　　　スクリューの破損／117
　　　1 原　因／117
　　　2 予　防／117
　　3. 印象採得および装着時におけるエラー／118
　　　　1）フィクスチャーレベルでの印象採得エラー／118
　　　　2）アバットメントレベルでの印象採得エラー／118

　　　　3）ポンティックなどのアンダーカットの
　　　　　　存在によるトレーの除去困難／118
　　4. 連結したインプラント上部構造における
　　　　スクリュー固定時の疼痛／119
　　5. アバットメント装着時の歯肉疼痛と虚血／121
　　　　1）原　因／121
　　　　2）予　防／121
　　　　3）チェアーサイドでの対策／121
　　6. 対合歯とのクリアランス不足／122
　　7. 顎関節脱臼／123
　　　　1）概　念／123
　　　　2）インプラント治療における発症／123
　　　　3）症　状／123
　　　　4）処　置／124
　　　Point：アバットメント装着後の
　　　　　　歯肉退縮について／125

第Ⅴ章 ■ メンテナンス（維持）期間に起こる併発症 ……… 128

1. ポーセレンやハイブリッドレジンの前歯部破損，摩耗／129
   1. 原　因／129
   2. 対策と予防／129
   3. 上部構造前歯部の補修法／129
2. フィクスチャーの破折，脱落／131
   1. 破折の原因／131
      1) 無理な補綴計画／131
      2) ブラキシズムなどの悪習慣と辺縁骨吸収による フィクスチャーの破折／133
      3) 長期的な金属疲労／134
      4) スクリューやアバットメントが緩んだままの咬合／134
   2. 脱落の原因／135
3. アバットメントおよびスクリューの緩み，破損／138
   1. 原　因／138
   2. 対策と予防／138
   3. 症　例／139
4. オーバーデンチャーの破損や修理時のトラブル／141
   1. レジンの入り込みによる撤去不能例／142
   2. オーバーデンチャーのバーを支持する アバットメント破折症例／143
5. インプラント周囲炎，周囲異常臭など／144
   1. インプラント周囲炎の定義／144
   2. インプラント周囲炎のリスクファクター／145
   3. インプラント周囲炎へのアプローチ法／145
   4. 症　例／146
   5. インプラントからの異常臭／154
6. 歯肉退縮などの審美障害／156
   1. 隣在歯根の露出／156
   2. 埋入位置の考慮／157
   3. 唇側フィクスチャーの露出／158
7. 天然歯ーインプラント間の隙間形成，対合歯の破折／158
8. 歯槽骨および歯肉の過形成／160
9. 骨　折／162
10. 咬　傷／163
11. インプラント除去後の口腔上顎洞瘻孔／164
12. その他（特殊な症例）／166

第Ⅵ章 ■ 骨造成手術に伴う併発症 ……… 168

1. 骨造成における併発症の種類／168
2. 移植骨および移植床の感染，骨露出，腐骨形成／168
   1. 骨の感染，腐骨化／169
   2. 骨露出時の対処／170
   3. 移植骨の吸収／171
3. 骨移植関連材料に関する併発症／171
   1. メンブレンやチタンメッシュの露出，感染／171
   2. 人工骨の感染，脱落／174
   3. バーなどの器具の破損／175
4. 上顎洞挙上術に伴う併発症／177
   1. オステオトームテクニックに伴う併発症／177
      1) 良性発作性頭位眩暈（めまい）症／177
      2) インプラント迷入／178
      3) ソケットリフト後の上顎洞炎，骨髄炎／181
      4) 術後鼻出血／183
   2. ラテラルアプローチに伴う併発症／183
      1) 上顎洞粘膜穿孔／183
      2) 後上歯槽動脈の損傷，出血／185
      3) 上顎洞炎，顎炎／188
      4) 術後鼻出血／189
5. 仮骨延長に伴う併発症／190
   1. デバイスの破損／190
   2. 骨　折／191
   3. 予期せぬ延長方向／191
6. ドナーサイトの併発症／192
   1. オトガイ骨採取に伴う併発症／192
   2. 下顎枝～下顎骨体部採取に伴う併発症／193
   3. 腸骨などの口腔外採取に伴う併発症／196

第Ⅶ章 ■ インプラント除去 ……… 202

1. インプラント除去の適応と考え方／202
2. スクリュータイプのインプラント除去／204
   1. 上顎症例（インプラント周囲炎による除去）／204
   2. 下顎症例（下顎管損傷による疼痛のための除去）／207
3. ブレードタイプのインプラント除去／210
4. 上顎洞に近接しているインプラントの除去／213
5. 径の太いインプラントの即時リカバリー法／214
6. 新しいインプラント除去ツール／216
7. 術後管理と投薬／220

プロローグ

口腔インプラント治療を行うにあたって

　インプラントは骨内に埋め込む人工の生体材料であり，いわゆる人工臓器の一種であると思います．もちろん自分の口腔内に移植できる歯牙があれば，それは最高の再生医療に他なりません．筆者もインプラント治療を行う前に，同一口腔内に移植できる歯牙の有無を確認しますが，ドナーが無い場合はインプラントという人工臓器に頼らなくてはなりません．医科の分野においては，人工臓器の手術は上級者領域であり，熟練した技術と経験が必要です．

　星野清興先生が，以前著書（「インプラント治療に強くなる本」クインテッセンス出版，1989）においてインプラント治療を山登りに例えられていました．当時学生だった私は，生協の書籍コーナーでこの本を購入しわくわくしながら読んだものでしたが，同時に山で遭難する人のニュースを見るたびに，ベテランでも予想を誤ることがあるのだと痛感しました．その素晴らしい内容をプロローグとして一部改変して引用させていただきます．十分な術前準備とインプラント治療の知識，そして患者情報の把握が，何よりの事故予防になると思います．

山登り	インプラント治療
・十分な準備と下調べ，進路計画 　（地図，器材，装備など）	・診断と治療計画，器材準備 　（インプラント材料，器具など）
・1つのルートだけでなく，天候などの状況変化に応じて別のルートも用意しておく	・様々な治療や手術のオプションを用意しておく
・初めは簡単なコースから取り組む 　初心者にヒマラヤ登山はできない	・初めは簡単な症例から始めていく 　初級者に骨造成手術は危険である
・引き返す勇気を持つこと	・術中の状況によって，手術を中止，延期する決断をすること
・必ずグループを組むこと 　スペシャリストの意見を聞くこと	・スタディーグループへの参加や結成 　補綴や口腔外科，歯周病のスペシャリストの意見も参考にすること

医療事故が起きた時の心構えについて

　人間は完璧ではないので，誰でも事故を起こしてしまう可能性はあります．
　万が一事故を起こした場合は，
　　1．高次医療機関紹介などの迅速な対応
　　2．逃げない
　　3．隠さない（情報開示）
　　4．誠意を持って対応する
ことが大切です．

I 口腔インプラント治療における併発症と問題点

1 口腔インプラント治療における併発症について

Schroeder A[1] は，インプラントの成功について，

1. Correct indication and favorable anatomic condition：正しい適応と好都合な解剖学的状態
2. Good operation technique：優れた手術技術
3. Patient cooperation (oral hygiene)：患者協力（口腔清掃）
4. Adequate superstructure：適切な上部構造

と述べている．筆者がインプラント治療を始めた当時はもちろんこれでよかったのかもしれない．しかし医学が発達し，さまざまな口腔インプラント治療の需要が求められ，情報の氾濫している現在においては，図1-1のように幅広い知識と技量が求められると考える．

つまり口腔インプラント治療を行うには，単なる外科的手技だけでなく，歯周病や補綴の理論そして治療技術に加え，非常に多くのパーツを扱うためにインプラント製品の特性や材料の知識などを十分に把握しておくことが重要になってくる．現在では，一般向けの書籍やインターネットの普及もあり，患者自身が非常によく勉強されており，外来にて高度な質問をされることも多い．

さらに，薬剤の多様化や有病高齢者の増加に伴う全身疾患の知識，画像技術の向上に伴

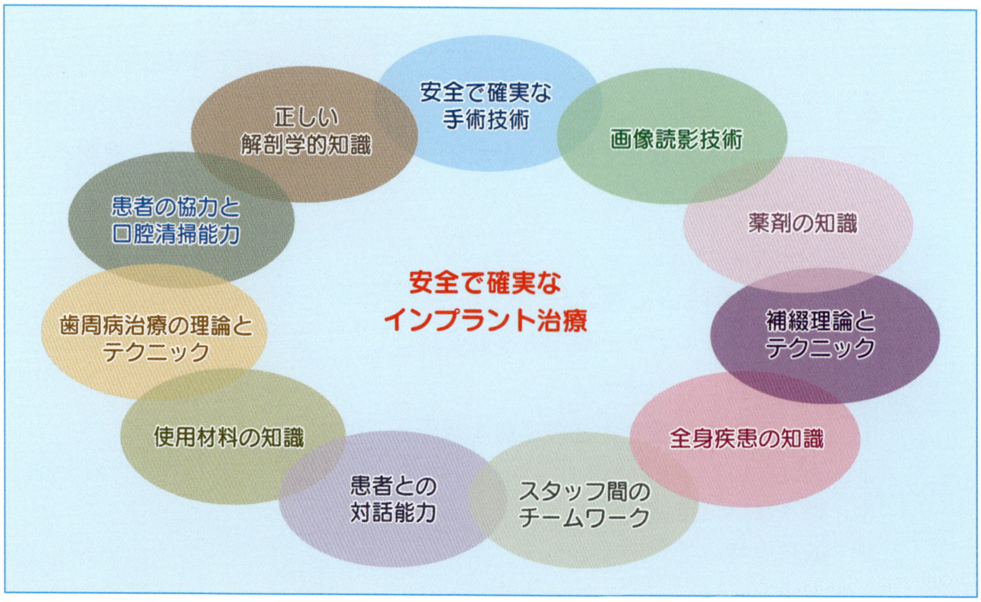

図1-1　口腔インプラント治療を行う11の必須項目

う読影能力や各種コンピューター支援技術の習熟も求められる．もちろんスタッフの知識レベルも重要であるし，デンタルIQの高い患者がインプラント治療を望まれるわけで，患者との対話能力も必須である．

もちろん医療者サイドの成功だけではなく，インプラントを永続的に機能させるために患者自身の口腔衛生協力が必要なことはいうまでもない．

図1-1のいくつかが抜けてしまっていても問題なく，治療が終わることももちろんあるであろう．しかしエラー（error，人の誤り）は人間が処置を行う限りどこにでも潜んでいるものである．併発症はさまざまな要因が重なって，起こるべくして起こる場合もある．

一口に併発症（comorbidity，complication）といっても，「予期せずに偶発的に起こるもの（incident，accident）」から「手術や知識の技量不足に伴うもの」「スタッフ間の連携ミス」などさまざまである．

医療事故の範囲を3つに分類すると，
　1. 不可抗力によるもの
　2. 過失によるもの
　3. 故意によるもの
になる[2]．このうち，訴訟において賠償責任が問われる医療上の行為（医療過誤）は2と3になる．

図1-2のように，ニアミス的な偶発事象（incident）は誰にでも起こしえることであり，発症後にいかに適切な対処（場合によっては他医院への紹介や搬送）を行うことによって，重大な事故（accident）に発展させないことが，我々医療人の責務かと思う．図画工作と違い，医療のミスは直接患者への傷害につながる可能性が高いからである．

本書は"口腔インプラント手術に関わる併発症"について述べ，さまざまな事例の知識を共有することによって，有害事象の予防につながることを目的とする．

本章では併発症の種類と時期，そして術前のチェック項目などを解説する．

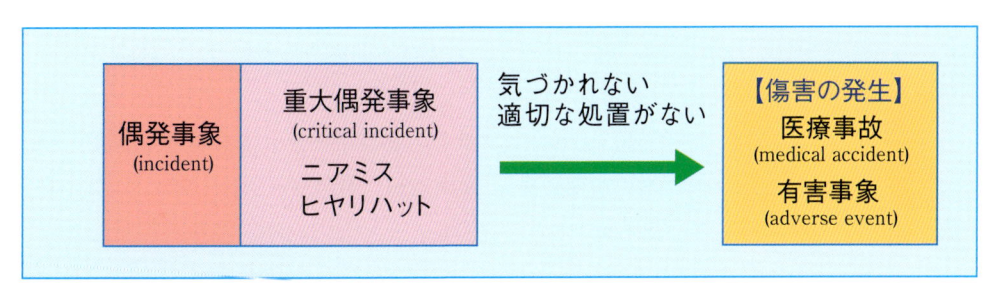

図1-2　偶発事象と事故
　（Vincent Cら，1998[2] より改変）

2 部位別の併発症

インプラント治療における併発症を，部位別に分ける（図2-1）．

「下顎」と「上顎」は，埋入手術においては，その解剖学的構造より別の視点に立って考えるべきである．

「下顎」は，まず下顎管に最大限の注意を払う必要がある．また，内側では舌神経や顔面動脈，舌動脈からの分岐である動静脈に注意が必要であり，頰側はオトガイ孔から出てくるオトガイ神経や，頰粘膜下方に位置する頰神経なども考慮に入れるべきである．また「下顎」は「上顎」より根尖病巣などによる硬化性骨炎（sclerosing osteitis）を伴っていることが多く，手術に際しては過熱に注意を要する．

「上顎」は，まず副鼻腔最大の空洞である上顎洞の存在を認識する必要があり，術前に炎症を起こしていないことを確認するべきである．また鼻腔底についても，穿孔による出血などを考慮に入れる必要がある．中切歯部位については切歯管の大きさの確認，結合組織移植においては大口蓋動静脈の位置を考慮した採取が望まれる．さらに，上顎の小臼歯より前方については，その埋入ポジションによっては審美的な障害を残す結果になるため，十分な術前診断が必要である．ガミー（ハイ）スマイルの患者への埋入については，埋入ポジションと埋入深度についての熟慮が必要である．

「全身的な併発症」については，さまざまな著書があり通常の歯科治療時や口腔小手術時と同じ対応でよいと思う．インプラント治療は手術，補綴を問わずパーツが細かいので材料の誤嚥，誤飲については細心の注意を払わなくてはならない．

- 下顎：神経損傷（下歯槽神経，舌神経，オトガイ神経），出血（下歯槽動静脈，オトガイ下動静脈など），過熱，骨折，下顎骨内迷入，顎炎，インプラントおよび上部構造の破折

- 上顎：上顎洞迷入穿孔，鼻腔底損傷，上顎洞炎，出血（大口蓋動静脈，後上歯槽動脈），歯肉退縮（審美ゾーン），インプラントおよび上部構造の破折

- 全身：器具の誤嚥，誤飲，気腫，菌血症，ショック（術前，術中，術後），その他全身的な併発症など

図2-1 インプラント治療における部位別の主な併発症

3 治療時期における併発症

　KIRG（九州インプラント研究会）2005年の統計（図3-1）によると，多くが補綴処置後に起こる事例であった．もちろん補綴処置後に安心して使用でき，かつ継続的な機能が重要である．しかし重大なトラブルは外科手技に伴うものであることを忘れてはならない．

		(本)	(%)
1. 埋入手術時	・知覚麻痺・しびれ	33	5.7
	・上顎洞・鼻腔への穿孔	14	2.4
	・下顎管への穿孔	2	0.3
	・止血できない出血（転医・入院）	0	0.0
2. 手術後経過観察期	・初期撤去（Osseointegrationせず）	24	4.1
	・チタンアレルギーあるいはその疑い	2	0.3
3. 補綴処置時	・フレームの破折	1	0.2
4. メインテナンス期	・インプラント周囲炎	157	27.1
	・ポーセレンの破折	92	15.9
	・オクルーザルスクリューのゆるみ	70	12.1
	・後期撤去	52	9.0
	・インプラント治療後の身体表現性障害	22	3.8
	・歯肉退縮	20	3.5
	・アバットメントの破折	18	3.1
	・アバットメントのゆるみ	15	2.6
	・インプラント粘膜炎	15	2.6
	・歯肉肥大	12	2.1
	・オクルーザルスクリューの破折	8	1.4
	・インプラントの破折	8	1.4
	・咬合性外傷	7	1.2
	・骨の過形成	7	1.2

図3-1　インプラント治療後に起こる時期別の諸問題
（KIRG調査．2007[3]より改変）

※九州インプラント研究会（KIRG）における患者総数1,001人，インプラント総数3,264本をもとにした臨床統計調査結果から引用，改変
※KIRGプロトコールから考える長期成功への必要条件：九州インプラント研究会20周年記念学術講演会（2005年12月10～11日）が初発表

　筆者は，併発症を時期的にみると主に4つのステージがあると考える（図3-2）．

1. 埋入手術に伴うもの
    → 出血や神経損傷，過熱など
2. 術後経過観察中に伴うもの
    → 感染，オッセオインテグレーション獲得の失敗，疼痛など
3. 補綴治療およびメンテナンス期間に伴うもの
    → 上部構造の破折，歯肉退縮による審美障害，インプラント周囲炎など
4. 骨造成手技を併用した場合に伴うもの
    → 感染，後出血，チタンメッシュ・メンブレン・骨などの露出

図3-2　治療時期における併発症

「1. 埋入手術に伴うもの」は，出血や神経損傷などが重要であり，「2. 術後経過観察中に伴うもの」は，感染や疼痛，フィクスチャーのオッセオインテグレーション獲得の失敗，「3. 補綴治療およびメンテナンス期間に伴うもの」は，上部構造の破折，歯肉退縮による審美障害，インプラント周囲炎などである．「4. 骨造成手技を併用した場合に伴うもの」は，感染，後出血，チタンメッシュ，メンブレン，骨などの露出などもこれらに入ってくる．

時期による処置前の心の準備も非常に重要で，何が起こりえるかということを常に考えて処置に望む必要がある．

4 各時期におけるチェック項目

我々の考えている埋入手術前の最低限の確認項目は下記である．

〈埋入手術前の確認〉
1. 患者はインプラント治療に対して十分に理解しているか
2. 担当医との間に十分なインフォームドコンセントはできているか
3. 手術リスクの確認と代替治療法の説明は十分に行われているか
4. 治療費用について同意を得ているか
5. 歯周病のコントロールはできているか
6. 対合歯や隣在歯に問題はないか
7. 全身疾患の確認と現在および過去の内服薬について
8. 解剖学的精査が十分に行われているか
9. 手術器具と材料の準備ができているか
10. 術前の手術シミュレーションはできているか
11. 当日の手術スケジュールと人員構成

細かいチェック項目は**図4-1**に示した．

基本的なことであるが，1つ抜けてしまっても併発症を起こしかねない．これについてはスタッフと十分に検討すべきである．やはり最大の問題点は，患者がインプラント手術について「十分理解をしているか」ということである．専門用語などを使用すると理解できていないことも多く，筆者は図を書いて説明を行い，メーカーのわかりやすいリーフレットを先に渡して，十分に読んできてもらうことにしている．

十分なインフォームドコンセントや，リスクそして代替治療の説明も非常に大事なことで，複数の歯科医師がいる医院などでは，より経験のある歯科医師に説明の場に同席してもらうことも必要である．起こりえるリスクなどを，患者が安心できるように説明するには，ある程度の経験年数が必要である．

他医院から紹介されて来院した患者からのクレームの1つに「インプラント手術について手術を担当する歯科医師から，説明を詳細に聞いていない」というものがある．やはりインプラント手術の経験のない患者にとっては予想のできない怖くて不安な手術であり，費用も高額なので，担当する歯科医師自らがしっかりと説明をするべきである．

歯周病のコントロールについても重要で，いざ手術する時に「隣在歯に歯石がべったり」などということは，絶対にあってはならない．スタッフ全員との治療のコンセンサスが必

要で，まずはスタッフミーティングを術前1週間以内に行うことも重要である．当院では手術室会議が毎月のようにあり，リスク回避，そしてヒヤリハットについての協議を行っている．

1人でチェックできることには限界があり，**図4-1**のようなチェックリストを作製して偶発事象が起きないように二重三重の確認を行う．

- **インプラント1次埋入手術前のチェック項目**

インプラント1次埋入手術前のチェック項目を**図4-1**に示す．

インプラント手術チェックリスト				歯科医院
術前チェック項目	内容	チェック担当		チェック担当
器材関連				
インプラント埋入器材	ドリルなどの確認	歯科医師 ☐	歯科衛生士 ☐
埋入予定インプラント	本数とサイズ	歯科医師 ☐	歯科衛生士 ☐
カバースクリュー	在庫の有無	歯科医師 ☐	歯科衛生士 ☐
基本手術器具	メスや針，糸など	歯科医師 ☐	歯科衛生士 ☐
インプランター器材	ハンドピースの動作確認	歯科医師 ☐	歯科衛生士 ☐
局所麻酔剤，注射針	滅菌の有無	歯科医師 ☐	歯科衛生士 ☐
吸引管，吸引チューブ	滅菌の有無	歯科医師 ☐	歯科衛生士 ☐
生体情報モニター	動作確認，記録用紙	歯科医師 ☐	歯科衛生士 ☐
サージカルステント	消毒の有無	歯科医師 ☐	歯科衛生士 ☐
ガウン	必要数の確認	歯科医師 ☐	歯科衛生士 ☐
マスク，手術帽	必要数の確認	歯科医師 ☐	歯科衛生士 ☐
滅菌手袋	サイズの確認	歯科医師 ☐	歯科衛生士 ☐
手術用覆布，ドレープ	滅菌の有無	歯科医師 ☐	歯科衛生士 ☐
手洗い材料（用具）	在庫の有無	歯科医師 ☐	歯科衛生士 ☐
メンブレン，骨補塡材	必要の有無	歯科医師 ☐	歯科衛生士 ☐
手術台，ユニット	動作確認	歯科医師 ☐	歯科衛生士 ☐
鎮静法関連				
点滴ライン，三方活栓	在庫の確認	歯科医師 ☐	歯科衛生士 ☐
酸素の準備，鼻カニューレ	在庫の確認	歯科医師 ☐	歯科衛生士 ☐
鎮静剤，輸液剤	使用期限の確認	歯科医師 ☐	歯科衛生士 ☐
手術記録用紙		歯科医師 ☐	歯科衛生士 ☐
患者情報				
手術承諾書	当日忘れずに	歯科医師 ☐	受付 ☐
手術料金の確認	事前に確認	歯科医師 ☐	受付 ☐
X線写真，CT	術前確認	歯科医師 ☐	歯科衛生士 ☐
全身疾患の有無	医科への対診の有無	歯科医師 ☐	歯科衛生士 ☐
内服薬剤の確認	抗凝固剤，BP剤など	歯科医師 ☐	歯科衛生士 ☐
薬剤アレルギーの有無	問診の確認	歯科医師 ☐	歯科衛生士 ☐
抗菌剤投与	術前1時間前	歯科医師 ☐	歯科衛生士 ☐
術前口腔清掃	当日のスケジュール組み	歯科医師 ☐	歯科衛生士 ☐
公共機関での来院	鎮静法併用の場合	歯科医師 ☐	受付 ☐
喫煙歴の有無	問診の確認	歯科医師 ☐	歯科衛生士 ☐

図4-1　インプラント1次埋入手術前のチェック項目

• **術後経過観察期間でのチェック項目**

術後経過観察期間でのチェック項目を図4-2に示す．やはり創の感染のチェックが非常に重要な時期かと考える．症状がなくても膿瘍を形成していることもあり，歯科医師，歯科衛生士ともに十分な観察が必要である．また，抗凝固剤を一時的に中止していた患者には再開の説明をする．ビスフォスフォネート製剤の再開に関しては，筆者はアバットメントを装着してからにしている．

	術後チェック項目	内容	チェック担当	チェック担当
患者情報				
	歯肉発赤	有無	歯科医師 ☐	歯科衛生士 ☐
	腫脹	有無	歯科医師 ☐	歯科衛生士 ☐
	創の裂開	有無	歯科医師 ☐	歯科衛生士 ☐
	神経障害	有無	歯科医師 ☐	歯科衛生士 ☐
	発熱	有無	歯科医師 ☐	歯科衛生士 ☐
	投与薬剤内服の確認	有無	歯科医師 ☐	歯科衛生士 ☐
	気腫や血腫	有無	歯科医師 ☐	歯科衛生士 ☐
	抗凝固剤内服	再開の確認	歯科医師 ☐	歯科衛生士 ☐

図4-2　術後経過観察時のチェック項目

• **補綴処置時のチェック項目**

補綴処置時のチェック項目を図4-3に示す．補綴処置については，通常の補綴とあまり変わらないが，インプラント手術についてはアバットメントの選択の時期でもあり，既製アバットメントにするのか，鋳造やCAD/CAMアバットメントにするのかによって，用意する材料が変わってくる．この時期においても，インプラント周囲の炎症の有無を必ずチェックするようにする．

また，対合歯に問題があれば，その説明と治療を行う必要がある．

	補綴時チェック項目	内容	チェック担当	チェック担当
器材関連				
	補綴パーツ	既製アバットメントなど	歯科医師 ☐	歯科衛生士 ☐
	技工物	到着確認	歯科医師 ☐	歯科衛生士 ☐
	対合模型とバイト	前回印象時の時期	歯科医師 ☐	歯科衛生士 ☐
	シリコーン印象材	残量の確認	歯科医師 ☐	歯科衛生士 ☐
患者情報				
	インプラント周囲炎	X線写真の有無	歯科医師 ☐	歯科衛生士 ☐
	アバットメント周囲歯肉の発赤	有無	歯科医師 ☐	歯科衛生士 ☐
	対合歯の挺出	有無	歯科医師 ☐	歯科衛生士 ☐
	最終補綴物の確認	有無	歯科医師 ☐	歯科衛生士 ☐
	色	シェードテーキング	歯科医師 ☐	歯科衛生士 ☐

図4-3　補綴処置時のチェック項目

•骨造成手術前のチェック項目

骨造成手術前のチェック項目を**図4-4**に示す．骨造成手術前のチェック項目は基本的に埋入手術と同じであるが，骨造成関連器具の在庫や滅菌の有無をチェックしておく必要がある．メンブレンやメッシュなどの材料がないと手術施行ができない材料は特に注意を要する．

骨造成手術チェックリスト ＿＿＿＿歯科医院

分類	術前チェック項目	内容	チェック担当		チェック担当	
器材関連	骨造成関連材料の確認	トレフィンバー	歯科医師	□	歯科衛生士	□
		フィッシャーバー	歯科医師	□	歯科衛生士	□
		ダイヤモンドバー	歯科医師	□	歯科衛生士	□
		骨ドリル	歯科医師	□	歯科衛生士	□
		骨ノミ	歯科医師	□	歯科衛生士	□
		剥離子など	歯科医師	□	歯科衛生士	□
		メンブレン，チタンメッシュ	歯科医師	□	歯科衛生士	□
		ボーンタック，スクリュー	歯科医師	□	歯科衛生士	□
		骨補塡材	歯科医師	□	歯科衛生士	□
		スクレイパー	歯科医師	□	歯科衛生士	□
		ボーンコレクター	歯科医師	□	歯科衛生士	□
		ボーンミル	歯科医師	□	歯科衛生士	□
	基本手術器具	メスや針，糸，持針器など	歯科医師	□	歯科衛生士	□
	インプランター器材	ハンドピースの動作確認	歯科医師	□	歯科衛生士	□
	局所麻酔剤，注射針	滅菌の有無	歯科医師	□	歯科衛生士	□
	吸引管，吸引チューブ	滅菌の有無	歯科医師	□	歯科衛生士	□
	生体情報モニター	動作確認，記録用紙	歯科医師	□	歯科衛生士	□
	サージカルステント	消毒の有無	歯科医師	□	歯科衛生士	□
	ガウン	必要数の確認	歯科医師	□	歯科衛生士	□
	マスク，手術帽	必要数の確認	歯科医師	□	歯科衛生士	□
	滅菌手袋	サイズの確認	歯科医師	□	歯科衛生士	□
	手術用覆布，ドレープ	滅菌の有無	歯科医師	□	歯科衛生士	□
	手洗い材料（用具）	在庫の確認	歯科医師	□	歯科衛生士	□
	手術台，ユニット	動作確認	歯科医師	□	歯科衛生士	□
鎮静法関連	点滴ライン，三方活栓	在庫の確認	歯科医師	□	歯科衛生士	□
	酸素の準備，鼻カニューレ		歯科医師	□	歯科衛生士	□
	鎮静剤，輸液剤	使用期限の確認	歯科医師	□	歯科衛生士	□
患者情報	手術承諾書	併発症の記載	歯科医師	□	受付	□
	手術料金の確認	事前チェック	歯科医師	□	受付	□
	X線写真，CT	術前確認	歯科医師	□	歯科衛生士	□
	全身疾患の有無	医科への対診の有無	歯科医師	□	歯科衛生士	□
	内服薬剤の確認	抗凝固剤など	歯科医師	□	歯科衛生士	□
	薬剤アレルギーの有無	問診の確認	歯科医師	□	歯科衛生士	□
	喫煙歴の有無	問診の確認	歯科医師	□	歯科衛生士	□
	抗菌剤投与	術前1時間前	歯科医師	□	歯科衛生士	□
	術前口腔清掃	当日のスケジュール組み	歯科医師	□	歯科衛生士	□
	公共機関での来院	鎮静法併用の場合	歯科医師	□	受付	□
	手術記録用紙		歯科医師	□	歯科衛生士	□

図4-4　骨造成手術前のチェック項目

5 治療費のトラブル

　最後に，テクニカルエラーだけではなく，金銭のトラブルについてもセカンドオピニオンに来られる患者がいる．もちろん当院でも，治療費についての説明不十分から患者との信頼関係を損ねてしまったことは何例もある．口腔インプラント治療自体は通常の治療よりも高額なため，患者としても十分に納得がいったうえでの治療を望まれることは当然である．

　また，医療者サイドは誰もがお金の話はしたくないものであるが，院長（責任者）ないしは担当医が十分な説明を行ったうえで治療を開始することが当然である．当院に来院してくる患者の訴えは，「予定よりもこんなに費用がかかった」「治療途中で追加費用の話があった」「噛めるようになる前に脱落したが費用を返還してくれない」など多岐にわたる．治療費はある程度予測できる段階で見積もりを取ることが理想ではあるが，患者としても治療のどの段階で，いくらくらいかかるのか？　などを知りたいものである．その場合は，おおまかな目安の金額よりも若干多めに話しておくことがトラブルの回避にもなる．

　図5-1に当院での見積書を添付した．患者にとっては専門用語を書かれてもわからないこともあるが，納得のいくところまで積極的に話し合うべきである．

　本来ならもっと細かく聞きたいところもあるのだが，お金についてはあまり話したくないという考えが日本人にはある．受付なども費用について精通し，患者の気軽な質問に答えられるようにしておくことが肝心である．

治療費のトラブル **11**

横浜総合病院口腔インプラント治療のお見積書

　　　　　　　　　　　　　　　　　　　　　　　　　　　お見積日　　年　　月　　日

_____様　　ID No.（　　　　　　　）

治療部位 ─────┼───── 使用システム（　　　　　　　　）

　初診料（口腔内診査およびインプラント治療の説明）　　　　　　　　　　　円
　術前診査料（プランニング模型作成＆手術シミュレーション分析）　　　　　円
　X線検査料　　パノラマX線写真　　　　　　　　　　　円×　（　　）円
　　　　　　　　CT撮影料金　　　　　　　　　　　　　円×　（　　）円
　　　　　　　　分析用CD-R料金　　　　　　　　　　　　　　　　　　　円

　　（上記検査代はその都度の精算になります．パノラマX線は診断時，手術直前，埋入手術後，2次手術後，土台セット後，最終補綴物セット後の5回になります．またCT撮影は通常は1回ですが，骨移植手術などを行った場合は移植後に再度確認の撮影を行います）．

　術前検査料　局所麻酔手術（血液検査＋心電図）　　　　　　　　　　　　円
　　　　　　　全身麻酔手術（上記検査＋肺活量＋胸部レントゲン）　　　　　円

埋入手術（インプラントを顎骨に埋入します）．　　　　　　　　年　　月　　日

　インプラント埋入手術代　　　　　　　　　　　　　　円×　本（　　）円
　静脈内鎮静法および手術室諸費用　　　　　　　　　　　　　　　　　　　円
　サージカルステント代（手術用ガイド）　　　　片顎　　円×　（　　）円
　　　　　　　骨造成手技_____（　　）円
　　　　　　　骨造成手技_____（　　）円
　　　　　　　人工骨（HA, β-TCP）　　　　　　　円×　g（　　）円
　　　　　　　　　　　手術日費用　合計（　　　　　　　）円＋消費税

　なお，創の治療不全などにより追加をした薬費用，確認レントゲンなどは，埋入手術費用に含まれています．別途当院で義歯作製時は費用がかかります．

2次手術　　　　　　　　　　　　　　　　　　　　　　　　　年　　月頃

（外来にて部分麻酔を行い，インプラント部の歯肉貫通部の形成を行います）．

　ヒーリングアバットメントセット　　　　　　　　　　円×　（　　）円
　口腔前庭拡張術（遊離歯肉移植術など）　　　　　　　円×　（　　）円
　　（上記前庭拡張術は必要がある場合のみ行います）．

図5-1　見積書

上部構造作製（2次手術後約1カ月後から型取りを始めます）．

　　　　　アバットメント（土台）費用　　　　　　　円×　　（　　　）円
　　　　　仮歯代　　　　　　　　　　　　　　　　　円×　　（　　　）円
　　　　　オーバーデンチャーパーツ　　　　　　　　円×　　（　　　）円

（通常はセメント固定式になります．セメント式の方が審美的に優れ，また通院回数が少なくてすみます．多数歯にわたる場合やかみ合わせの難しい患者さんはスクリュー固定式になります）．

最終補綴物（仮歯装着後約1～4カ月後から作製を始めます）．

　歯肉のコンディションなどによって作製時期を決定します．時間の短縮を希望される患者さんは担当医に伝えて下さい．

　　　　　セラミック　　　　　　　　　　　　　　　円×　　（　　　）円
　　　　　ハイブリッド　　　　　　　　　　　　　　円×　　（　　　）円
　　　　　メタル（白金，金合金）　　　　　　　　　円×　　（　　　）円
　　　　　メタル（パラジウム合金）　　　　　　　　円×　　（　　　）円

再診料　　　　　　　　　　　円×　　回（予想回数）（　　　）円
当院でのその他の追加処置（義歯など）　　　　　　（　　　）円
　　　　　　　　　　　　　　　　　合計金額　　（　　　）円
　　　　　　　　　　　　　　　　消費税込み　　（　　　）円

　口腔内の状況変化や歯ぎしりなどの習癖診断により，治療内容が変更になる場合はその都度ご説明させていただきます．また補綴物完成後の再診料，メインテナンス代やX線写真代はその都度費用がかかります．（1回　　　円程度）

　保証期間ですが，インプラント体は上部構造完成後3年，最終補綴物は完成後1年です．上記期間内に破損してしまった場合は無料で保証いたします．（ただし1年に一度はメインテナンスに当科に来院していることが条件です）．

　上記期間を過ぎた場合の上部構造の破損については修理代が有料（○～○万円）でかかります．

　　　　　　　　　　説明医（担当医）　　　　　　　　　　　　　　印

治療の流れ

骨造成手術　——　埋入手術　——　2次手術　——　土台と仮歯セット　——　最終補綴物完成

約6カ月　　　　　　約3カ月　　約1カ月　　　1～4カ月

図5-1　見積書続き

6 来院する患者にみるインプラント併発症の問題点

当院に来院する患者のインプラント併発症の問題点は，下記のようなケースが多い．
1. 不十分な術前計画
2. 患者情報をより得るための問診不足
3. 外科的手技の技術不足，経験不足
4. 術後管理のチェック不足，管理不十分
5. 治療に対する慢心
6. 併発症患者への対応不十分

併発症を起こした患者の担当医が，その後は対応せずに，別の歯科医師が対応するという場合も，信頼関係を著しく失う原因になる．状況説明の問題や術後の誠意をみせるという点からも，併発症を起こした患者の担当医がまず第一に対応することが非常に重要である．

図6-1は当院のヒヤリハット報告書を改変したものである．参考にしていただければ幸いである．現在当院（300床，従業員数546名）で年間700～800枚の報告書があがってくる．無記名にしたことで3倍数になったが，個人を責めるための報告書ではなく，偶発事象を全員で共有し，事故を未然に防ぐためのものであり，些細なことでも討論するべきであると筆者は考える．

なお，当院でのヒヤリハットは10年目以上のベテランの職員に多く，「慣れこそ注意を要すべき！」であろう．

ヒヤリハット報告書

○○歯科医院

1. 発生（認知）日時：平成　　年　　月　　日　　　時　　分頃
2. 当事者：担当医（　　　　　　），歯科衛生士（　　　　　　）
　　　　　歯科助手（　　　　　　），受付（　　　　　　）
3. 場所：（　　　　　　　　　　　　　　）
4. 経験年数：□1年未満　□2年未満　□2～5年　□6～10年　□10年以上
5. 状況：（多忙度）□非常に多忙　□多忙　□普通　□やや余裕があった　□余裕があった
6. 体験時の健康状態：□普通　□普通でない（睡眠不足，生理中，風邪，その他）
7. 出来事の分類：□診断　□診察　□手術（処置）　□与薬　□検査　□ その他（　　　　）
8. 具体的内容
 a. ヒヤリハットの内容（どのような状況であったか？）

 b. 未然に防ぎ得たことであれば，どうすれば防止できたか？

 c. この体験で得た教訓やアドバイスについて

 d. 今後の治療方針，対応

院長（施設管理者）コメント

図6-1　ヒヤリハット報告書

〈参考文献〉

1）Schroeder A, Sutter F, Krekeler G：Oral Implantology　Basics；ITI Hollow Cylinder System, Thieme, New York, 1991.
2）Vincent C, Ennis M, Audley RJ（安全学研究会訳）：医療事故．ナカニシヤ出版，京都，1998.
3）和泉雄一ほか編：インプラント周囲炎へのアプローチ．永末書店，京都，2007.

II 埋入手術に伴う併発症

埋入手術(術中)に伴う併発症を図Aに示した.術中併発症の予防は解剖の理解に始まる.また患者の術前状態(問診,視診,触診,画像診断)から併発症発生の危険度を予測し,術中にエラーが起こりそうな状況を鋭敏に感知する能力が求められる[1].

もちろんこれについては実際に同じ手術を経験していることが最も重要であり,今まで行ったことのない手術については何回も手術助手を行うことが理想である.比較的簡単な手術であれば,少し手先の器用な臨床医なら数回みただけでも手術可能と思うが,命を預かる外科医が一人前になるまでに10年を要するといわれているのは,それだけの年月を経て初めてさまざまな併発症を予測できるようになるからではないだろうか.

インプラント治療において生命を脅かすまでの医療事故を起こすことは少ないと考えられるが,埋入手術が最も重篤な併発症を起こす可能性もある.歯科は医療行為においては外科であり,人体に直接医術を施すわけで,我々を信頼して体を預けてくれる患者のためにも日々十分な研鑽,勉強を積むことが当然の責務であると著者は考えている.

まず,死にいたることはないがやはり重大な併発症は「神経損傷」であろう.神経損傷は特に下顎において十分に注意をする必要がある.

次に「出血」であるが,これは近年の事故報告に伴いここ数年間で特に注意喚起が叫ばれている併発症である.出血は死にいたる可能性があり,古今東西外科手術においては「感染」と並び最も注意すべき併発症といわれてきた.出血については,起きてしまった時に「どう対処をするか」という点では,解剖学的知識と止血技術が大変重要である.

「骨の熱傷」については,現在各社において埋入プロトコールがあり,メーカーが推奨する各々のドリリングステップがあるので,それを基準として各患者のさまざまな骨形態に対し柔軟な対応を行う必要がある.

次に「上顎洞や鼻腔,下顎骨舌側などへの穿孔」であるが,術前に起こりえると予想されるような症例の場合は,X線やCTなどで正確な画像学的解析を十分に行う必要がある.

また,上記以外には「創損傷」があるが,重度であれば後感染に関係してくるため,「III章1. 感染」で述べることにする.

---

1. 神経損傷(nerve injury)
2. 出血(hemorrhage)
3. 骨の熱傷
4. 上顎洞,鼻腔,下顎骨舌側などへの穿孔および迷入
5. ドリルやハンドピースなどの器具およびフィクスチャーの損傷
6. 隣在歯の損傷
7. フィクスチャーの初期固定不良
8. 気腫(emphysema)
9. 周術期のトラブルと全身的併発症

図A 埋入手術(術中)に伴う併発症

1 神経損傷 (nerve injury)

　術中併発症の中で最も注意を要する不可逆的な有害事象として，神経損傷がある．インプラント手術の場合，原因となるのはドリリングによるもの，切開剥離操作によるもの，そして扁平鉤による牽引やフィクスチャーなどの圧迫などが考えられる[2]．

　末梢神経の構造を**図1-1**に示したが[3]，神経上膜に覆われた中に小神経線維束（**図1-1：↑部分**）が多数入っており，その中に軸索（axon）がある．軸索とは元来髄鞘につつまれた線維の軸という意味から起こった言葉であるが，無髄でも用いられる．下歯槽神経のような知覚神経や，運動神経は興奮伝導速度の速い有髄神経である．内臓などの運動に関与する自立神経線維は無髄である．

　神経損傷の予防は，まず正確な解剖の知識をもつことである．次に正確な画像診断を行える技術がなくてはならない．いくら素晴らしい外科技術があったとしても，下顎管のX線読影や解剖的な走行の予見ができないと意味のないことになる．

1 神経損傷の種類

　神経損傷は1943年に Seddon[4] が，1.Neurotmesis（神経断裂症），2.Axonotmesis（軸索断裂症），3.Neurapraxia（末梢神経の変性を起こさない神経麻痺[5]，一過性神経伝導障害）の3つに分類した．

　Seddon は各々の病因論（当時）として，1.Neurotomesis…貫通創（銃創を含む），切創，裂創，閉鎖骨折，2.Axonotmesis…骨折を伴わない開放創，骨折を伴う戦傷，開放骨折，骨偏位のない閉鎖骨折，さまざまな圧迫，血友病による血腫，3.Neurapraxia…麻薬，窒息，凍結，中等度の圧迫，と述べている[4]．

　筆者は臨床的にわかりやすく**図1-2**にまとめた．

　「1．神経断裂」は，後述するが，完全断裂および部分的（不完全）断裂に分けることができる．メスなどで切離してしまった神経などは完全断裂である．

　「2．伝導障害」は，形態的に連続性を保っており，軸索変性の有無で分けた．「a．軸索

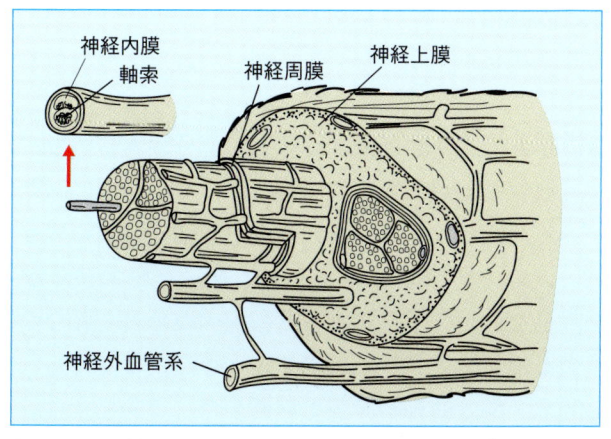

図1-1　末梢神経の断面図　（平田 仁ほか，1999[3] より改変）

図1-2　神経損傷の2分類

1．神経断裂
　a．完全断裂
　b．部分的（不完全）断裂
2．伝導障害
　a．軸索障害を伴うもの
　b．軸索障害を伴わないもの

- 下顎神経
  - 下歯槽神経〜オトガイ神経
  - 舌神経
  - 頬神経
- 上顎神経
  - 眼窩下神経
  - 大口蓋神経
  - 鼻口蓋神経

図1-3　インプラント埋入手術で損傷しえる神経系

障害を伴うもの」については遠位軸索の変性が生じるが，軽度である場合は軸索の再生回復によって知覚の改善が期待できる．

　また，インプラント埋入手術で損傷しえる神経系を図1-3に示す．インプラント埋入におけるそのほとんどの神経障害が下顎である．上顎においては通常の埋入処置では重篤な神経損傷は起こりえない．しかしサイナスリフトなどの骨開窓処置において上顎頬部を強く牽引した場合には，術後数カ月の軸索障害を伴った伝導障害を起こすことがある．筆者は，骨形成手術などで6カ月程度にわたる知覚異常を経験している．

　下顎においては下歯槽神経および舌神経，オトガイ神経が問題となり，第三大臼歯の抜歯による神経障害は0.2〜1.3%[6〜9]で，舌神経損傷は0.0〜2.5%[9〜11]とされている[7]．一過性の障害はこれよりも多い．また，局所麻酔や前庭拡張術で頬神経を損傷する可能性もある．

　上顎については，前述した眼窩下神経以外に，大口蓋神経および鼻口蓋神経があるが，遊離歯肉移植および結合組織移植採取の際に損傷するくらいで，あまり臨床的な訴えをもってくる患者は少ないようである．

　下顎骨については，以前のようにパノラマX線写真だけで手術を行う場合は，拡大率の誤差などを考慮する必要があった．そのため1990年代では「下顎骨埋入における下顎管の位置」ということがインプラント手術においては最大の問題点であった．

　現在では，CTならびに分析ソフトの発達によって，より正確な下顎管の位置を確認することができる．しかし舌神経については，下顎骨外を走行しており画像では確認することはできない．

　以下，神経損傷についてはインプラント手術による可能性について解説する．

1）神経断裂症（neurotmesis）（図1-4）

　最も重度な神経損傷であり，ドリル，バーやメスによりシュワン鞘や軸索を損傷した場合に起こる．

　部分的なものと完全なものがある．当初はオトガイ部の部分的あるいは広範囲の知覚喪失を認めるが，数週間かけて痛覚などが部分的に回復してくる．長期にわたる痛覚過敏などの異常感覚を伴う場合がある．また，部分的な知覚低下や知覚喪失が残存する．

　図1-5の患者（61歳男性）は，9カ月前にフィクスチャーを埋入したが，その後しびれの残存を主訴に当院に来院となった．手術日の夜は激痛のため寝られなかったとのことで，下顎管内の血管損傷による神経圧迫か神経損傷に伴う疼痛かと考えられた．この症例のオトガイ部は一部知覚を認め，部分的神経断裂と診断した．この場合は，手術日から可及的に早くフィクスチャーの抜去あるいは短いフィクスチャーへの変更を行うべきである．

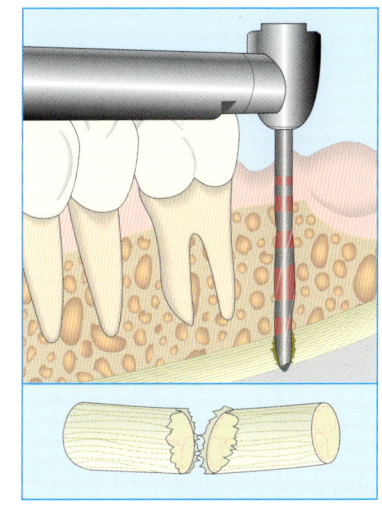

図1-4a 完全神経断裂症
（野間弘康ほか，2001[12]より改変）

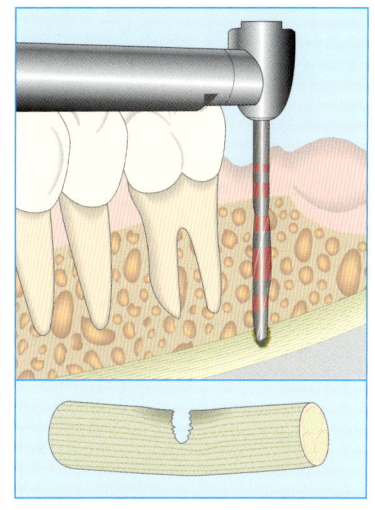

図1-4b 部分的（不完全）神経断裂症
（野間弘康ほか，2001[12]より改変）

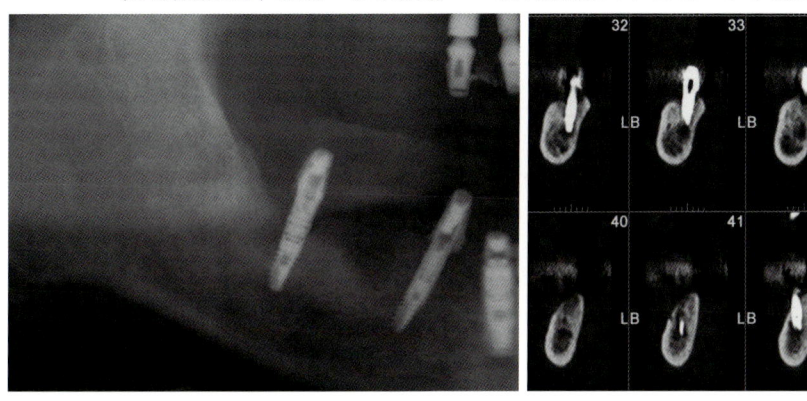

図1-5 フィクスチャーサイズ埋入による部分的神経断裂

2）伝導障害

a. 軸索断裂症（axonotmesis）（図1-6a）

周囲被膜は問題なく，中の軸索に損傷が加わった状態であり，フィクスチャーやタップ用器具などの鈍的器具による強い圧迫や，露出部を特に強く牽引した場合などに起こる．

ヒト神経組織の弾性限界は8％以下で，30％も伸張すると機械的な損傷をきたすことが知られている[13]．また，圧迫や虚血による生理学的障害も，長く続く知覚異常を起こす原因になろう．

状況的には下顎管周囲骨片の神経組織への圧迫迷入，骨内多量出血などの強い圧迫などでも起こると考えられる．

当初は範囲の大きい知覚低下を認めることがあるが，数日〜数週で徐々に回復してくる．期間としては数カ月〜1年以上かかることもあり，わずかな知覚鈍麻が残る場合もある．

・**フィクスチャーサイズの誤埋入による軸索障害**

図1-7は術者と手術助手との連携ミスで，6̄予定のものを7̄相当部に間違ってフィクスチャーを埋入してしまったケースである．

ドリリングをしない圧迫のみであれば，数週間での神経回復は認めると思うが，注意をするべきである．必ず手術場ではフィクスチャーサイズを出す外回りの人，それを確認す

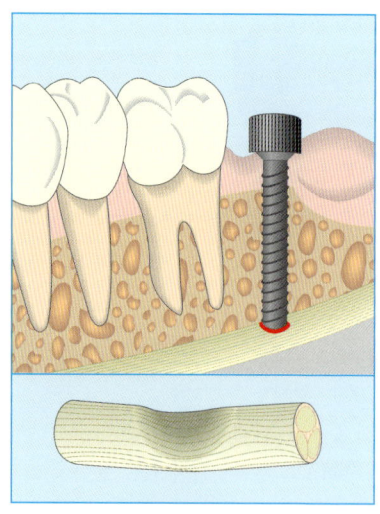

図 1-6a　軸索断裂症
（野間弘康ほか，2001[12]より改変）

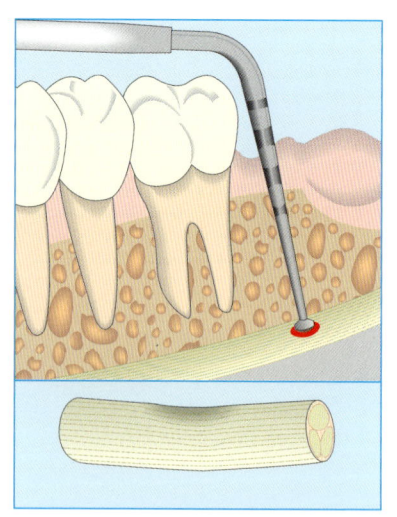

図 1-6b　末梢神経の変性を起こさない神経麻痺　（野間弘康ほか，2001[12]より改変）

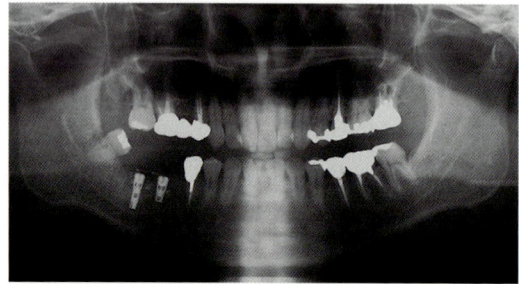

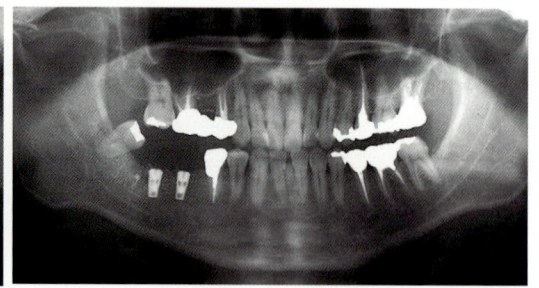

図 1-7　フィクスチャーサイズの誤埋入による軸索障害（左），フィクスチャー交換後（右）
（髙橋哲先生のご好意による）

るアシスト，そして術者も声を出して，三重のチェックを行うことを薦める．この症例はX線撮影後に再埋入を行い，知覚鈍麻は改善をした．

b. 末梢神経の変性を起こさない神経麻痺（neurapraxia）（図 1-6b）

手術中に誤って神経を直接触ることや，粘膜骨膜弁の翻転時にオトガイ孔部などを露出，牽引してしまうことなどによっても起こる．またフィクスチャーやデプスゲージ自体が直接，触知圧迫をすることによっても起こる．術後にフィクスチャーが下顎管に接していると考えられる場合は，すぐにでも数回転ほど戻した方がよいと考えられる．治癒期間としては数日から数週間でほとんどの場合が改善する．

3）知覚症状からみた分類 [12, 14, 15]

・知覚脱失，無感覚（anesthesia）
　完全に無感覚（麻痺）な状態である
・異感覚（dysesthesia）
　触診をしなくても常にビリビリと電気が走っている不快な状態である
・錯感覚（paresthesia）
　触診した時に，ビリビリ感が出現する
・知覚鈍麻（hypoesthesia）
　健常部に比べて感覚が低下している状態で，特に疼痛はない

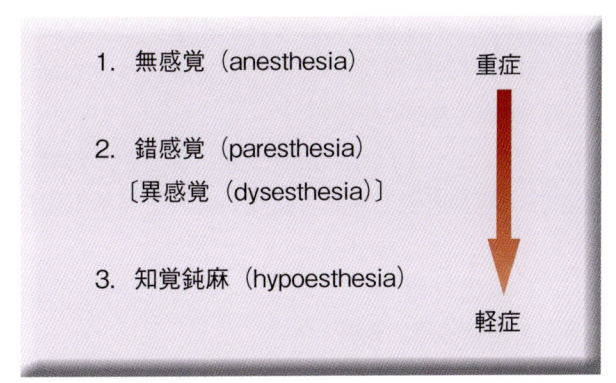

図1-8 知覚症状からみた重篤度の分類．1ほど重症で，改善していくと3になってくる．部分的神経断裂などは2の段階で症状が固定してしまうことも多い．どの段階にあるかで回復状態の把握にもなる

・痛覚過敏（hyperalgesia）
　通常痛いと感じる刺激に対して過大反応や疼痛を示すこと

2 インプラント手術における神経損傷の状況

(1) 下歯槽神経の損傷
  1. オーバードリリングに伴う下歯槽神経損傷
  2. オトガイ孔付近の前方ループ計測ミスによる損傷
  3. デプスゲージやタップ形成などによる下顎管上方の骨片圧入による神経圧迫
  4. フィクスチャーを深めに埋入することによる神経圧迫
  5. 下顎骨髄内出血に伴う神経圧迫
  6. 伝達麻酔による下歯槽神経損傷
  7. オトガイ孔より近心部にフィクスチャーを深めに埋入することによる下歯槽神経前歯枝損傷
(2) オトガイ神経の損傷
  1. 下顎小臼歯部における口腔前庭拡張術に伴う神経牽引や損傷
  2. 切開や減張時のメスやハサミによるオトガイ神経の損傷
  3. 局所麻酔注射による下唇枝の損傷
(3) 舌神経の損傷
  1. 下顎大臼歯部舌側歯肉部麻酔に伴う舌神経損傷
  2. 第二大臼歯部遠心切開を内側に行うことによる神経切断
  3. 第二大臼歯部ドリリングによる舌側骨穿孔に伴う神経損傷
(4) 頰神経の損傷
  1. 下顎大臼歯部頰側に深めに切開を行うことによる神経損傷
  2. 局所麻酔針による神経損傷
(5) 大口蓋神経，鼻口蓋神経の損傷
  1. 口蓋部歯肉，結合組織採取に伴う口蓋神経損傷

2. 切開，剥離操作に伴う神経損傷

このうち，口蓋部の神経知覚鈍麻についてはほとんど問題になることはない

(6) 眼窩下神経の損傷

1. 頰部から上口唇にかけて強い牽引をした場合
2. 上顎洞前壁上方深くに長い針にて局所麻酔注射を行った場合

1）下歯槽神経

a. 下歯槽神経の走行

下顎管の位置と血管神経の構造について Kim ら[16] が報告している（**図 1-9**）．左側より Type 1 が 70％，Type 2 が 15％，Type 3 が 15％であった．

大部分は下顎孔から第一大臼歯遠心部まで舌側を走行していることが多いとされている．しかし著者も数多くの骨切り手術を行い，CT 画像と比較しているが，下顎骨中央部から頰側を走行しているケースも見受けられる．下顎においては下顎管を避ける頰舌的傾斜埋入は考えない方がよいであろう．

下顎管までの距離を考慮した設計で埋入計画を立てるべきである．

下顎管内で血管はどの位置を走行しているかが問題であるが，80％は血管が神経より上方を走行していたと報告されている[16]．

下顎管に接触しているかどうかを出血で判断している先生もいるが，それについては神経が上方に存在することもあり，危険な判断である．

また，血管損傷に伴う内出血の圧迫疼痛はかなり強く，血腫や肉芽形成に伴う長期の知覚障害を起こす場合も多い．

b. オーバードリリングとドリルのカッティングエッジ

- カッティングエッジ（ドリルの切削部先端）を考慮する（**図 1-11**）

オーバードリリングの原因を**図 1-10** に示す．硬い骨質の時に，ハンドピースに力を入れすぎて予定以上に入ってしまうことや，逆に骨が軟らかすぎて入りすぎてしまうこともある．

ドリルのデザインや形態によっては深度の確認しにくい物もあり，介助側からの術中確認や深度が不安な時は，深度マーカーなどで確認しながら行ってみるのもよい．

ドリリングの際の注意点としては，ドリルのカッティングエッジ，つまりドリルののり

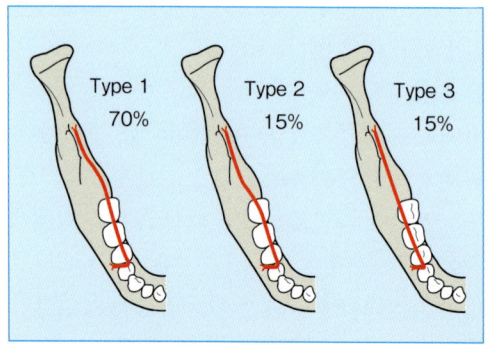

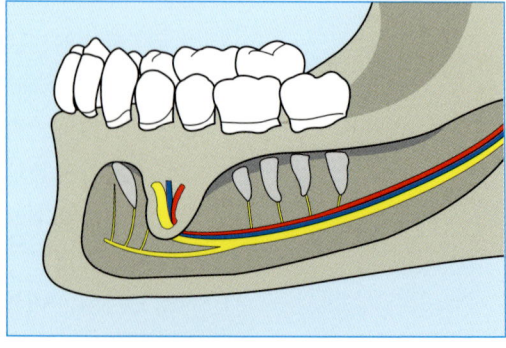

図 1-9　下顎管の頰舌的分類とオトガイ孔の位置．Type1：舌側皮質骨に沿う（下顎枝と骨体部）走行．Type2：下顎枝は中央で 7̄6̄ は舌側皮質骨に沿う．Type3：下顎枝から骨体部まで中央または舌側 1/3 の位置 （Kim ST ら，2009[16] より改変）

- 硬い骨質の時にハンドピースに力を入れすぎて，埋入していると起こってしまう
- ドリルのカッティングエッジを考えずに埋入してしまう
- 深度マーカーの確認ミス

図1-10　オーバードリリングの原因

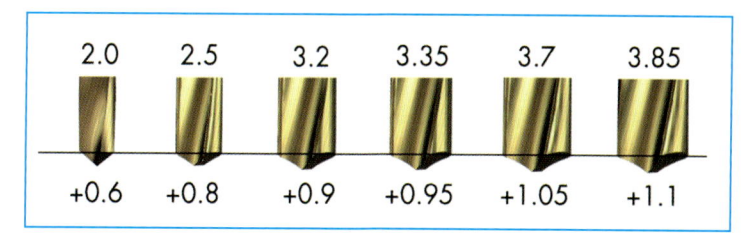

図1-11　インプラント埋入窩の形成．カッティングエッジは1mm前後はあると考えるべきである

（総形成深さ：アストラテックカタログより引用）

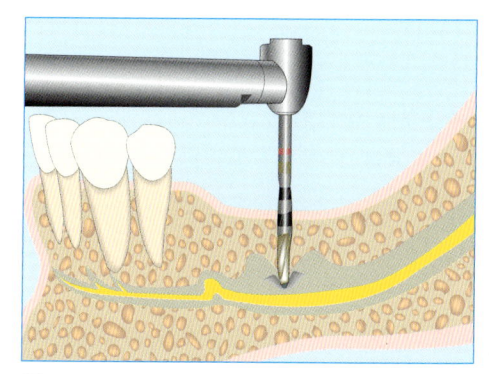

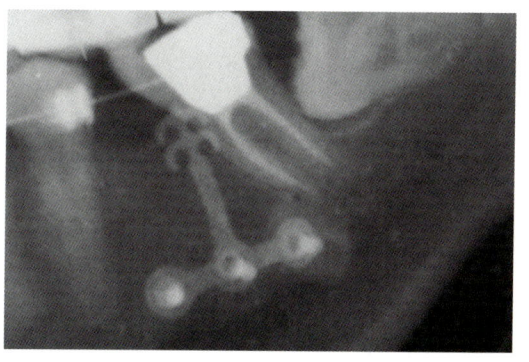

図1-12a　硬い骨でのドリリングは細心の注意が必要

図1-12b　矯正用インプラント症例であるが，セメント質腫がドリリング部位に存在したため，皮質骨を抜ける感触がなく，下顎管に一部穿孔した症例である．動脈の内出血による圧迫で術後重度の疼痛を認め，ボルタレン®座薬でも効果がなかった

しろを十分考慮しての埋入スケジュールを予定することである（図1-11）．

c. 下顎管上方の骨硬化

もともと歯牙が存在した歯槽窩（下顎大臼歯部あたりで10～12mm程度）は骨が硬くなっている場合がある．もちろん，歯牙喪失後に歯槽頂側の骨吸収がある場合は変わってくる．また欠損部の喪失原因が根尖性歯周炎などの場合は，慢性炎症期間が長いことによって骨硬化を伴っている場合が多い（図1-12a）．そのような場合は，硬い骨に強い力で押し込むことによって下顎管へ突き抜けてしまう場合があるため（図1-12b），細心の注意を払ってドリリングを行う必要がある．筆者は左手をコントラヘッドに添えてオーバードリリングにならないように注意をしている．

下顎管上の骨硬化像を認める場合は埋入時に注意をする．

d. 歯槽骨整形の注意点

また，歯槽頂を削除した後のドリリングにも注意を要する．

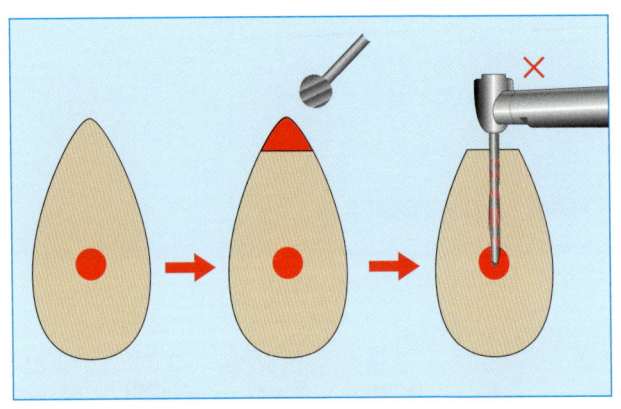

図1-13 歯槽骨整形部を考慮した長さの埋入設計を行う．歯槽頂がナイフエッジ状で骨整形を行うことはやむをえない．しかし削除量を想定しておく

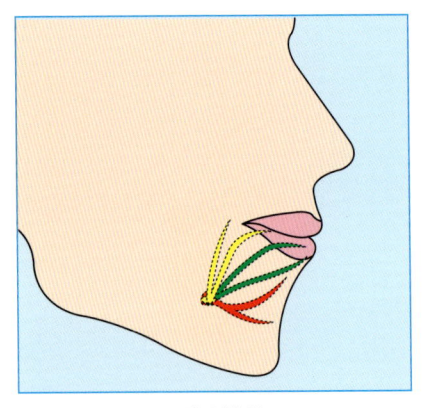

図1-14a オトガイ神経
黄：口角枝，緑：下唇枝，赤：オトガイ枝
(野間弘康ほか，2001[12] より改変)

ソフトによるシミュレーションを行う時も歯槽骨整形部を考慮して埋入設計を行う（図1-13）．下顎管までの距離には十分に注意し，長さに余裕のある場合は1サイズ短いタイプに変更するのも1つの方法である．

2）オトガイ神経
a．オトガイ神経の走行とオトガイ孔の位置
オトガイ神経の走行についてもインプラント手術においては十分な注意を払わなくてはならない．メスによる神経の切断を起こしてしまうと，患者にとっては口唇感覚の喪失あるいは異常感覚の残存という，一生つきあっていかなくてはならない不快感に悩まされることになる．

一般にオトガイ神経は口角枝，下唇枝，オトガイ枝がある（図1-14）．このうち，インプラント関連手術に重要なのは下唇枝である．

オトガイ神経の走行は予想外に上方へまわってから下唇に走行することもある．小臼歯部位の前庭拡張術や縦切開の位置など，注意をしないと損傷してしまう可能性は多い．また，浸潤麻酔の刺入点も頬側の深い位置に行うと，知覚鈍麻が数カ月残存することがある．

第二小臼歯部前後の埋入時には，特にオトガイ孔を損傷するリスクがある（図1-15）．

オトガイ孔は下顎骨の頬側にあるので，損傷しないようにやや舌側に傾斜埋入するか，歯根タイプのインプラントを使用している先生もいる．しかし，小臼歯部あたりの骨幅は十分であるとはいえず，安全面を考えるとオトガイ孔までの距離を考えた方がよい．臨床的にはオトガイ孔から5mm離すべきといわれているが，ループの強い場合はオトガイ孔前方部の深めへの埋入は避けた方がよい．

埋入後にしびれが出現した症例において翌日以降も改善がない場合は除去，あるいは少し位置を上方に戻すか，短いフィクスチャーに変更を考えるべきである．オトガイ孔直前の下歯槽神経はいったん上方に向きを変えていることがあるため，埋入にあたっては注意を要する．

b．切歯枝と前方ループ
オトガイ孔に関しては，約70％が第二小臼歯直下かその前後である（図1-16）．しかし矯正治療で第1小臼歯の便宜抜歯をされている場合は位置が前後していることが多く，注

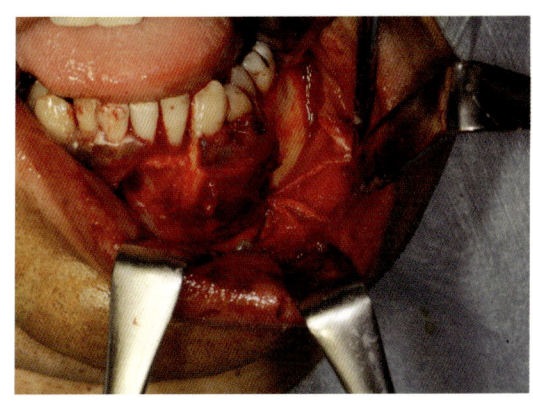

図 1-14b　左側下顎骨腫瘍摘出時のオトガイ神経の明示である．3枝ともよく視認できる

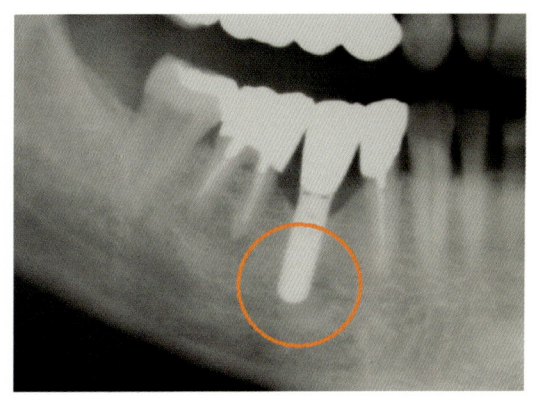

図 1-15　オトガイ孔周囲の損傷
（宮本壮基先生のご好意による）

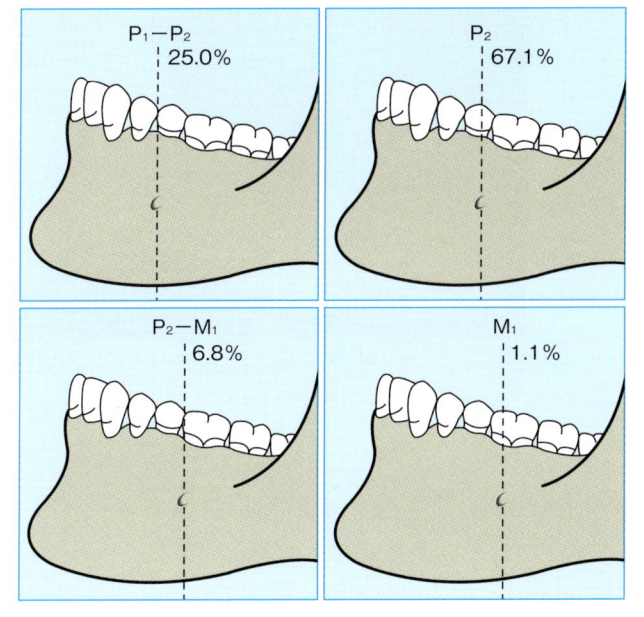

図 1-16　オトガイ孔の位置（上條雍彦，2001[17]より改変）

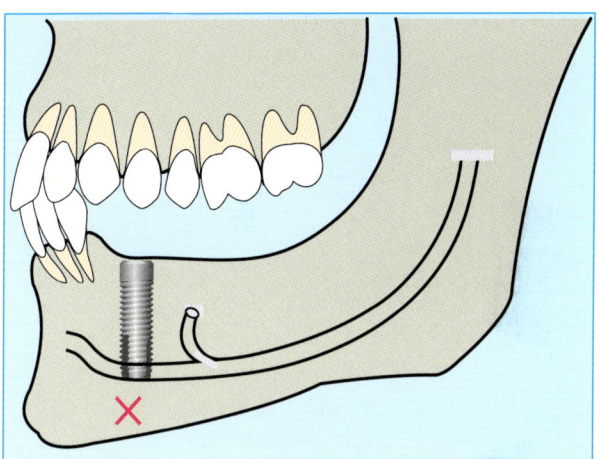

図 1-17　オトガイ孔よりも前方に深く埋入を行う場合は前方枝に注意する．下顎前歯部の歯根膜感覚が喪失してしまうことも多い（山本美朗ほか，2000[18]より改変）

意する．
　オトガイ孔よりも前方に深く埋入を行う場合は前方枝（切歯枝）に注意する．下顎前歯部の歯根膜感覚が喪失してしまうことも多い（**図 1-17**）．

・下顎管前方ループ（Anterior loop）

　下顎管前方ループの形態にも注意する（**図 1-18, 19**）．強彎型：28％，弱彎型：45％，直上型：13.3％などさまざまなパターンがあり，画像学的な診査で予測は行いやすい．ただ CT 画像においては，通常の水平断や冠状断，3D 画像などでは把握が困難なため，パノラマ様の画像再構成が必要である．
　ループの形態および長さにおける問題点は，オトガイ孔前方部のフィクスチャー埋入である．以前は開口部から 5mm 離せば安全といわれてきたが，Solar P[20]，内田ら[22]の報告（**図 1-20**）からも確実な方法ではない．多方向からの画像診査を行うべきである．

c. 副オトガイ孔

　重松ら[23]によると日本人乾燥下顎骨において 300 個体中 37 個体（12.33％）に副オト

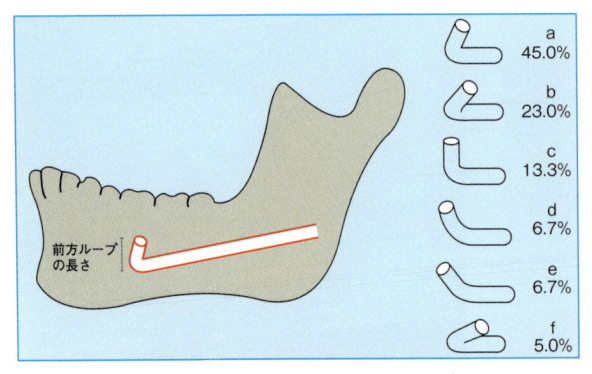

図1-18 下顎管前方ループの形状の種類[19]

図1-19 前方ループの長さ(香月武ほか, 2007[22]より改変)

報告者	標本数	長さ(平均)と範囲 mm
Solar P ら[20]	37	1.0 (0.0〜5.0)
Mardinger O ら[21]	46	1.05 (0.4〜2.19)
Uchida Y ら[22]	71	1.9 (0.0〜9.0)

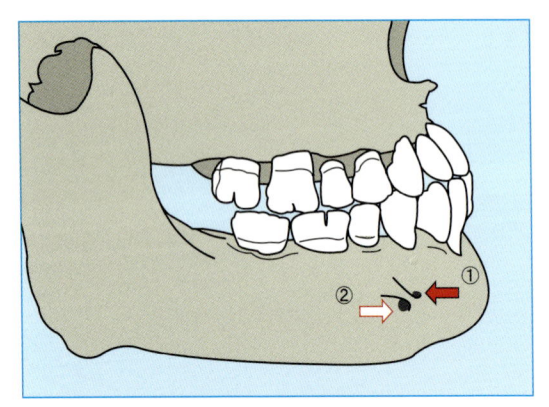

図1-20 乾燥下顎骨における副オトガイ孔
①：副オトガイ孔　②：オトガイ孔
(重松正仁ほか, 2009[23]より改変)

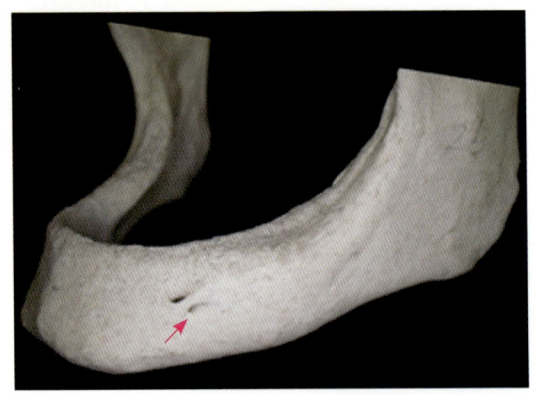

図1-21 成人乾燥下顎骨における副オトガイ孔
(中村雅典教授のご好意による)

ガイ孔の発現を認めたとのことである(図1-21). 世界的な調査でも12.9%であったとのことで, 組織切片においては神経束と微小血管を認めていたとの報告がある[24]. その点を考えると副オトガイ孔も手術においては当然避けるべき解剖学的な構造である.

乾燥頭蓋骨を多数観察していると副オトガイ孔を発見できることがある(図1-21).

オトガイ孔の正確な位置把握はいうまでもないが, 副オトガイ孔の存在についても考慮しておく必要がある. これについてはCT画像の3Dソフトあるいはシミュレーションソフトの3Dにおいて容易に把握できる(図1-22).

d. 損傷しないための一工夫

・口腔前庭拡張術などに伴うオトガイ神経下唇枝の損傷

図1-23のように口腔前庭を切開するとかなりの浅いポジションにオトガイ神経が露出することがある. この位置にある場合は, 頰小帯切離移動術やフリーグラフトによる口腔前庭拡張術にも注意をしなければならない. また, 先ほど述べたように浸潤麻酔においても針での損傷の可能性は十分にあると考える.

小臼歯部における縦切開を行う場合, 余裕をもって前歯まで移動をしてもよいであろう(図1-24). もちろんオトガイ孔が下方にある場合は全く問題ないと考えるが, 縦切開については当然慎重にすべきである.

図1-25のように 6|7 欠損症例で第二小臼歯頰側に縦切開を設計する場合は比較的多い. しかしパノラマX線像上で第二小臼歯直下あるいは第一・第二小臼歯間にオトガイ孔の

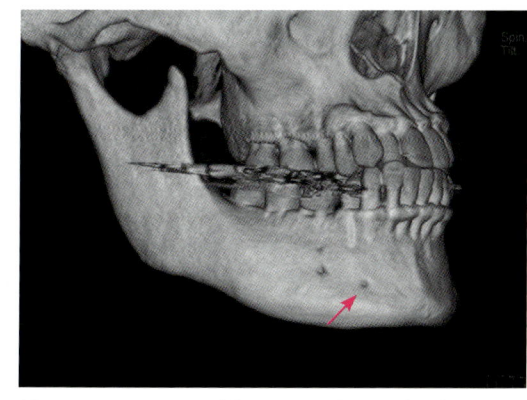

図1-22 3DCTで確認できる副オトガイ孔．かなり前方に存在することもある

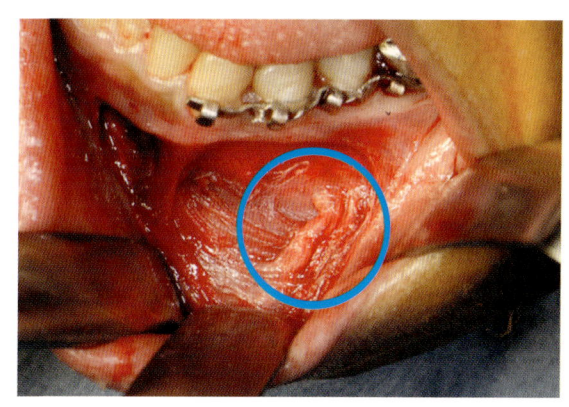

図1-23 オトガイ孔を出てからの走行も常に考えておく

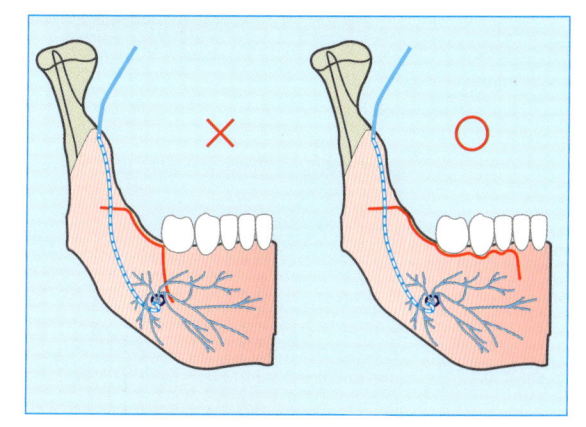

図1-24 オトガイ孔から出てくる神経を考慮した歯肉切開を行う（山本美朗ほか，2000[18]より改変）

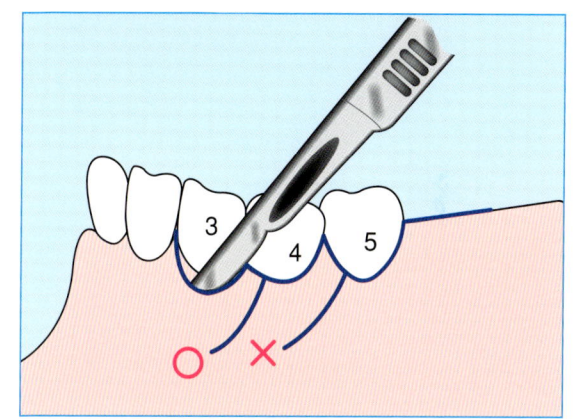

図1-25 縦切開を第一小臼歯から近心に向けて行う

存在が確認できた場合は，縦切開を第一小臼歯から近心に向けて行う方法が安全よい．また歯肉縁切開のみで粘膜骨膜弁を形成する方法もある．

3）舌神経

　舌神経の損傷については下顎の智歯抜歯における報告が最も多い．また下顎骨形成術などにおいても認める．舌神経損傷の注意点としてまず下顎第二大臼歯部で下顎管までの距離がとれたとしても，12mm以上長いインプラントは行わないように筆者は考えている．舌神経の注意点を示した（**図1-28**）．

　舌神経は下顎神経から下顎孔上方で分岐し，下顎枝前縁から智歯部舌側の骨膜上で粘膜下の浅い層を前方に走行する．第一大臼歯部周辺から内側に方向を変えて舌方向に向かう（**図1-26**）．

　舌神経が舌側歯槽稜（Lingual crest）の上を走行していた割合が，Behnia Hら[25]で約14％，Hölzle FWら[26]で8.8％であったと報告されている．

a．舌神経の走行と位置

　図1-27，29，30のように大臼歯部の遠心切開には十分な注意をする．

　また智歯部断面での解剖であるが，**図1-31**のように智歯部舌側骨面との距離はほとんどない．歯槽頂からの距離も短く，第二大臼歯部でも10mmのフィクスチャーの方

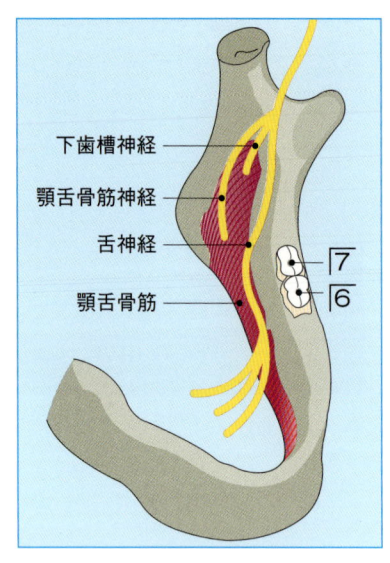

図 1-26　舌神経の走行図解剖
（Hölzle FW ら，2001[26]）より改変）

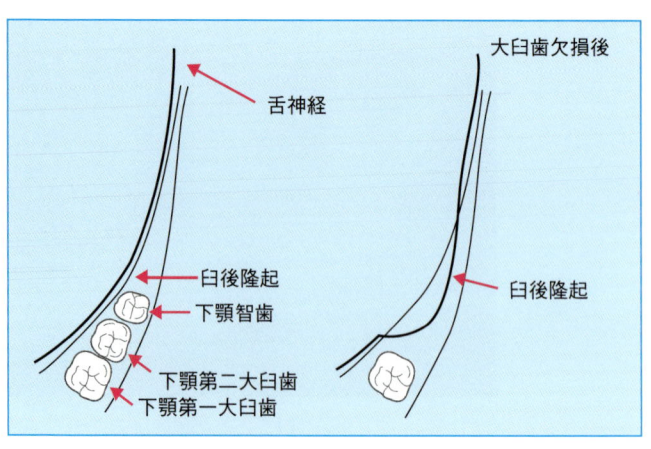

図 1-27　舌側神経の内側への移動
（Behnia H ら，2000[25]）より改変）

・下顎第二大臼歯部に長いインプラントは行わない
・欠損臼歯部の遠心切開には十分注意する
・舌側の剥離操作にも十分注意する
・伝達麻酔には十分に注意する

図 1-28　舌神経損傷防止のポイント

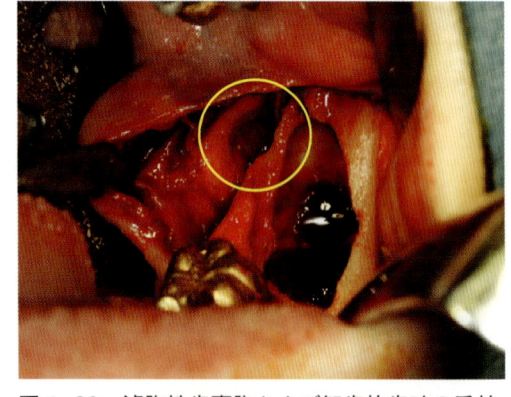

図 1-29　濾胞性歯嚢胞および智歯抜歯時の舌神経露出（下顎骨舌側に神経は接している）

向を間違えば十分に損傷する．舌神経の舌側骨に接触していた割合は，Hölzle FW ら[26]）で 57.4％，Kiesselbach JE ら[27]）で 62％であった．日常行っている智歯抜歯においても最大限の注意をする必要がある．

b．損傷しないための工夫と注意点

　第二，第三大臼歯の舌側の深い部位に浸潤麻酔を行う時に，誤って注射針による舌神経損傷を起こすこともある．また，**図 1-32** のように下顎骨臼歯部舌側は顎下腺窩がある．患者によっては比較的大きな場合があり，パノラマ X 線写真にて下顎管までの距離が十分でも，顎下腺窩があるために舌側に穿孔を起こしてしまうリスクがある．ドリル穿孔に伴う，出血，神経損傷については術中に十分に考慮しておく必要があろう．術前の CT 画像は必須である．

　図 1-33 は下顎骨骨切り手術時の内側剥離時のものである．骨膜直下に舌神経をみることができる．この症例のように下顎枝内面から上面にかけて非常に近接している場合があり，遠心部切開には十分な注意を要する（**図 1-30**）．

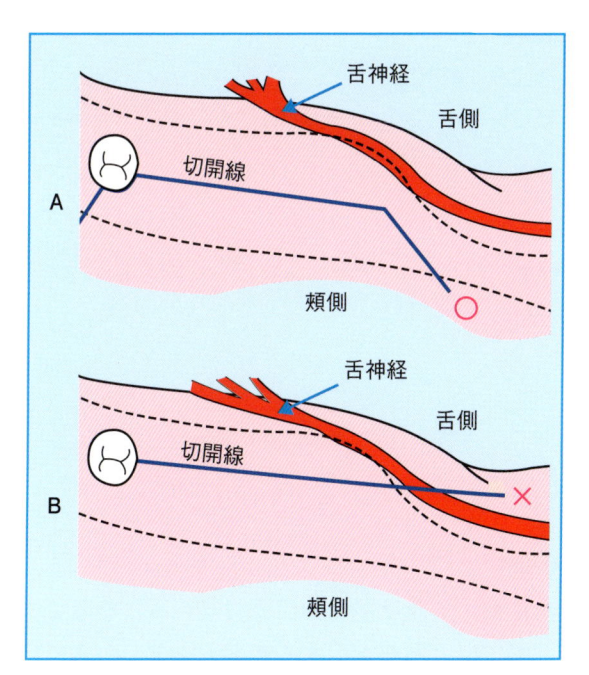

図1-30 舌神経の走行と遠心切開における考慮点．垂直的な吸収が進んだ顎堤では，舌神経が歯部で歯槽頂側にくることもあり，遠心切開では注意を要する[13]　　　　　（野間弘康ほか，2001[12]より改変）

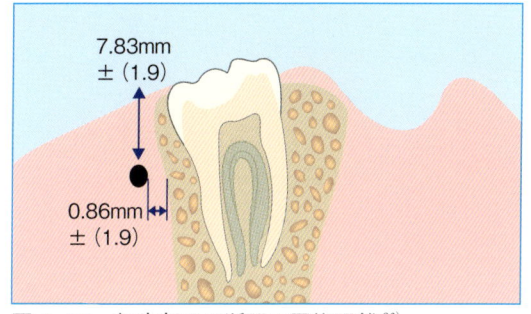

図1-31 智歯部での断面の平均距離[26]
・8.8%は歯槽頂のレベルより上にあった
・57.4%は内側骨に接していた

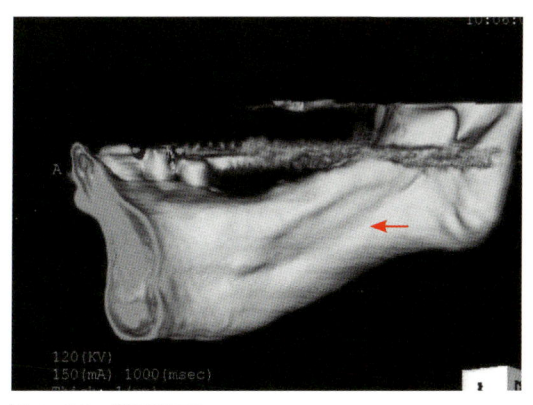

図1-32 顎下腺窩
下顎骨臼歯部舌側は顎下腺窩があり，患者によっては比較的大きな場合がある．下顎大臼歯部のドリリングによる舌側の穿孔で舌神経を損傷するリスクがある

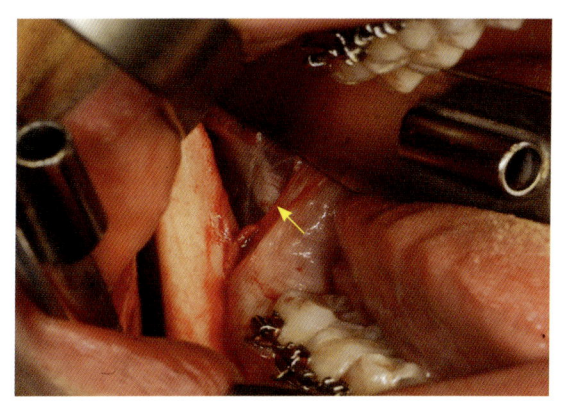

図1-33 下顎骨骨切り手術時の内側剥離に伴う舌神経の露出．骨膜直下に確認できる

4）頬神経

頬神経は下顎枝内面を経過し，下顎枝前縁を横切って頬筋外面に広がる．そこで分枝して広がり，頬筋を貫いて頬粘膜に分布する（図1-34）[28]．

かなり頬粘膜に近い部位での切開や麻酔，あるいは下顎枝の骨採取による上行枝部への切開操作などで，損傷する可能性がある．筆者はこれまでに1例のみ経験しているが，その場合，頬粘膜内面および大臼歯～小臼歯部歯肉の知覚鈍麻（麻痺）が起こる．

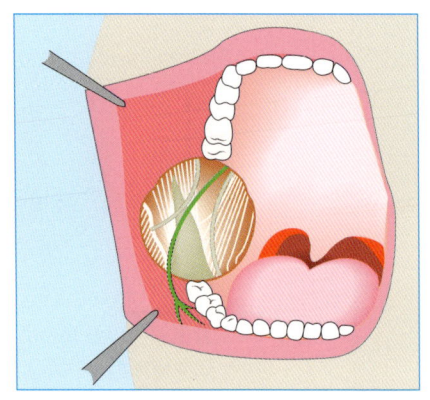

図 1-34　頬神経の走行
　　　　（上條雍彦，2001[28]）より改変）

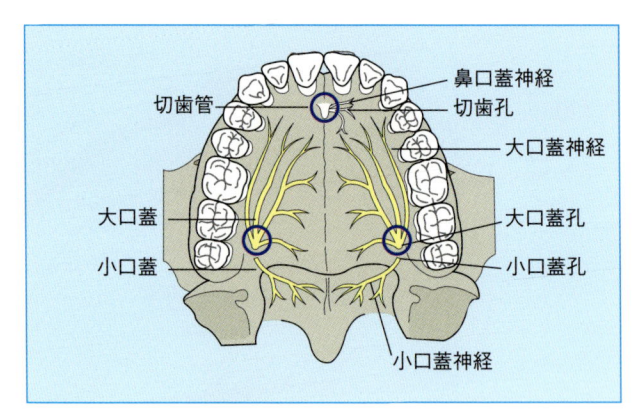

図 1-35　大口蓋神経の走行

5）大口蓋神経，鼻口蓋神経

　次に，上顎の神経の損傷であるが，これは主に大口蓋神経のみとなるであろう．眼窩下神経領域はサイナスリフトなどでよほど剥離牽引する範囲を大きくとらなければ，問題は起こりにくい．大口蓋神経は大口蓋孔を出てから前方に向きを変え，数枝に分かれて口蓋粘膜内を前方に走行し分布をしている．

　大口蓋神経の走行（**図 1-35**）は大口蓋孔を出た後に 4，5 本に分かれ，口蓋に分布する．結合組織移植（CTG）などで深部に切開を行う場合に損傷するリスクがある．術前に口蓋前方部の知覚低下について患者に話しておけば，鼻口蓋神経からの吻合枝もあり，さほど問題になるようなことはないと考えられる．鼻口蓋神経も同様に口蓋剥離時に切断する可能性はあるが，切断をしても大口蓋神経からの枝があるため，知覚鈍麻の症状を訴えてこられた患者は非常に少ないと思われる．

6）眼窩下神経

　眼窩下神経をインプラント手術で損傷することはまれである．筆者もまだ 1 例も経験していない．可能性としてはサイナスリフト（側方アプローチ法）などにて広範囲に上方までの剥離を行うか，長い時間に上口唇を牽引すると起こりえると考えられる．しかし直接眼窩下孔を損傷するわけではないため，一過性の知覚低下（軸索障害）程度と考えられる．

　図 1-36 のようにかなり高位に認めることがほとんどである．

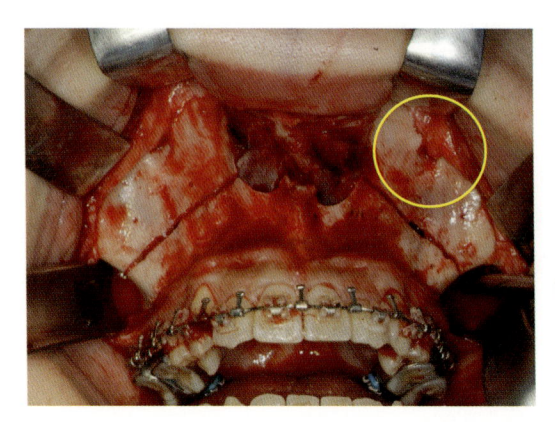

図 1-36　眼窩下孔（円印）
　　　通常の上顎骨切りラインよりも 15mm 以上上方に認める．サイナスリフトでもここまで剥離することはまれである

3 神経損傷後の診断

a. 症 例

症例
患者：57歳，女性
主訴：下口唇に血腫形成（図1-37）

骨造成による骨採取時に，神経を触ってしまったために部分的知覚低下が残存．口唇に一部知覚低下があり，咬傷による血腫をつくってしまう．

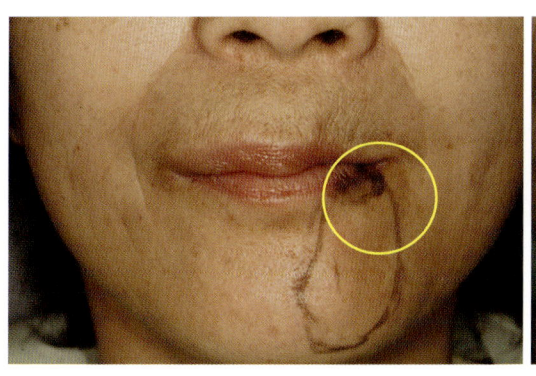

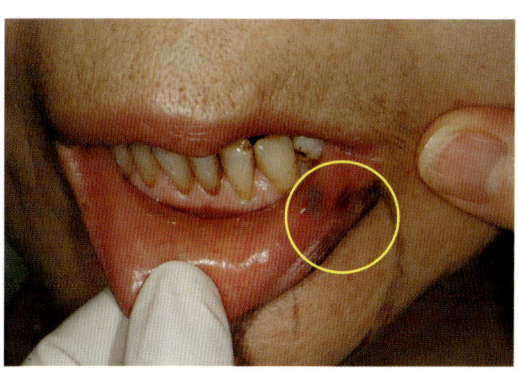

図1-37　オトガイ神経領域の知覚異常
　口唇を咬んでも気づかない．下口唇に血腫をつくっている

症例
患者：60歳，男性
主訴：下唇に痺れがある．治るのかが不安

　患者はインプラント治療後にオトガイから口唇にかけて痺れが出現したとのことで，不安になり来院した．CTでは下顎管に接しているフィクスチャーが確認できる（図1-38a,b）．術後早期にフィクスチャーを除去されたとのことだが，2カ月後でも下顎管損傷（部分的神経断裂）による範囲の知覚低下を認めた（図1-38c）．

　星状神経節ブロックなども奨めたが，通院時間の関係などによりビタミンB$_{12}$製剤による内服加療で少しずつ範囲の縮小がみられたとのことである．

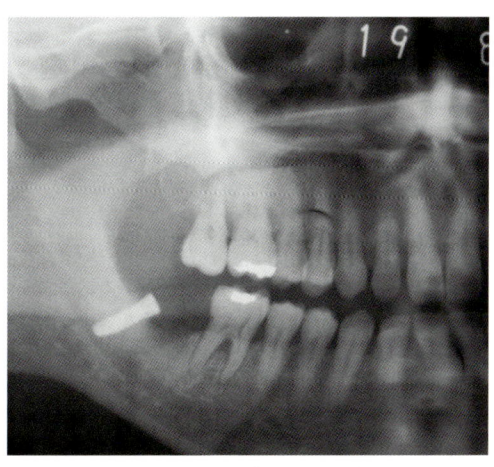

図1-38a　パノラマX線にて下顎管に接しているフィクスチャーが確認できる

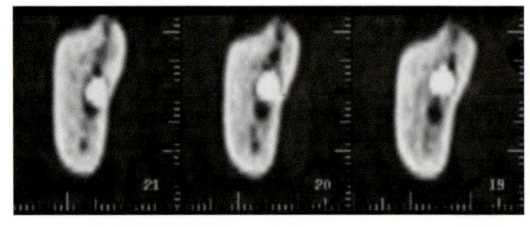

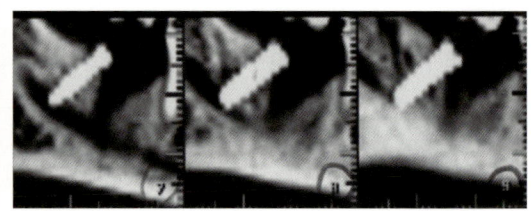

図1-38b　Cross Sectional View　下顎管損傷．部分的神経断裂が疑われる

図1-38c　Panoramic View　部分的神経断裂

症例
患者：70歳，女性
主訴：下顎左右6̄4̄|4̄6̄部にフィクスチャー埋入後の痺れ（図1-39）

　症例は埋入翌日午前に来院された．初診時下口唇からオトガイ部にかけての幅2cm程度は無感覚であった．当院ではプレドニン15mgを2日間処方した．すぐに紹介医に連絡を行い，6̄|6̄部のフィクスチャーを除去，そしてメチコバール®の処方も開始した．1週間後から当院麻酔科にて星状神経節ブロックを合計12回（約1カ月）施行した．星状神経節ブロック終了時点では知覚鈍麻は残存しており，埋入手術5カ月後から大学病院にて鍼治療を合計12回施行してもらった．軽度の知覚鈍麻のみにてかなりの改善を得た．術後迅速に対応したことがよかったのではないかと思う．

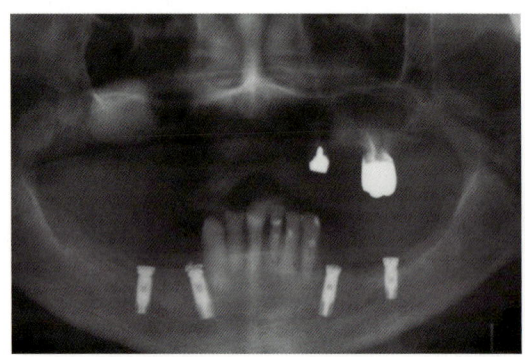

図1-39a　初診時パノラマX線写真

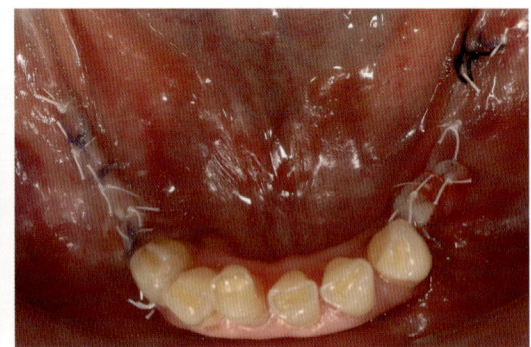

図1-39b　初診時口腔内写真

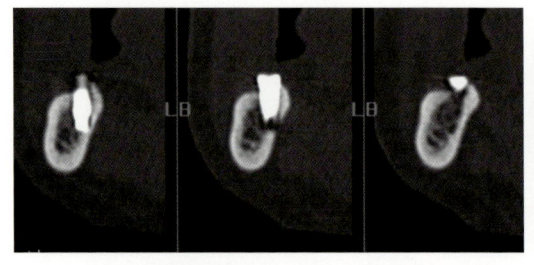

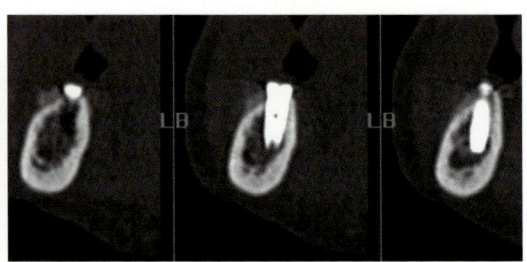

図1-39c　左側損傷CT所見（Cross Sectional View）

図1-39d　右側損傷CT所見（Cross Sectional View）

b. 診断法

神経損傷の診断は難しい．あくまで患者の主観によるものであり，疼痛の程度と同様に客観的な測定が困難であるからである．患者に「これだけ麻痺していてどうしてくれるんだ？」といわれても，わずかの知覚鈍麻であったりする場合もあるし，訴えがあまりないが，かなりの鈍麻であったりすることもある．

知覚域については触知範囲（図 1-40）にて経時的に記録することにより，範囲の縮小などは追える．しかし知覚障害の程度については，触圧法（図 1-41a,b）か 2 点識別法（図 1-41c,d）かによる計測しかない．

〈測定機器〉
・触圧法：触・圧覚計（河野製作所）
　　　　　SW テスター（日本発売：酒井医療）
・2 点識別法：ディスク・クリミネーター（日本発売：酒井医療）
　　　　　　　2 点識別計（河野製作所）

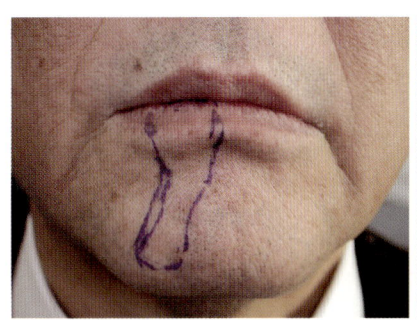

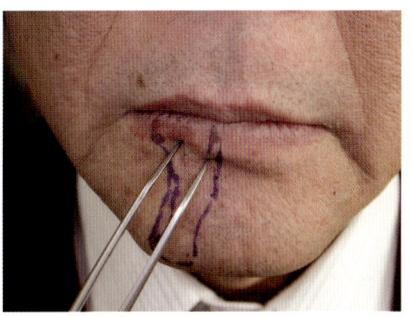

図 1-40　ピンセットやノギスを使った 2 点識別などで痺れの範囲を確認し，印記する

図 1-41a　触・圧覚計

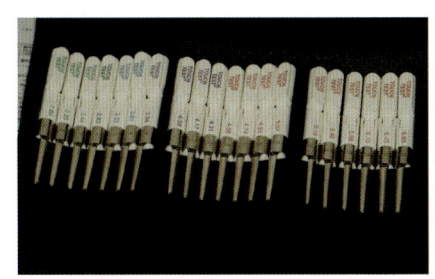

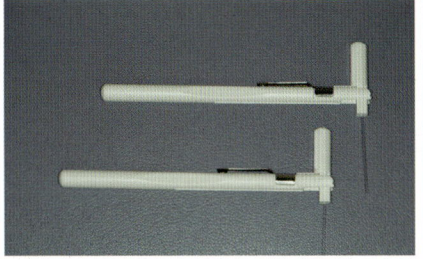

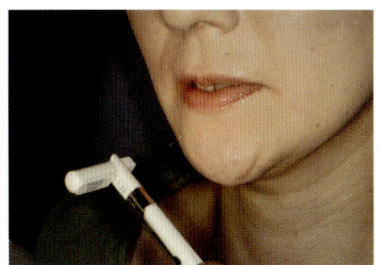

図 1-41b　SW テスター．細い金属部分を 2cm くらい曲がる程度に押し当てる

図 1-41c　ディスク・クリミネーター

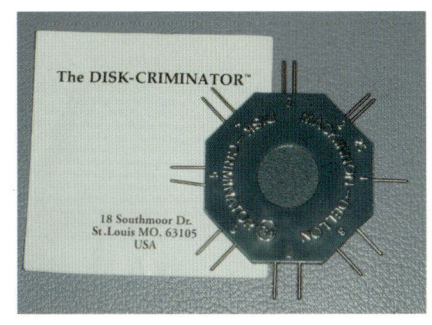

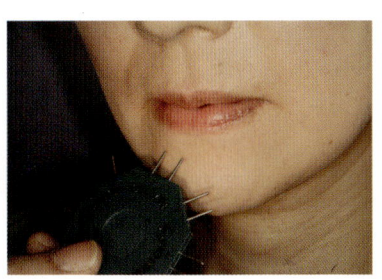

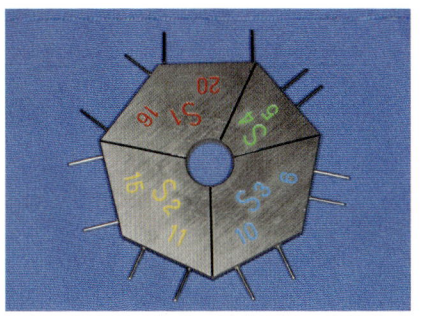

図 1-41d　2 点識別計

4 神経損傷の治療

1）薬物療法

神経損傷に対して薬物療法が実際にどこまでの効果があるのかは不明であるが，筆者の経験では，ビタミン B₁₂ 製剤や ATP は確かに早く改善する印象はある（**図 1-42**）．

1. ビタミン B₁₂ 製剤（mecobalamin）：メチコバール® コバメチン® 1500 μg/day
   神経細胞内小器官に移行，核酸タンパク合成，軸索再生
2. アデノシン三リン酸二ナトリウム（ATP）：アデホスコーワ® トリノシン® 120〜180mg/day
   血管拡張作用，血流増加，生体内代謝活性促進，神経伝達効率化

薬　剤	処方例
ビタミン B₁₂ 製剤（mecobalamin）	メチコバール® コバメチン® 1500 μg/day　内服
アデノシン三リン酸二ナトリウム（ATP）	アデホスコーワ® トリノシン® 120〜180mg/day　内服

図 1-42　神経損傷治療のための薬物療法

2）星状神経節ブロック（SGB：stellate ganglion block）

術後麻痺の理由で来院した患者には，なるべく早期に麻酔科にて SGB を施行してもらう（**図 1-43**）．第 6，7 頸椎横突起に 1％メピバカインやリドカインを用いて神経ブロックを行う．交感神経を遮断することにより，顔面への血流を増加させる．神経線維への血行を改善することによって再生を促進させると考えられる．5〜10 回を 1 クールで行っている．

比較的簡易な処置であるが，反回神経麻痺（嗄声など）や椎骨動脈などの血管の誤穿刺などの併発症に注意をする．

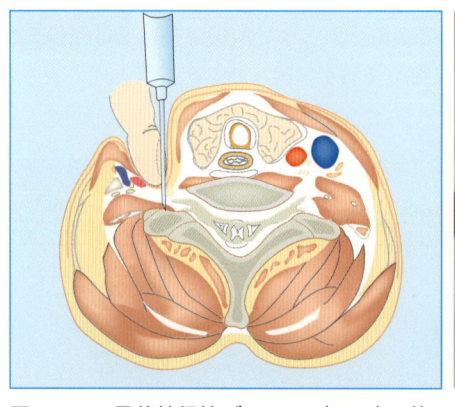

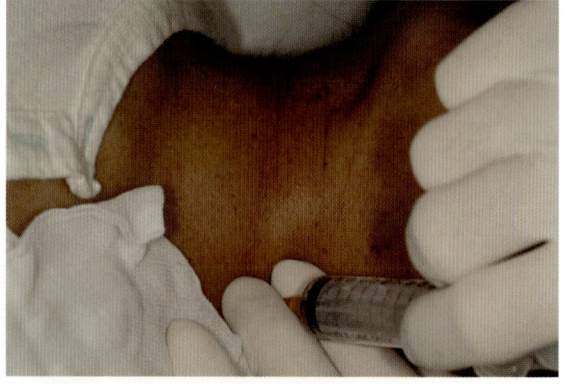

図 1-43　星状神経節ブロック（SGB）．第 6，7 頸椎横突起を目標に 1％メピバカインまたはリドカインを注射．交感神経節をブロックすることにより血流を増加させ，神経線維への血行を改善し，神経線維の再生を促進する　（野間弘康ほか，2001[12]）より改変）

3）理学療法

　神経障害に対する理学療法としては物理療法（physical therapy modalities）があるが，神経に直接作用するというより，腫脹を減じたり血流を増加させたりすることによる二次的な作用が効果的と考えている．

　物理療法には，1．寒冷療法，2．温熱療法，3．機械的治療（マッサージ，渦流浴），4．電気治療，5．水治療，などがある[29]．

　しかし，神経知覚障害に対する理学療法は，現在のところ温熱・超音波療法などは適応とはされていない．特に温熱療法などは火傷のリスクが伴うために禁忌とされている．運動神経麻痺と同様に電気刺激などでは効果は得られるかもしれないが，温熱療法はあまり行われていないのが現状である．

　小川ら[30]は，顔面神経損傷について赤外線とNd：YAGレーザーによる影響を研究しているが，温熱効果である赤外線については回復過程に影響はなかったと述べている．炭酸ガスレーザーは，創傷治癒促進効果（細胞活性作用）があるといわれている[31]．また低反応レベルレーザー（LLLT）では，除痛効果や神経賦活作用などがあるといわれており[31]，神経損傷後の異感覚などには効果があると思われる．

4）東洋医学的アプローチ

　種　類
　　　① 鍼治療
　　　② 漢方薬

　鶴見大学歯学部附属病院歯科東洋医学外来による報告[32,33]によると，抜歯後，口腔外科手術後，およびインプラント手術後の三叉神経知覚麻痺の症状が43症例あり，これらの患者に鍼治療，漢方治療などを行って26例の改善が認められたと報告されている．上記西洋医学的なアプローチのみではなく，難治な患者は東洋医学的なアプローチも有用ではないかと考える．

5）外科的アプローチ（神経縫合術）

　インプラント手術において神経縫合術を行う適応としては，オトガイ神経がある．

　神経再縫合術は可及的に速やかに行われるべきである．筆者は外傷症例において緊急手術での顔面神経縫合の経験はいくつかある．受傷直後に顔面の裂創を認め，明らかに顔面神経が切断されていると考えられる場合に，神経を探し出して縫合をしている（図1-44）．受傷直後に縫合した場合，術後5カ月でもかなりの回復は認めるが，完全には回復していない．

　高崎らは，下顎骨切除手術時に下歯槽神経を引き抜いて再縫合術を行った報告をしている[34]．SW知覚テスターにて全例に正常域の回復が認められたとしており，末梢神経の変性が起こらない早期の回復手術は理想的であると思われる．つまり早期の神経再縫合術は直視できるオトガイ神経切断などには非常に有用と考えられた．しかしドリリングで下歯槽神経を損傷していたと思われる場合，皮膚切開によるアプローチで下顎骨を外側から削らない（図1-45）と完全な再縫合は不可能である．部分断裂の場合は一部回復してくる場合もあり，神経縫合を行った場合の回復率と天秤にかけると，メリットはないかもしれない．

〈筆者の考える神経縫合術の適応〉
・オトガイ神経で完全に切断していると考えられる場合
・舌神経を完全に切断していると考えられる場合

いずれも専門医と手術の現状をよく話し合い，的確な診断後に再縫合術を行うかを決定するべきである．

患者には，縫合後にクロストーク（混線）による異感覚（dysesthesia）が残る可能性も，十分に説明しておく必要がある．

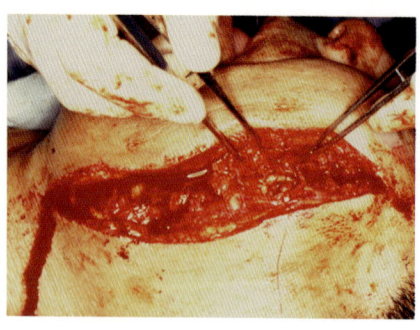

図 1-44　60歳代，男性．工業用切削器具にて受傷，緊急手術で顔面神経頬筋枝，頬骨枝を縫合

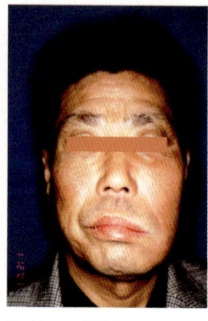

術後 6 週間

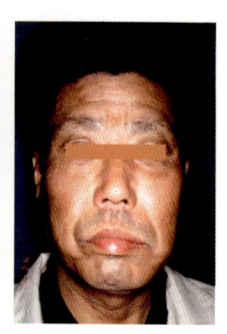

術後 20 週間（約 5 カ月）

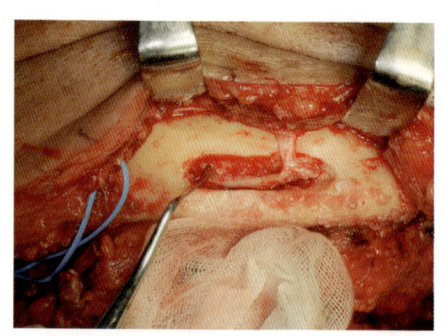

図 1-45　下歯槽神経およびオトガイ神経を掘り起こした所見

5　神経損傷を起こさない対策

神経損傷とその対策をまとめた．
　・CTや診断ソフトの活用によって下顎管までの距離を確認
　　　→ 不安に思ったら1サイズ短めのものを
　・ドリリング中に骨に抵抗を感じたら一度深度を確認
　　　→ 術中に深度マーカーを挿入してデンタルX線写真などを撮ってみるとよい
　・ドリルは切れなくなったら交換をする
　　　→ 切れるドリルほど正確なドリリングが可能
　・カッティングエッジを考えた埋入設計
　　　→ メーカーにカッティングエッジの距離を再確認
　・手術介助者も介助者側から埋入深度や方向の確認
　　　→ 手術介助者の技量によって防げる事故も多い
　・第二大臼歯部の舌側方向へのドリリングは要注意
　　　→ 顎下腺窩を術前CTにて診断
　・埋入時は再度フィクスチャーサイズを全員で確認する
　・小臼歯部の深め埋入は要注意である
　　　→ オトガイ孔の診断をしっかり行う
　・口蓋部からの結合組織採取については口蓋部知覚低下の術前説明
　・傾斜埋入などでは十分な注意を要する
　　　→ 傾斜埋入を行う場合はインプラントガイドを使用した方がよい

2　出 血 (hemorrhage)

　　出血は古来より術中併発症として最も重大な問題であった．ある程度の経験をしている口腔外科医は，動脈性の出血に遭遇した経験を少なくとも一度はもっているであろう．出血した時に，指あるいはガーゼで出血点を押さえながら「どの動脈の末梢を損傷したのか？あるいは本管なのか？」を即時に考え，血管結紮などを遂行する．動脈出血は待ったなしの状況となり，早急な手技が求められるので，普段よりリカバリー法に通じておくことが重要である．

　　これから侵襲の高い手術を行っていくことを考えている先生は，口腔外科医局などで研修することにより，リカバリー法に精通していくことが必要であろう．

　　出血についてはよく電話やメールによる問い合わせがある．「下顎骨ドリリング時に急に出血してきたので下顎管損傷かと思ったのだが，実際には届いていなかった．なぜ出血したのでしょうか？」という質問が一番多い．下顎骨内を前後方に走行している血管は，下顎管内の動静脈が一番大きい．もちろん損傷した時は，かなりの出血を認める．智歯の抜歯時などで経験されている先生もいるのではないだろうか．なかなか止血剤やガーゼなどでは止血不可能なため，思わずあわててしまうことが多い．特に一般的な外科手術の，血管がみえる開創術と違い，口腔顎顔面領域の血管は骨内や口腔底内など血管自体が確認できないことが多く，また，湧いてくるような出血が多い．

　　筆者は骨折の手術におけるスクリュー固定で下顎管をかすったことがあるが，出血は骨をふさがないとかなりの量が出てくる．もちろん時間と共に減少してくる場合もある．上記の電話での質問の答えは，下顎骨内にある小動脈あるいは静脈である．動脈か静脈かは血の色で判断できる．出血時はまず冷静に考え，「動脈か静脈か？　どこの血管を損傷したのか？」また「その血管の中枢はどの方向か？」などと考える余裕が欲しい．単に血管を損傷しただけではなく，他の因子や全身状態などが複合していることも忘れてはならない．

1　出血の原因

局所因子
　　1. 血管損傷
　　2. 手術創の炎症残存に伴う歯肉充血や血管拡張
全身的因子
　　3. 高血圧（術中）
　　4. 抗凝固剤，抗血小板製剤を内服している患者
　　5. 出血性素因をもっている患者（特発性血小板減少性紫斑病：ITP，血友病など）
　　6. 肝硬変などの血液凝固因子が少ない患者や，透析患者

が主に考えられる．5．6．の症例ではインプラントを行う機会は少ないと思われるが，筆者は実際にITP患者の埋入も行うし，インプラントはよく咬めるという噂を聞きつけて来られる透析患者などもいる．

　　血管損傷などの局所の問題は術者も原因が理解できる．しかし全身的な因子については，

術前の患者インタビューによる評価をしっかりしておかないと，原因を予想できないであろう．いうまでもないが，意外と緊張や疼痛からの高血圧にて出血が起こることも多い．
またSpiekermannによるとインプラント手術においては下記の条件で起こりえる[1]．
1. 不適切な切開ライン
2. 歯槽骨整形時（鋭縁な歯槽頂の削合など）に海綿骨が露出した場合
3. 下顎管が損傷した場合
4. 舌動脈の枝など舌側の動静脈の損傷
5. 上顎では口蓋動脈や鼻腔粘膜の損傷

などがある．このうち生命を脅かす出血は4.であろう[2]．

2 血管損傷の対処法

1）用指止血

開創手術では基本的に指でまず押さえ，そこで次の手を考える．インプラントの手術では，歯肉，頰粘膜や口蓋歯肉の切開時に使える対処法である．小静脈の場合は圧迫のみで止血できる場合もある[3]（図2-1）．

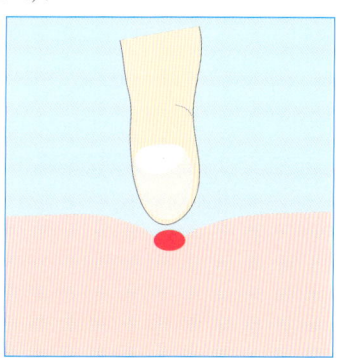

図2-1　圧迫による止血

2）血管の遮断（クランピング）

モスキートやコッヘル，ペアン鉗子で把持する．そのままねじる（捻転法）ことによって静脈などは止血可能である（図2-2）．インプラント手術においては，下顎大臼歯部頰側の頰動脈の枝などからの出血には非常に有効である．止血困難な場合は，捻転法，止血縫合処置などを行う．

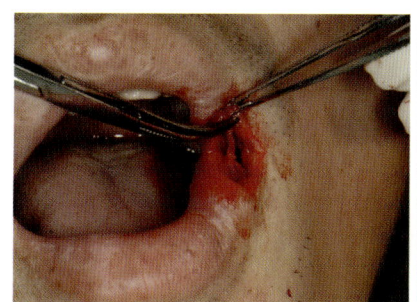

a：モスキートによるクランプ　　b：捻転法（口唇動脈を一周ねじってみる）　c：止血できない場合は縫合する
図2-2　血管の遮断（クランピング）

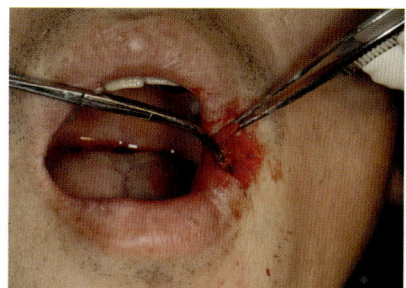

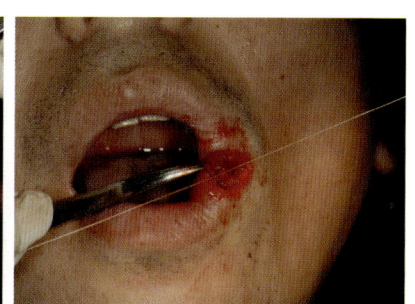

3）血管結紮

視認できる血管の場合はモスキートなどで把持した後に絹糸やナイロン糸で結紮を行う．縫合は最大の止血であるが，骨内などでは不可能である（図2-3）．軟組織の出血においては大変有効であるが，口腔内での結紮は視野や術野の制限があるため，意外と難しい．

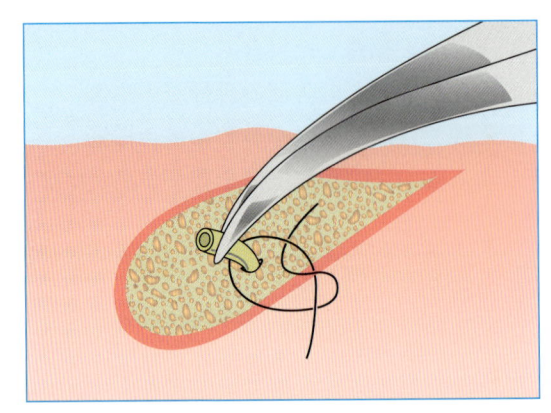

図2-3　糸を締めると同時に止血鉗子を緩める

4）電気メスによる止血

骨表面，軟組織からの出血には電気メスによる凝固も1つの方法である（図2-4）．特に骨表面からの出血には第一選択で用いる（図2-4,5）．骨表面の出血部に電気メスをあてて十分に凝固する．しかし，1回の凝固では出血が止まらないことが多いので数回行う．軟組織の凝固止血では周囲の神経組織に注意する．軟組織の場合はピンセットで把持するか，金属吸引管にて出血点にあてて吸引を行いながら凝固させることもできる．

図2-4のように血管を分けることができれば，クランピングして凝固する．

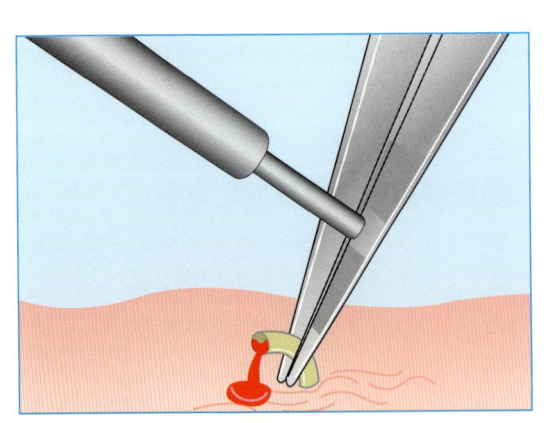

図2-4　血管を確実に把持する

症例
患者：48歳，男性
状況：下顎枝からの採骨時に骨髄から出血

骨造成術を予定している歯周病症例であった．術前に歯周炎急発を認め，剥離後に骨表面からの動脈性出血を認めた．しかし出血点は小さく，電気メスによる凝固で止血可能であった（図2-5a～d）．炎症に伴う血管充血の症例は術後の出血にも注意を要する．

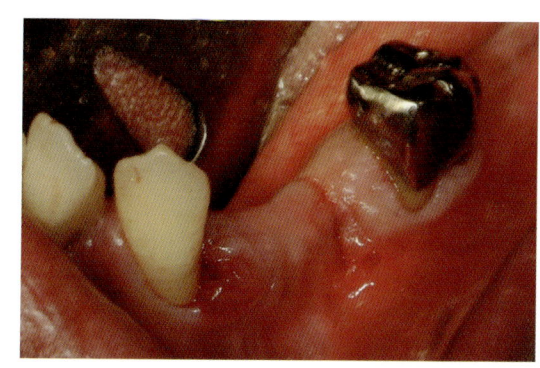

a：手術前所見　犬歯遠心の歯肉に炎症を認める

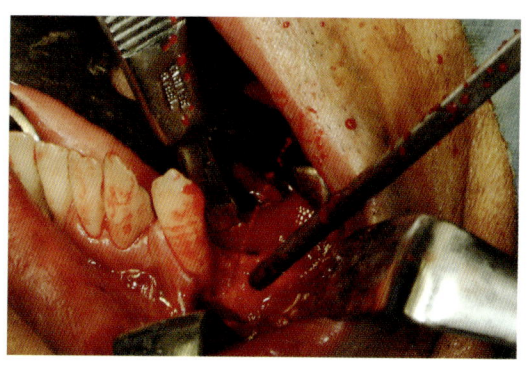

b：歯肉剥離後に動脈性の出血を認める

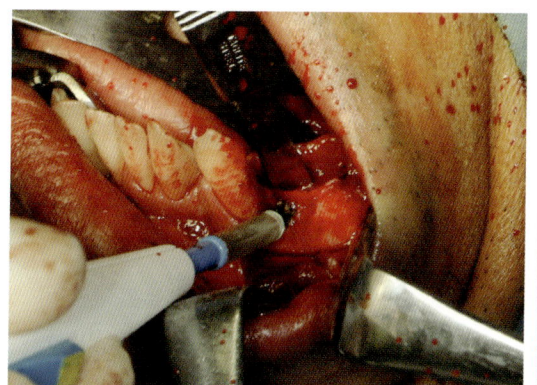

c：電気メス（モノポーラ）による止血

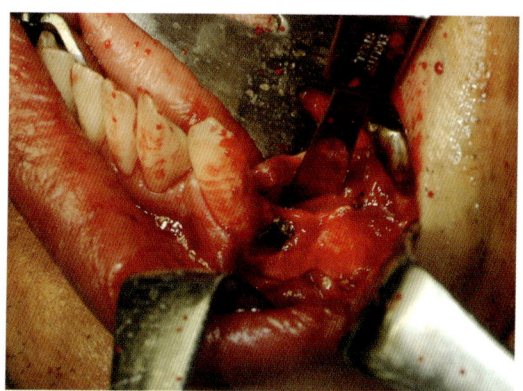

d：電気メスによる止血後の所見（オトガイ部）
骨表面からの出血は止血ノミによる挫滅か電気メスによる止血が有用である

図2-5a～d　電気メスによる止血の例

5）止血剤による対処法

　図2-6a～cのように各種止血剤（材）が発売されているが，下顎骨内からの動脈出血などでは圧迫のみでは効果不十分なことも多く，止血剤を併用した塡塞による止血処置が有用である（図2-7）．これは抜歯処置でも同様のことがいえる．

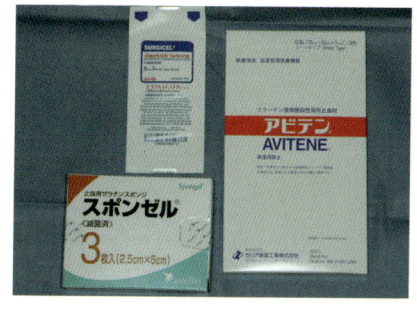

図2-6a　各種止血剤（アビテン®は止血効果は高いが，非常に高価である）

図2-6b　サージセル®．コットンタイプやガーゼタイプなどある．筆者は特に止血しにくい場合はコットンタイプ（右：Fibrillar）を使用している

図2-6c　生物由来の止血剤．もし使用する場合は生物由来の材料であるため，十分なインフォームドコンセントおよび承諾書が必要である

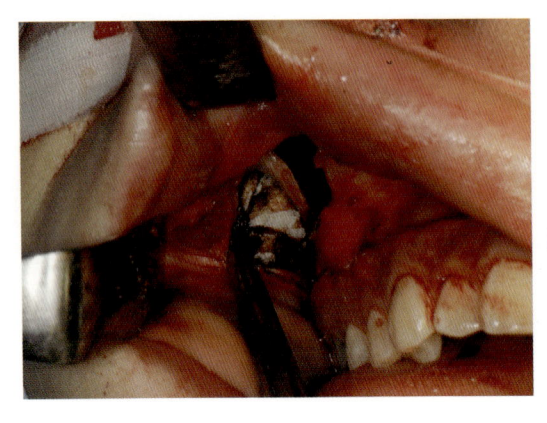

図2-7 18歳女性；右側上顎骨頬骨骨折
後上歯槽動脈からの出血による止血処置に使用．電気メスにて止血困難な場合は，止血剤の塡塞により止血可能なことも多い．
本症例はサージセル®コットンタイプを使用した

6）ボーンワックスによる止血

　骨からの止まらない出血にはボーンワックス®（図2-8）なども有効であろう．
　ボーンワックスは，骨からの出血に対する止血に非常に有効であるが，骨の治癒不全や異物としての後感染を起こすことも念頭においておく．

症例
患者：58歳，女性
状況：下顎枝からの採骨時に骨髄から出血

　実際の術式を示す（図2-9a〜e）．
　下顎枝からの採骨時に骨髄から出血，ガーゼ圧迫を行うも止血できず，また電気メスについては下歯槽神経が近接しているために使用しなかった．

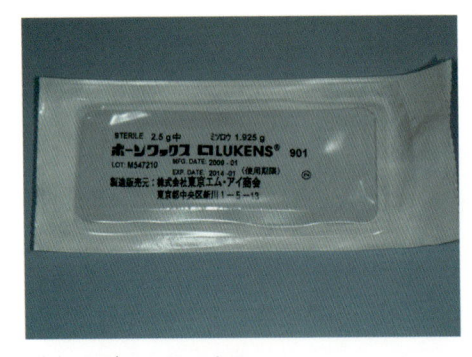

図2-8 ボーンワックス

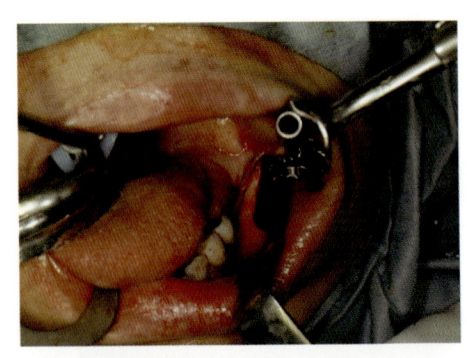

a：下顎枝採骨部からの出血を認める

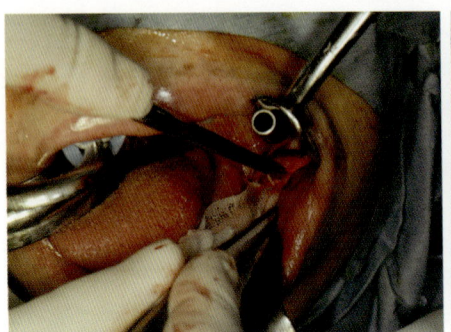

b：まずはガーゼにて圧迫止血を行う．また出血点の確認も行う

c：ボーンワックスを開封する

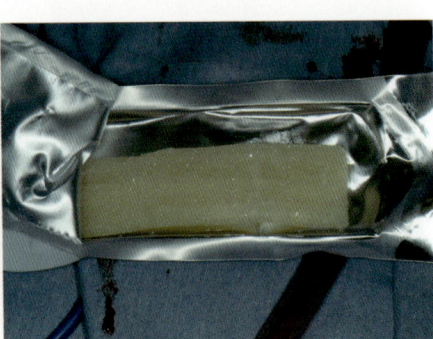

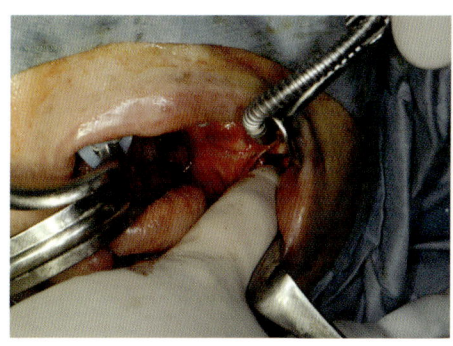

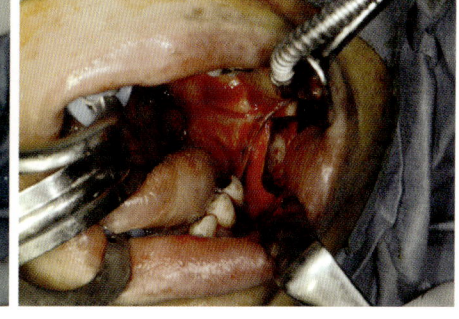

d：出血点にボーンワックスをあてる　　e：止血を確認する

図2-9a～e　ボーンワックスの使用手順

7）止血ノミによる方法

　我々歯科医師は骨を扱う手術が多く，骨を挫滅して止血を行う止血ノミ（**図2-10a～c**）は役に立つことも多い．インプラント手術においては，採骨時に骨からの出血が止まらない時には非常に有用であると考える．特にサイナスリフト時の骨開窓で後上歯槽動脈からの出血を認めた場合は，電気メスなどでは上顎洞粘膜の損傷を起こす危険性がある．また，止血剤や止血鉗子なども使用が困難である．このような場合は，止血ノミによって骨表面を挫滅させての止血が非常に有用である．

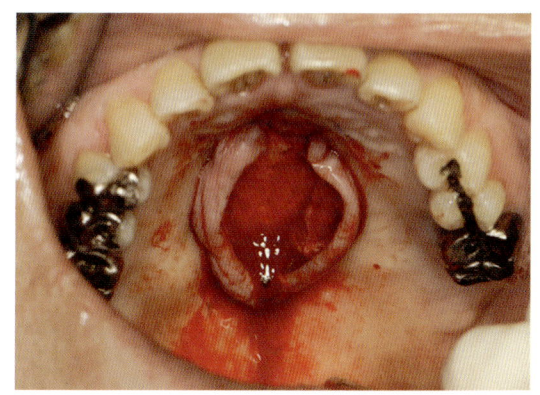

a：口蓋隆起削除後に口蓋骨より湧いてくる出血を認める　　b：止血ノミにて出血骨表面を圧迫挫滅することによって止血させる

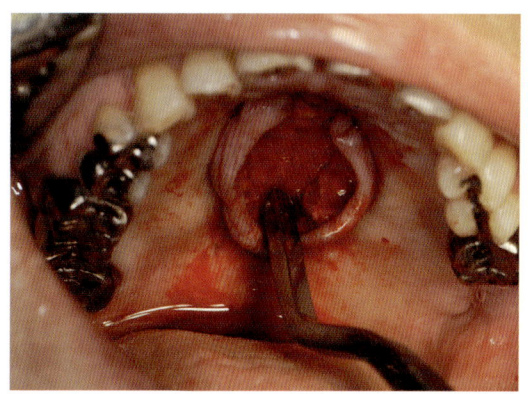

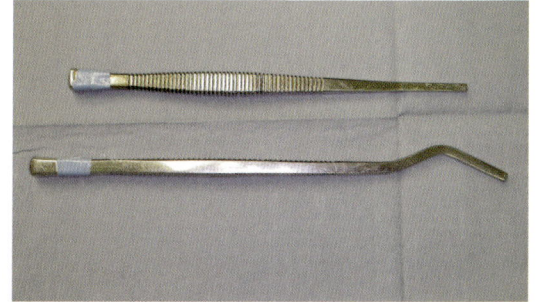

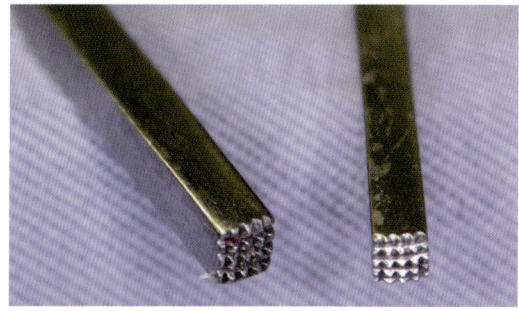

c：キリヤン氏止血ノミ（直，曲）とその表面（発売：第一医科（株））

図2-10a～c　止血ノミによる止血手順

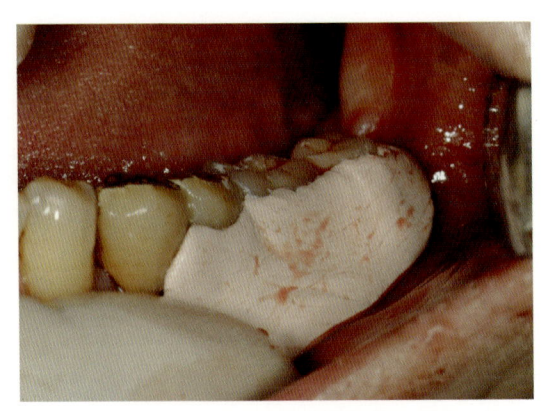

図2-11 インプラント周囲炎掻爬後の止血．縫合での止血が困難な症例においてはパック剤による圧迫止血も1つの方法であろう．特に抗凝固剤などを内服している患者には有効であると考える

8）歯周包帯（コーパック®など）による止血法

　口腔内には，一般の包帯やガーゼを長時間あてておくことはできない．そのため出血が持続的に起こる場合はパック剤などが非常に有効な場合がある．もちろん粘膜などの可動上部には留置しておくことができないが，歯牙やインプラントなど把持する部位があれば使用可能である．

　筆者の病院では，抗凝固薬を内服されている外来手術症例が多く，しばしば歯周パック材料のお世話になることがある．インプラント治療も広く認知され，当院では抗凝固剤内服患者のインプラント治療も年々増加傾向にある．また補綴治療後に内服開始をされた患者などでもインプラント周囲炎から発生する歯肉出血にはパック剤（**図2-11**）で十分に対応できることも多い．

3　インプラント手術において注意すべき動静脈

1）下歯槽動静脈

　下歯槽動静脈（下顎管）の損傷は埋入時のドリリングが最も主な原因である．損傷時は下歯槽神経も同時に損傷することが多く，疼痛を伴うことが多い．動脈であるとかなりの出血を起こすため，ドリリング窩を指でふさぐだけでは容易に止血できない．そのままフィクスチャーを埋入すると下顎骨内で出血が広がり，下歯槽神経を強く圧迫することによっての激しい疼痛が出現することがある．著者は，まずはガーゼなどを填塞して止血を行っているが，それでも止血不能な場合はサージセル®（Johnson&Johnson社製）などをキッチリと詰めるように心がけている．前述（神経損傷の項：図1-9）したように，下顎管内で血管が上方に位置することが多く，下顎管損傷ではまず出血することが多い．

症例
患者：75歳，女性
状況：下顎インプラント埋入時の出血

　ファイナルドリルの後に骨内から出血を認めた（**図2-12a～d**）．まず血圧を確認する．次に血の色を確認するが，鮮血にて動脈と考えた．しかし噴出してくる出血ではないため，

出血　45

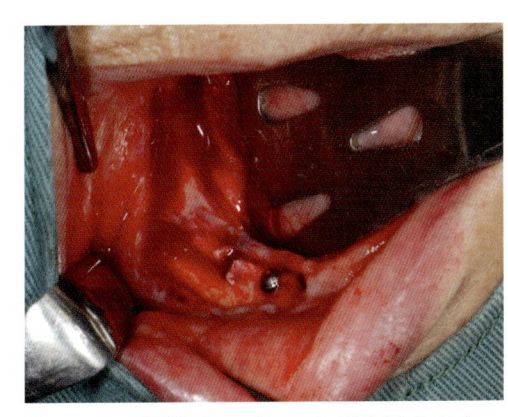

図2-12a　下顎インプラント埋入時の出血．明るい色の出血のため動脈性も疑う

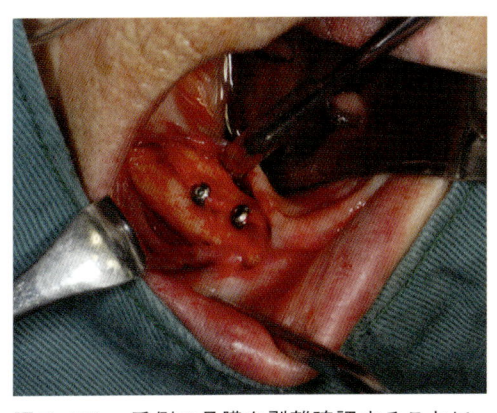

図2-12b　舌側の骨膜を剝離確認することによって舌側穿孔を確認する．穿孔していない場合は，数分間出血の程度を確認してみる．明らかな動脈性出血にて血液が噴出してくる場合はガーゼタイプの止血剤を填塞する．この症例は自然に出血が弱まったためにフィクスチャーを埋入した

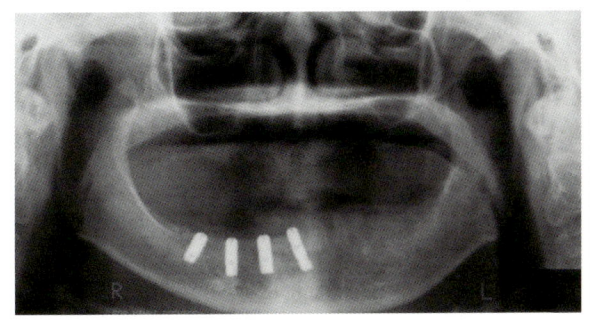

図2-12c　術後のパノラマX線写真．大臼歯部のフィクスチャーによる下顎管損傷の有無を確認する
（金原純一郎先生のご好意による）

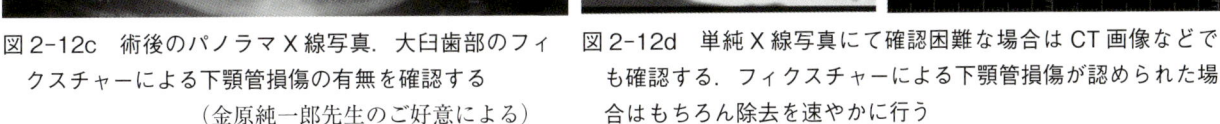

図2-12d　単純X線写真にて確認困難な場合はCT画像などでも確認する．フィクスチャーによる下顎管損傷が認められた場合はもちろん除去を速やかに行う

　経過を確認して出血がある程度おさまった時点でフィクスチャーを埋入した．その後，舌側を穿孔していないかを剝離を行って，確認した．ドリリングがステップアップしていくことによって，先端のカッティングエッジ長が増大する．下顎管までの距離に制限がある場合は，より径の小さいフィクスチャーを使用することも選択枝の1つとなる．
　術後にパノラマX線写真，あるいはより正確に確認する場合はCTなどを撮像することも必要である．

2）大口蓋動静脈〜蝶口蓋動脈（中隔後鼻枝〜切歯管）

・大口蓋動脈の出血

　大口蓋動脈も損傷をするとかなりの出血をする動脈である．上顎癌の上顎骨切除時に動脈結紮を行うが，結紮が弛むと大量の出血を認める．またLe Fort 1型骨切り術においても，下行口蓋動脈の損傷はかなりの出血を認める．
　インプラント手術では，通常の埋入によってこの動脈の本管を損傷することはまずないと考えられる．しかし，意図的口蓋側傾斜埋入などを行うことによっての血管損傷は十分

に起こりえるので，注意を要する．

　通常の手技で起こりえることは，結合組織移植（CTG）および遊離歯肉移植（FGG）におけるドナーサイト手術であると考えられる．

　図2-13は口蓋からの歯肉移植（フリーグラフト，FGG）を犬歯唇側に来院3日前に施行した20代前半の男性患者である．デパートでの買い物中に，突然口蓋より出血して救急外来に受診した．予想出血は1,000mlを優に越え，来院時には軽度の出血性ショック状態であった．口蓋深部より出血を多く認め，まず，圧迫止血を施行した．次に，補液のための静脈確保を行い，リンゲル液の急速輸液後にエピネフリン含有の局所麻酔薬を大口蓋孔周辺に局注した．

　次に，出血点より大口蓋孔側に3-0絹糸にて口蓋歯肉を深くくぐるように結紮を行った．そして口蓋歯肉の深い部位に電気メスにて出血点を凝固させた．そこで，止血剤（サージセル®ガーゼタイプ）を填塞して縫合を施行した．その後は安静下にてバイタルの確認を行い，エピネフリンの効果がなくなるまで確認した後に帰宅させた．

　考察：日本人の遊離歯肉移植は口蓋粘膜が非常に薄いケースもあるため，慎重に行わなくてはならない．CTGのように口蓋粘膜の結合組織のみ中抜きを行い，創を完全に閉鎖する方法はまだ安全性があると考えられるが，それでも縫合部からの出血は起こりえる．この症例のように口蓋歯肉にローサーフェスをつくる場合はガーゼによるタイオーバーか，サージカルパック®，止血用ガードプレート（シーネ）などを併用するのもよい．

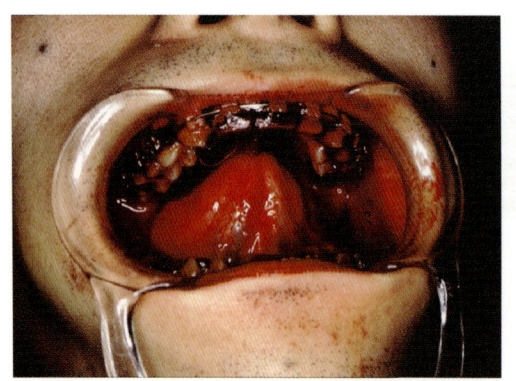

図2-13a　口蓋部より出血にて救急受診

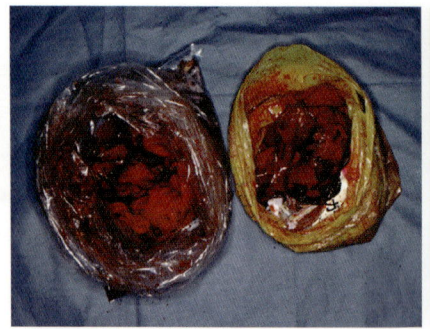

図2-13b　来院時に持参したビニール袋（左）と救急部での処置（右）．合計推定1,000ml以上の出血を認める

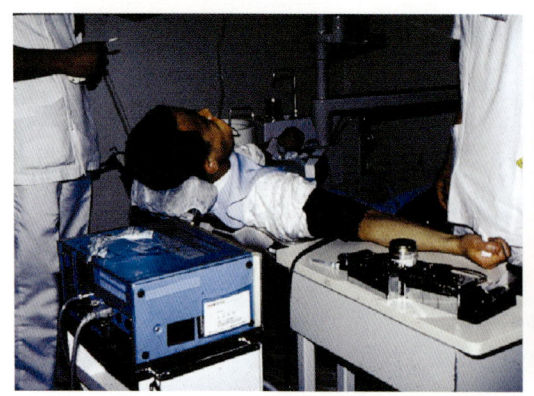

図2-13c　バイタルのチェックと細胞外液の補液

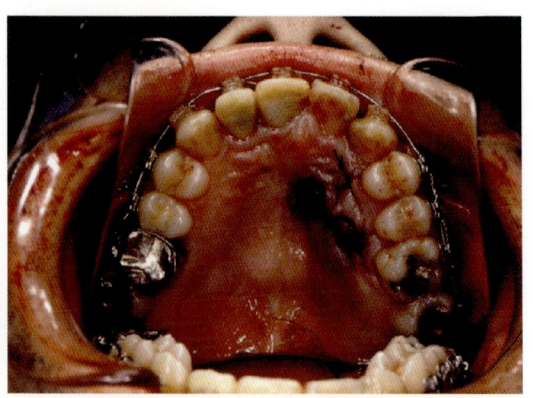

図2-13d　止血と縫合．矯正装置が装着されていなければ，止血用のガードプレートを作製することもよいだろう

Point

口蓋動脈の位置

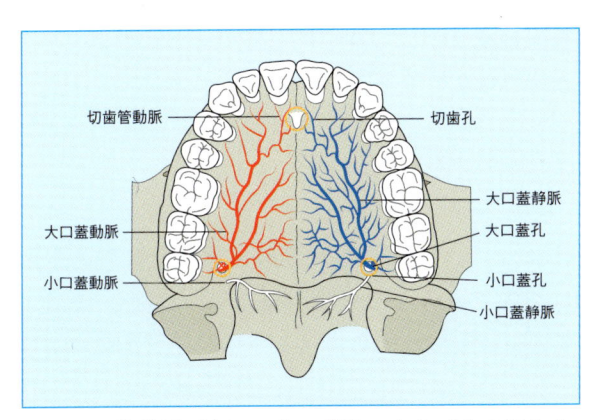

図a　口蓋動脈（赤）は大口蓋孔から出てそのほとんどは　前方に枝を伸ばす．神経，静脈（青），動脈が粘膜内を伴走しているが，動脈はその最深部に位置する．特に大臼歯部では骨膜直下に位置することが多い
（上條雍彦，200[4]）より改変）

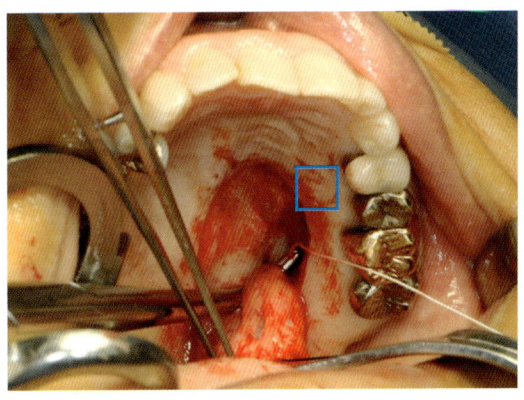

図b　口蓋腫瘍摘出時にみえる大口蓋動脈
　遊離歯肉移植（FGG）の場合は上方☐の部位からの採取を心がける．また術後出血には十分に注意する．エピネフリン＋の麻酔を使用したときは，十分麻酔の効果がなくなった状態を確認してから帰宅させた方がよい．
・CTG の場合は深部の動脈に注意する．動脈は一番深層を走行していることが多いが，小枝からもかなりの出血をする．創の閉鎖における縫合は十分に行う

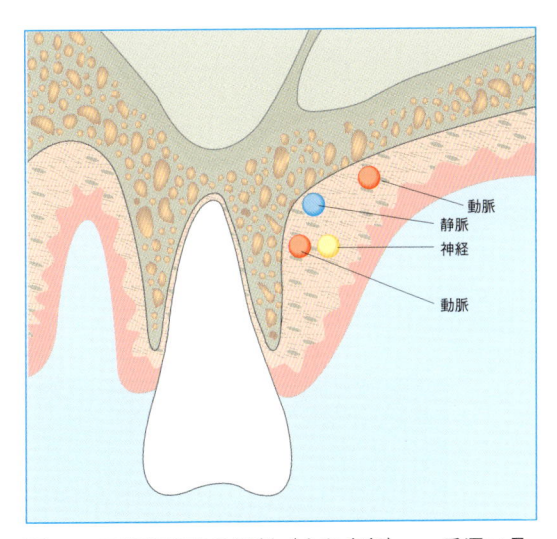

図c　口蓋部歯肉の解剖（大臼歯部）．一番深い骨膜側に動脈がある
（Major M, 1992[5]）より改変）

・**蝶口蓋動脈の外側後鼻枝や中隔後鼻枝（切歯管）からの出血**

インプラント手術で直接蝶口蓋動脈の本管を損傷することはまずない．可能性があるとすれば，埋入手術の鼻腔底への穿孔による中隔後鼻枝の損傷ではないだろうか．傾斜埋入や前歯部で距離のない症例は穿孔をすることによって，末梢の動脈の損傷を起こす．また外側後鼻枝は鼻腔側壁から上顎洞粘膜などにも枝を出しているといわれているが[4]，同部位までの損傷はよほどでないと起こらないであろう．

症例
患者：49歳，男性
状況：鼻口蓋嚢胞手術時の鼻腔粘膜からの出血

図2-14は鼻口蓋管嚢胞手術時の出血である．鼻腔粘膜（蝶口蓋動脈の中隔後鼻枝）からの出血は意外に多い．まずは圧迫であるが，止血困難な場合は図2-15のように金属吸引管にて吸引しながら，電気メスにて凝固させる方法も1つの手である．

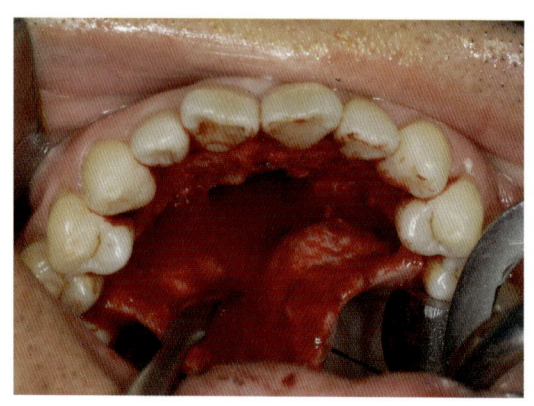

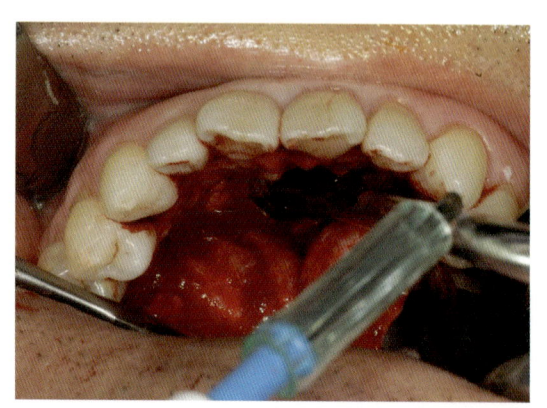

図2-14　出血時

図2-15　電気メスの応用

症例
患者：64歳，女性
状況：2次手術後にフィクスチャーが迷入した

図2-16は鼻腔迷入症例であるが，直接ドリリングを深くしていないため，出血がなかったと考えられる．同部位へのドリリングであると，かなりの出血（外側後鼻枝）を起こすことが考えられる．

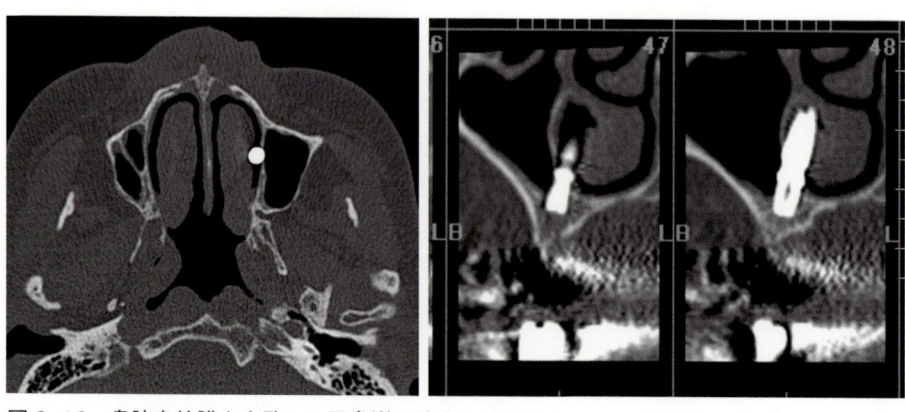

図2-16　鼻腔底粘膜を穿孔して下鼻道に迷入している

3）オトガイ下動静脈，舌下動静脈

図2-17は口腔底損傷よる出血である．前歯部および小臼歯部埋入手術時は，術中および縫合時に口腔底の変色をまず確認しておく．

この症例のように通常の下顎前歯部小臼歯部の埋入で，下顎骨舌側深くに骨膜剥離を行っていないのに，口腔底舌下面の血腫形成が起きるのはおかしいと気づかなければならない．口腔底の出血により舌が挙上してくる場合は，速やかに圧迫処置を行う必要があるが，腫脹した口腔底を手指による圧迫は非常に困難であろう．

可能であれば，まず縫合糸を外し，舌側骨膜の剥離翻転を行い，出血点の確認，止血鉗子による血管結紮が理想である．なお，もし出血点が湧き出てくる血液で確認困難な場合は，まずは小ガーゼをできるだけ詰める．また術直後であれば，局所麻酔もまだ奏功しているが，出血点周囲にエピネフリン含有の局所麻酔剤を十分量で注射を行ってみるのもよい．もちろん血圧などのバイタル確認は必須である．その後，止血剤の填入を行うべきである．

もちろん危険性が予見できた場合は，救急車などを要請しておくことも必要である．

口腔底損傷はいくつかの報告[6〜8]があるが，非常に注意を要する部位である．口腔外科の手術でオトガイ形成術があるが，術後時間が経ってからの出血による口腔底挙上と窒息に注意しなくてはならない．術中も，切断したオトガイ部を反転してオトガイ舌筋部，オトガイ舌骨筋部の出血を確認する（図2-18）．また，オトガイ下切開にて骨折を整復する時もオトガイ下動脈からの多くの出血を認めることがよくある．

顔面動脈の前方枝であるオトガイ下動脈および舌動脈の末梢である舌下動脈（図2-19）

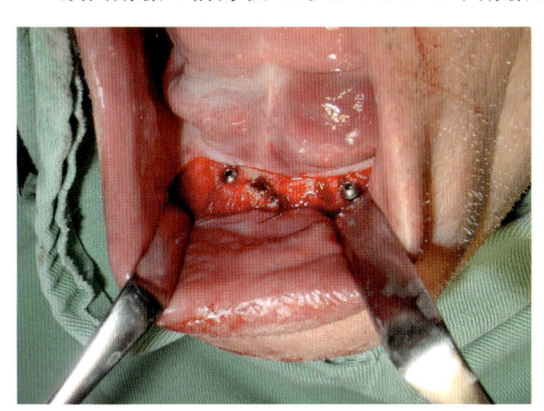

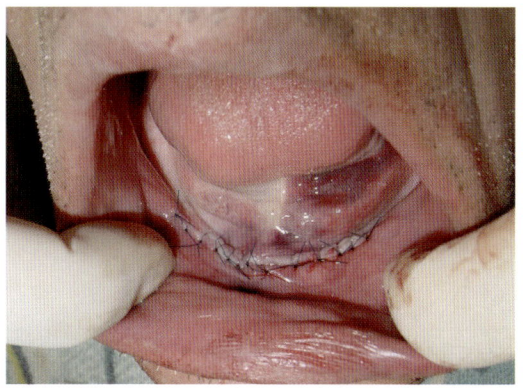

a：埋入時所見　　　　　　　　　　　　b：縫合時所見．口腔底に血腫形成を認めた

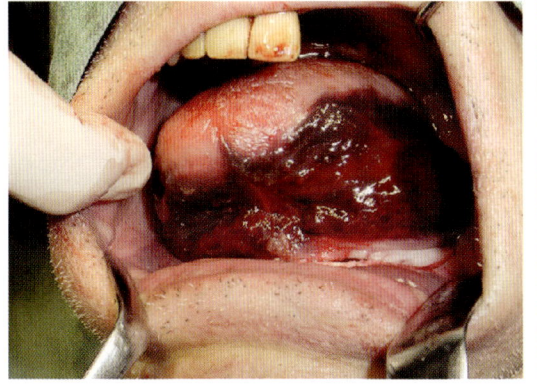

c：時間経過とともに舌が挙上される　　d：すぐに止血処置に入る

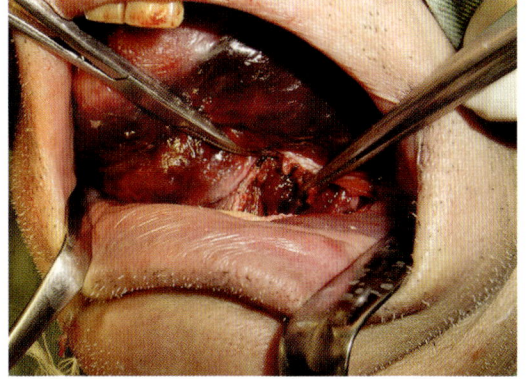

図2-17　口腔底損傷よる出血　（髙橋哲先生のご好意による）

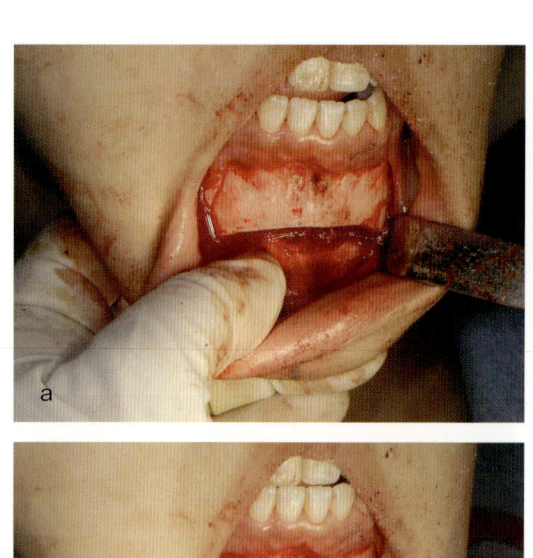

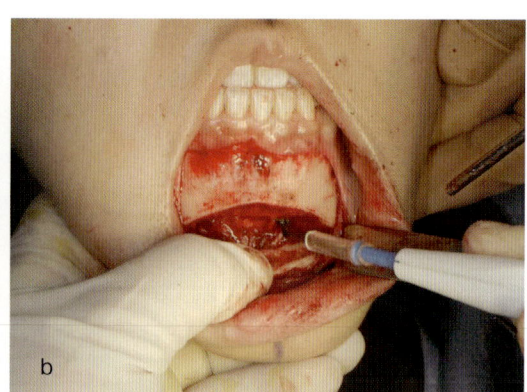

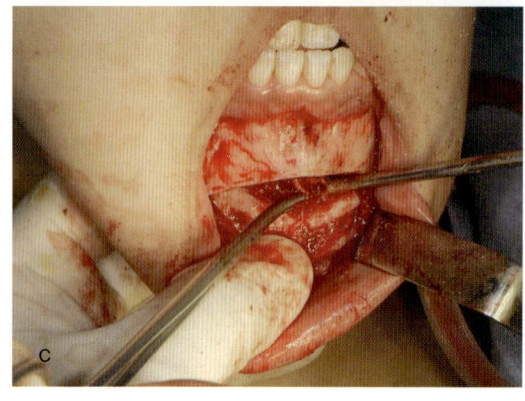

図2-18 オトガイ形成術時のオトガイ下動静脈からの出血. まずは出血点を確認（a）し，骨を翻転してから電気メスで凝固（b）あるいは止血鉗子でクランプ（c）する

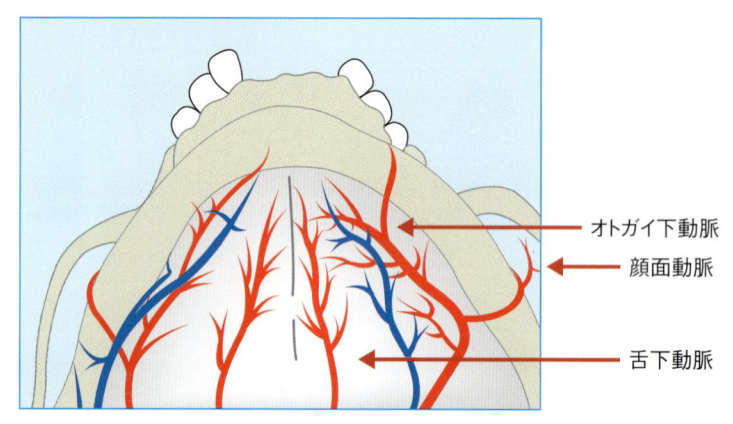

図2-19 顎下部～オトガイ下部の血管

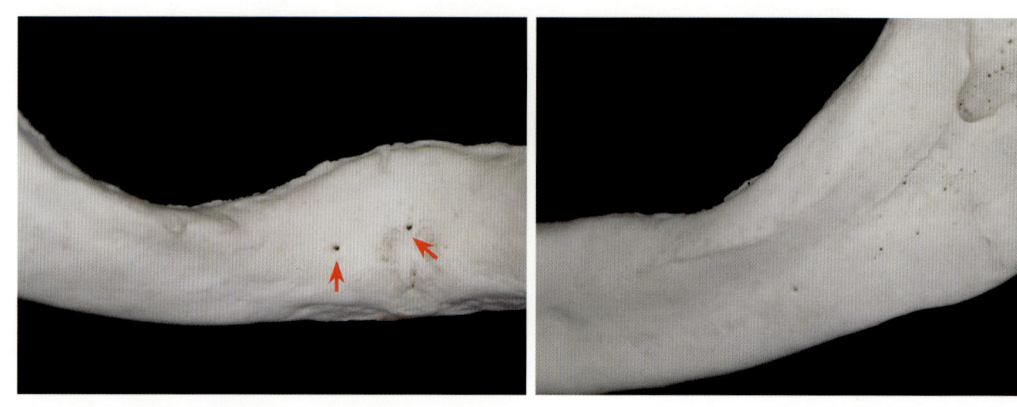

図2-20 舌側孔. 前歯部にも大臼歯部にも認められる （中村雅典教授のご好意による）

が，下顎骨の血管との吻合をしている場合，またドリルによって骨を穿孔させると出血を起こすことがあるので，注意を要する．図2-20は解剖学教室にある下顎骨の標本であるが，よく観察してみると大臼歯部から前歯部にかけて小孔が認められる．また，図2-21のように吻合を認めた報告もある．

少数のインプラントで行うボーンアンカードブリッジのために，長いインプラントを埋入する場合などは，舌側に注意をして埋入する必要があろう．

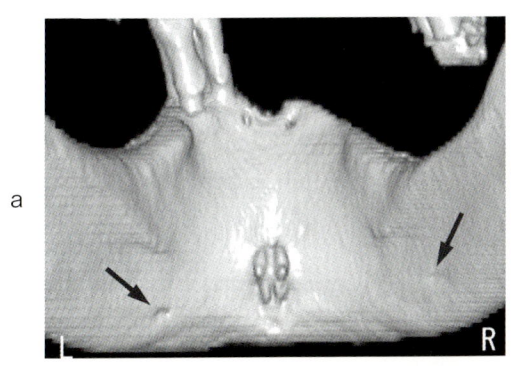

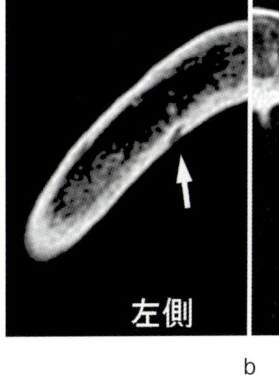

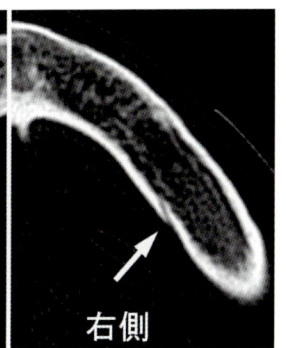

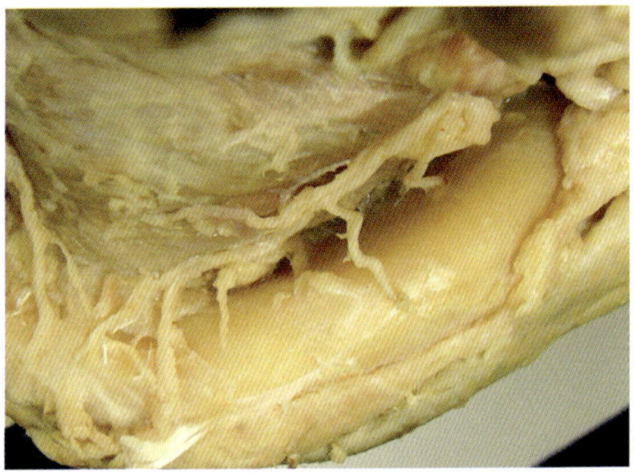

図2-21 下歯槽動脈と舌下動脈の吻合[9]
下顎骨舌側緻密骨を貫通する動脈，CT画像と肉眼解剖学的所見の対比．a：CT像による舌側の小孔が確認できる．b：CT水平断で確認できる．c：同下顎骨の解剖所見；顎舌骨筋浅層を通るオトガイ下動脈が小孔に入る枝が確認できる．
（中島功先生のご好意による）

症例
患者：75歳，男性
状況：挿管時に喉頭鏡にて舌動脈損傷（図2-22）

カテーテル治療中にDICを併発し，挿管時の喉頭鏡にて口腔底を損傷した．

この症例は気管切開となった．悔しい記憶だが，本症例はすでに出血時より30分が経過しており，口腔底が浮腫を起こしていたため，出血点の完全な同定ができず，一部の血管結紮と電気メスおよびサージセルによる止血のみとなった．

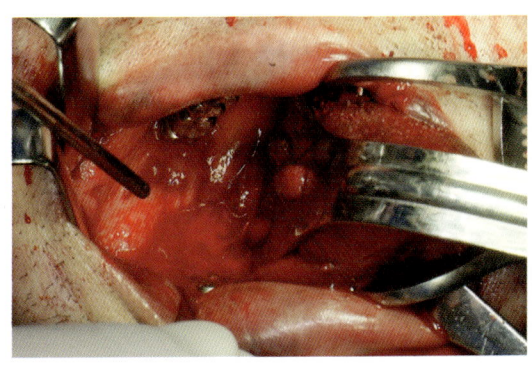

図2-22a 口腔底からの出血．鮮血にて舌動脈からの出血と考えられた

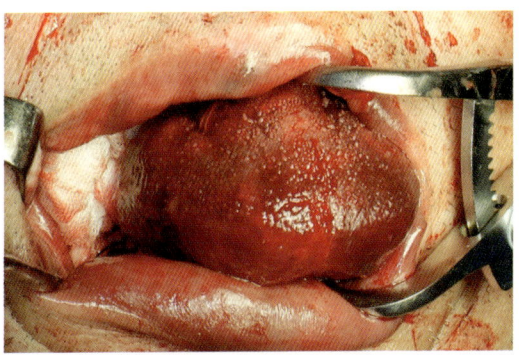

図2-22b 口腔底からの出血の特徴として舌の挙上され，突出してくる．呼吸も不可能な状態になるため，エアウェイか挿管が必要になる

・前歯部インプラント術前画像診断依頼

症例
患者：62歳，女性
主訴：下顎前歯部のインプラントによる咬合回復

図2-23の患者はかかりつけ歯科から紹介である．3DCT画像では舌側中心部に孔を認める．デンタルCTの48番スライスで認めることができる．この部位へのドリリングでは出血は軽度と思うが，これより舌側あるいは下方に穿孔すると，出血を起こすことが予想される．

上條は，下顎前歯部舌側は多孔性であると報告し[11]，血管，神経の通る比較的大きな孔は歯槽骨頂から4mm下方であると述べている．これは少数歯の欠損などにて顎堤が保持されている場合は注意を要するが（図2-23a），広範囲な歯牙欠損にて顎堤が吸収した場合は問題がないと考える．むしろこの症例のように，明らかに舌側孔（Lingual Foramen）を認める場合は，血管が存在し舌動脈と吻合している可能性が高く[12]，ドリリングの方向には注意を要する．

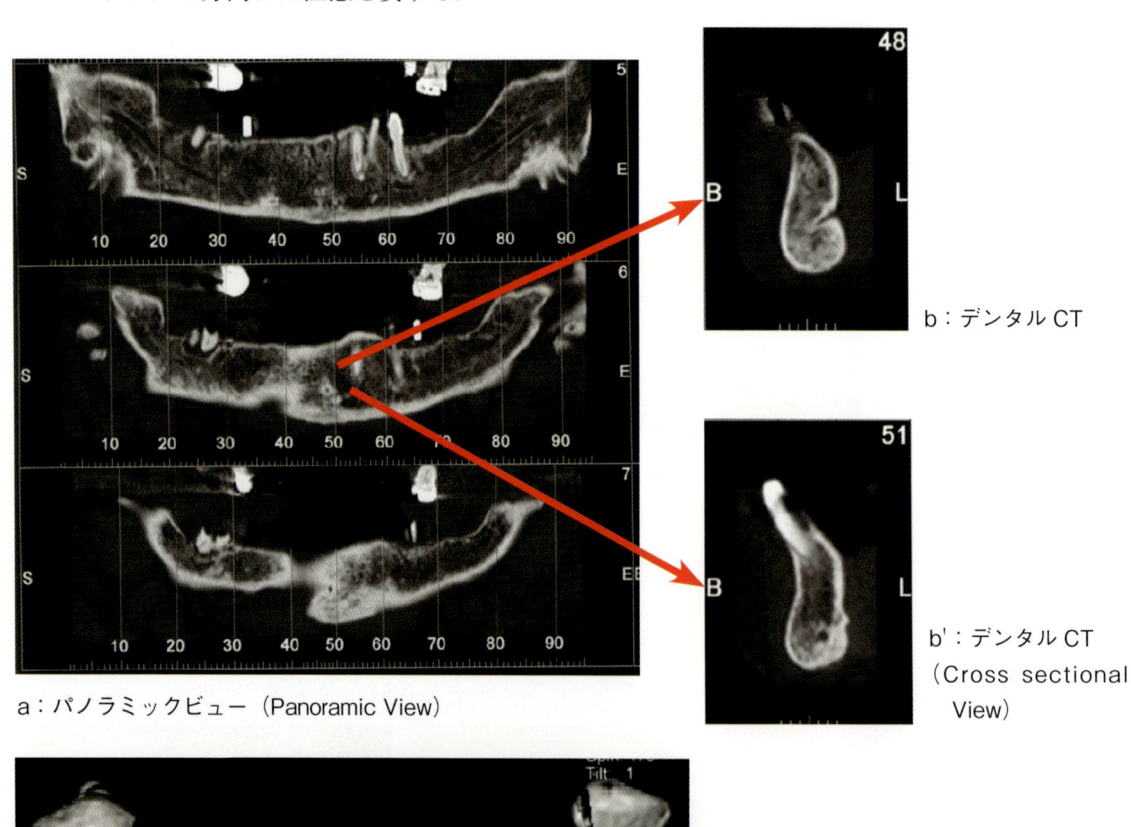

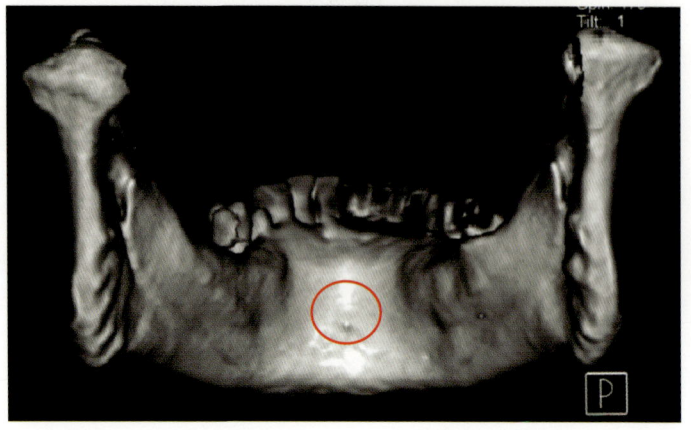

a：パノラミックビュー（Panoramic View）

b：デンタルCT

b'：デンタルCT（Cross sectional View）

図2-23 インプラント術前画像診断依頼（62歳，女性）c：3DCT像

> **症例**
> 患者：47歳，男性
> 主訴：舌側半埋伏側切歯の抜歯

前歯部舌側の剥離には**図2-24**のように血管の吻合を認めることもあるため，慎重に行う．

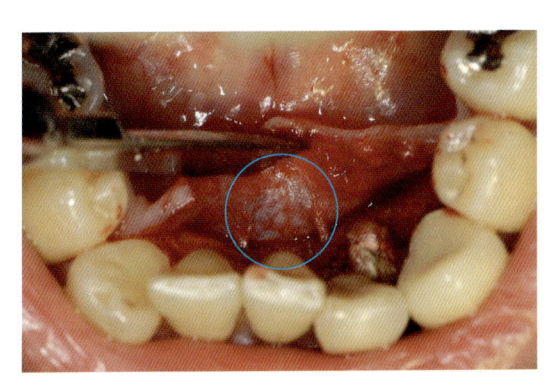

図2-24 切歯部歯槽頂から3～4mmの位置に孔を認め，2本の血管が入り込んでいるのがわかる

> **症例**
> 患者：22歳，女性
> 主訴：左側下顎第二小臼歯部先天欠損のインプラント回復希望（**図2-25a～e**）

一見，口腔内所見（a），パノラマX線画像（b）のように十分なフィクスチャーを埋入できそうに考えられるが，CTによる精査を行うと舌下腺窩が大きく，12mmを越えるフィクスチャーは舌側穿孔を起こす．

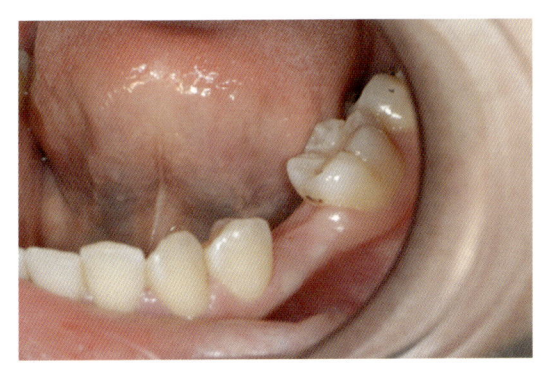

図2-25a 口腔内所見としてはフィクスチャー埋入可能である

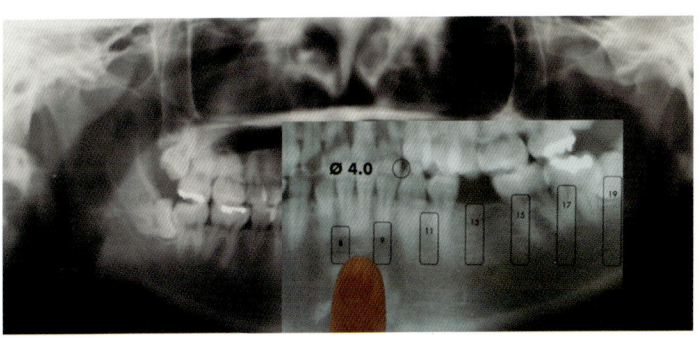

図2-25b パノラマX線では13mmのフィクスチャーは埋入可能である

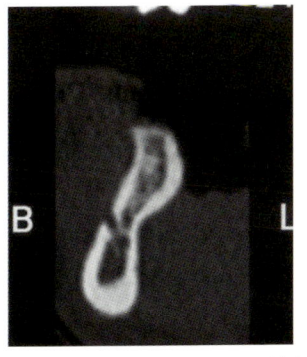

図2-25c 先天欠損にて舌側中央部の骨があまりない

図2-25d 舌下腺窩が発達している

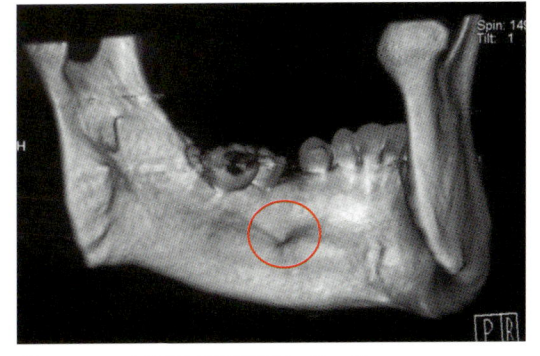

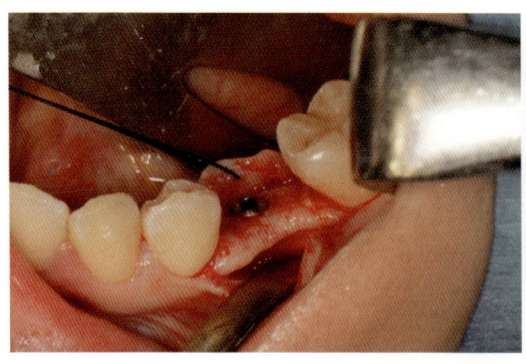

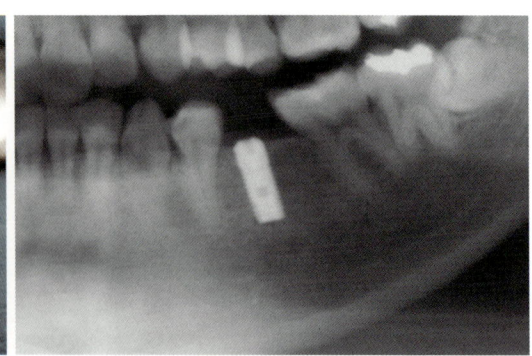

図2-25e　埋入時所見とパノラマX線写真（術後）

4）顔面動静脈

　通常のインプラント手術にて，顔面動静脈を損傷することはまれであると考える（末梢のオトガイ下動脈は起こりえる）．下顎骨体部（頰棚）部からブロック骨を採取する場合など，サイドカッティングバー（リンデマンバー）などで巻き込むことによって損傷を起こす．

> **症例**
> 患者：23歳，男性
> 状況：バーによる顔面動脈損傷（図2-26,27）

　第一，第二大臼歯頰側の骨切り時にバーによる巻き込みにて顔面動脈を損傷し，あっという間に約500mlの出血を認めた．図2-27のように，頸部の顔面動脈走行部（大臼歯部下縁）を頸部方向から下顎骨に向けて強い圧迫を行う．これを20〜30分程度行うとかなり出血量が減少した．そこでサージセル®などの止血剤をタイトに詰めて止血した．

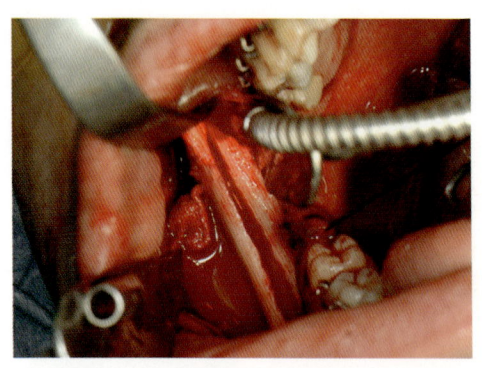

図2-26　顔面動脈損傷時にボスミン入りガーゼを詰めるも止血できない

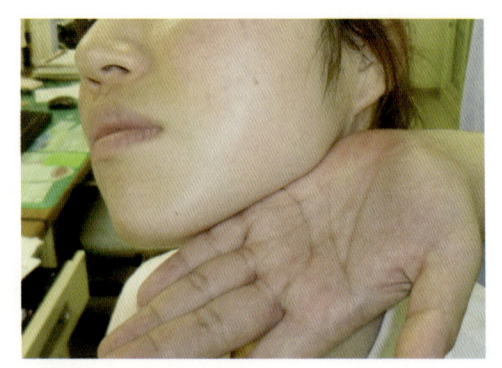

図2-27　顔面動脈損傷時の止血補助法（かなりの強さで圧迫する）．オトガイ下動脈にも有効であると考える．圧迫止血を行っている間に救急車を要請する

5）眼窩下動脈〜後上歯槽動脈および翼突筋静脈叢

　上記血管の損傷は，通常の埋入であるとなかなか起こすものではない．
　埋入であると，上顎結節部への傾斜埋入かザイゴマインプラントなどの長径のフィクスチャーであると，翼突筋静脈叢の損傷を起こしえる．同部位は筆者も経験しているが，湧いてくるような出血であり，出血点の同定が非常に困難なため，止血難である．まずは，ガー

ゼを詰めて圧迫を5分以上行う．次に，ガーゼをゆっくりとって電気メスなどにて止血をある程度行い，止血剤を填塞する（図2-32～34）．翼突筋静脈叢は甘くみない方がよい．筆者はある程度の出血には慣れているが，同部位の出血は非常に怖い．細心の注意を払って術野操作を行う．

Mardingerら[10]は208の上顎洞をCTにて上顎洞前壁骨内に歯槽管が確認できたのは55％と報告している．また歯槽頂からの距離は平均で16.9mmであり，もし術中に図2-15のような出血を経験したくない場合は，骨開窓の上縁を15mm以内に推奨すると述べている[10]．また血管の直径であるが，2～3mmが7％，1～2mmが22％，1mm未満が26％であった．

止血を必要とする出血については著者の経験であると1割未満であるので，管の太いものが問題になるのかもしれない．

歯槽頂からの距離も大事なことであるが，術前にCT画像にて管の位置をしっかり確認しておく必要がある．筆者はあまりに大きな動脈と予想した時は，挙上量が多くてもオステオトームテクニックを選択することを考慮にいれる．止血法についてはIV章にて記述する．

症例
患者：60歳，男性
状況：サイナスリフト時の出血（図2-28～31）

図2-28はラテラルウィンドウの形成時の出血である．上顎骨頬側には後上歯槽動脈があり，図2-29のCTのように画像上で確認できることもある．

本症例はあらかじめ術前に図2-30のCT画像にて骨開窓部に出血を予測をしており，電気メスなどを用意していた．しかし開窓途中で前壁の洞粘膜を剥離する前に出血した．そのため，まず数十秒間生理食塩水を浸した小ガーゼにて軽く圧迫した．そこで，少し出血が弱まったところで，サイナスリフト剥離子にて洞粘膜を骨から剥離した．骨がフリーになったところで，止血鉗子にて出血点の骨を前後的に把持した．骨を挫滅させることによって止血が完了した．骨幅があれば止血ノミなどを使用する場合もある．

図2-31のように，CTで確認できずに開窓中に発見できることもある．図のように洞粘膜前縁にある場合の出血は，圧迫かバイポーラ（2極）の電気メスでないと粘膜穿孔を起こす可能性が高い．

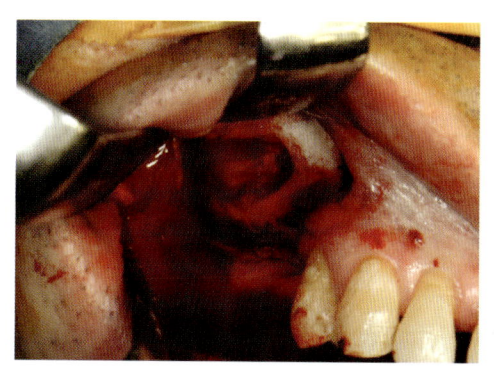

図2-28　ラテラルウィンドウ形成時の出血 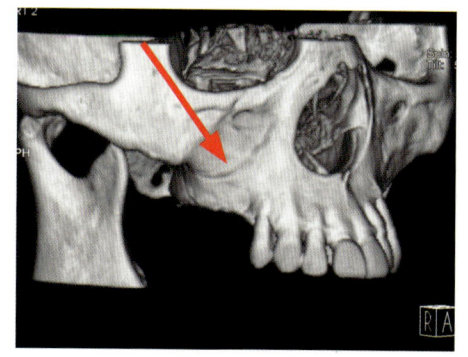　　図2-29　3D画像でも確認できる

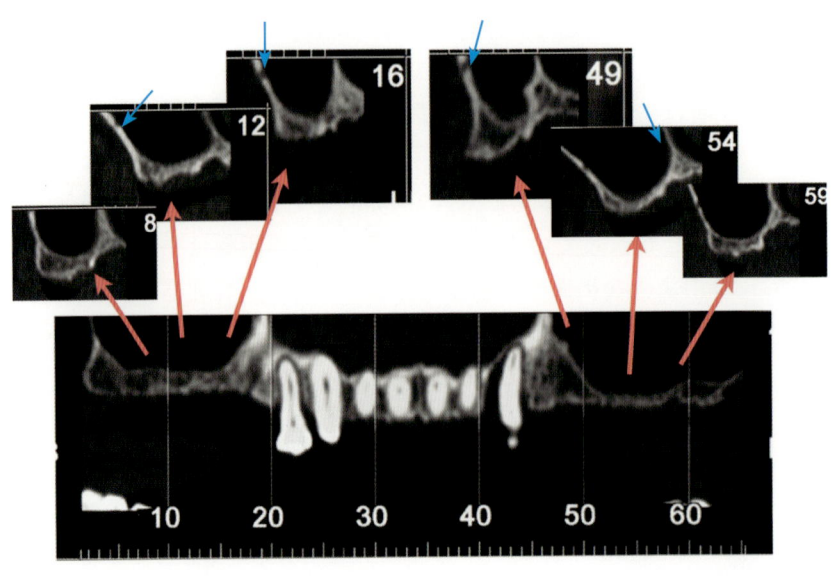

図 2-30　症例の CT 画像．後上歯槽動脈管が MPR 画像にて十分に確認できる．直径は 1mm 以下である

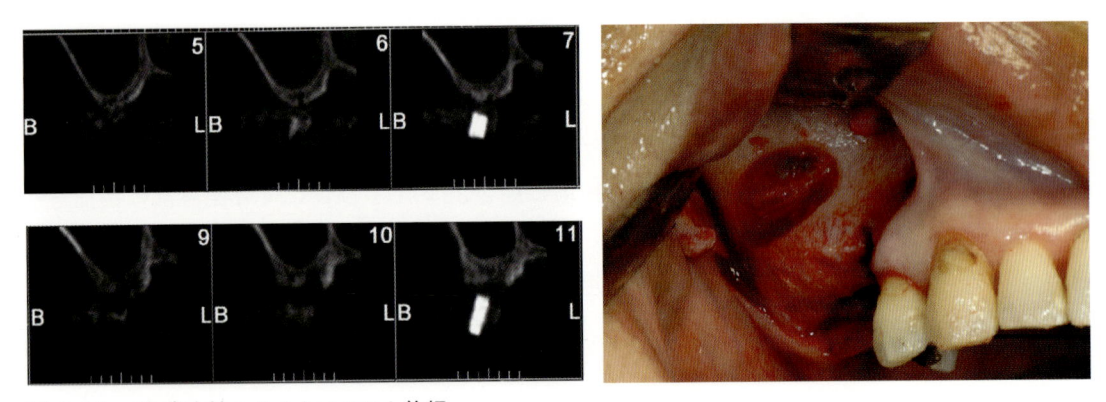

図 2-31　65 歳女性：サイナスリフト依頼
上記症例のように骨の内側（上顎洞粘膜外側に位置する場合は術前 CT で後上歯槽管を確認できないことがある）

> **症例**
> 患者：18 歳，女性
> 状況：骨折手術後の出血時（図 2-32 〜 34）

　図 2-32 は外傷による右上顎頬骨骨折症例で，整復術後に病棟で大出血を起こした．術中は問題なく閉創できているが，結局再挿管を行い，上顎骨側方から遠心部の剥離を行って出血点を確認した．原因は，後上歯槽動脈が歯槽孔から骨内に入る部位（上顎骨後方）から遠心部の脂肪体の中の血管であった．おそらく顎動脈の枝で眼窩下動脈と後上歯槽動脈に分岐した後の動脈と考えられた．あっという間に病棟で 200 〜 300ml の出血を認め，気道閉塞を起こしかけており，術野の出血確認がいかに重要なことであるかがわかる．

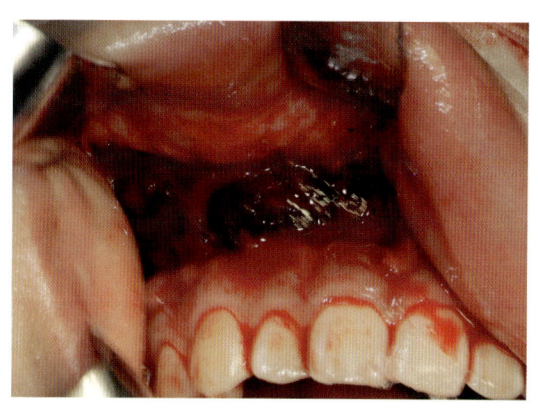

図2-32　出血後に縫合糸を除去した所見

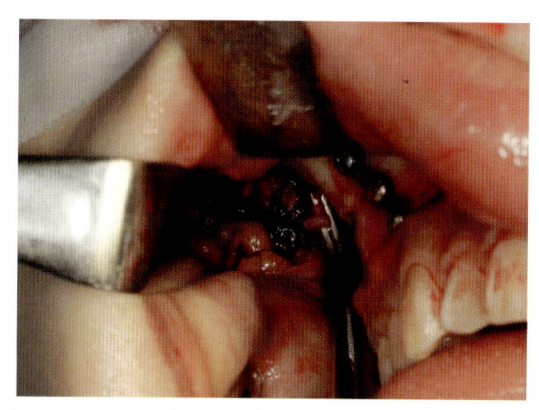

図2-33　出血点を止血鉗子でクランプする

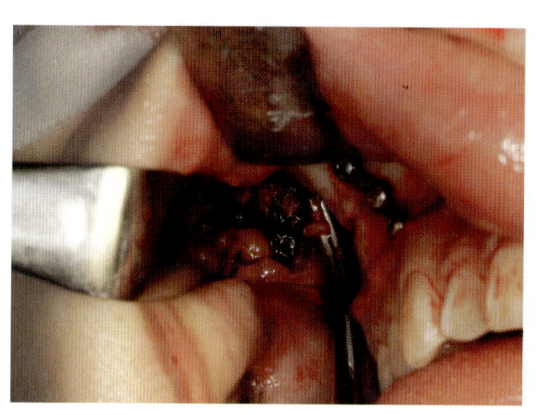

図2-34　電気メスで止血後止血剤を填塞する

3 骨の熱傷（過熱：Overheating および骨の熱傷：Burn injury）

　オッセオインテグレーション獲得に影響を及ぼす組織ダメージの1つに，過熱があるといわれている[1]．

　過熱を起こした場合は，通常より術後の疼痛が長引く場合なども多くみられるが，筆者の経験では症状を訴えないケースもある．術後数週間経過してからX線にて確認を行うと，フィクスチャー先端部に天然歯の歯根肉芽腫あるいは囊胞のような像を呈していることがある．

　写真と図のようにフィクスチャー先端を中心にフィクスチャーの幅よりも広い類円形の骨吸収像を認める（図3-1）．

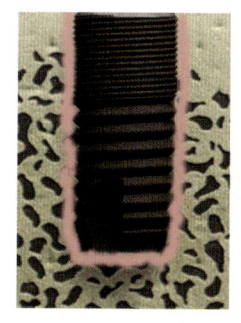

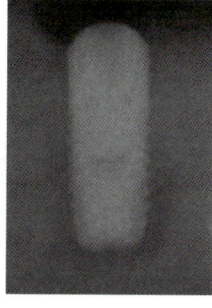

図3-1　骨の過熱から熱傷へ
写真と図のようにフィクスチャー先端を中心にフィクスチャーの幅よりも広い類円形の骨吸収像を認める

フィクスチャーと同じ幅の透過像はドリルによる過形成が考えられるが，先端部周囲にも骨吸収を伴い，また幅を伴う場合は，過熱ないしは先端部の骨組織の損傷壊死を考えるべきであろう．フィクスチャー初期感染との違いは，フィクスチャー上方（歯槽骨頂側）の骨吸収像を認めないことである．

1 過熱の原因

過熱の原因としては，
1. 十分な量の注水をドリリング時に行っていない
2. 硬い骨質時の無理な切削
3. ドリルの劣化による切削能力の低下で生じた骨損傷
4. フィクスチャー埋入時に十分な間歇ドリリング（intermittent drilling）を行っていない
5. 切削回転数が大きい

などが考えられる．

埋入部位の原因歯が長期間にわたって炎症を起こしていた場合やヘビースモーカーなどは皮質骨の範囲が広く，十分な骨血流がないこともある．特に下顎の前歯部から小臼歯部位では骨が硬いことが多く，ドリリング時には十分な注意をするべきである．

> **症例**
> 患者：48歳，女性
> 主訴：インプラント埋入後に下顎の違和感がある（図3-2）

初診時口腔内所見（図3-2）であるが歯肉の発赤はないものの，びまん性に少し腫れていた．細菌感染という感じではなく，また膿瘍形成様の波動の触知もない．パノラマX線写真でインプラント先端部（特に遠心部埋入のフィクスチャー）に歯根嚢胞様の像が確認できた．このようなX線像はドリル先端部の骨が過熱によって骨組織の損傷を受け，吸収をしている特徴的な像と考えられる．筆者も2例経験しているが，1例はヘビースモーカー患者の下顎犬歯部症例，もう1例は注水チューブが損傷して，交換品がなくそのまま手術継続を行い，十分な注水ができなかった症例である．どちらも術後2～3カ月以内に脱落してしまった．

骨質に合わせたファイナルドリルの選択が重要であり，適正なニュートン（N）での埋

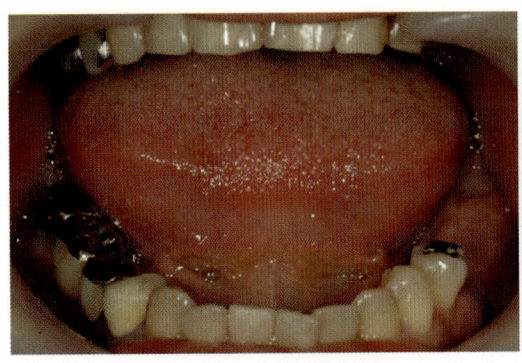

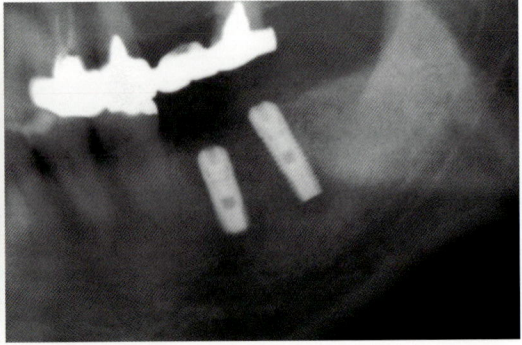

図3-2　埋入後の違和感（48歳，女性）

入が特に表面粗造なインプラントでは重要であると筆者は考えている．抜歯即時荷重のプロトコール上，ファイナルドリルとフィクスチャー径との差を多くとって行うと過熱も発生しやすい．特に即時荷重を考えているならば，骨質の十分な術前診断が必要であろう．

Eriksson RA ら[2]は47℃で骨の熱に対する感受性が高まり，53℃，1分で大きな障害（骨細胞の限界温度）を受けると報告している．また60℃以上で恒久的な血流再開の停止が起こると述べている．また Yoshida K ら[3]は熱ストレスの後に温度依存的に骨形成の遅延が起こると述べているが，48℃の熱ストレスでも骨形成に問題はなかったと報告している．ドリリング時は十分な注水を行い，埋入時は急がずに間歇的なドリリングを行うことが重要である．内部注水でももちろん効果があると思うが，十分に注意をすれば外部注水でも問題はないと思われる．また，タップがあるメーカーであれば，状況によっては面倒ではあるが，タップ形成を行った方がよいと考えられる．

> **症例**
> 患者：43歳，女性：喫煙歴なし
> 主訴：5̄インプラント後の疼痛が消えないので診断依頼

もともと5̄部は歯根破折にて根尖性周囲炎が長引いていた．抜歯後に入れた義歯がなじまず，インプラント希望にて埋入を行う（図3-3）．抜歯からインプラント埋入まで1年間の期間があった．術中所見としてかなりの硬い骨であるが，骨髄からの出血はあったとのことである．術後1週間目から疼痛と歯肉の腫れを認めた（図3-4,5）．

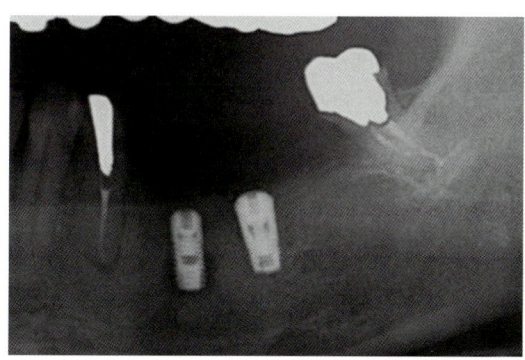

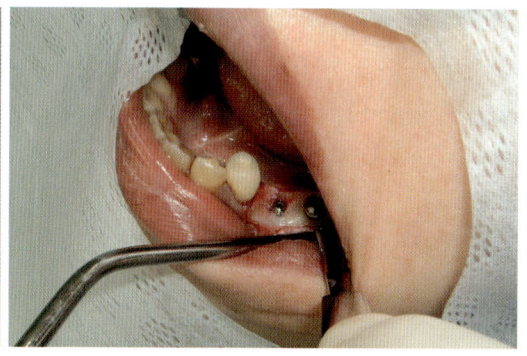

図3-3 埋入直後のパノラマX線写真と口腔内写真（君島裕先生のご好意による）

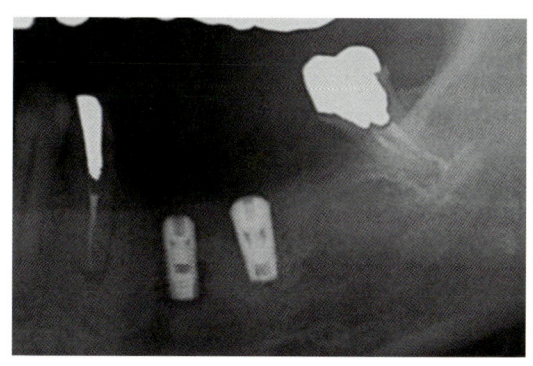

図3-4 埋入後52日目のパノラマX線写真．この頃になると疼痛は消失した

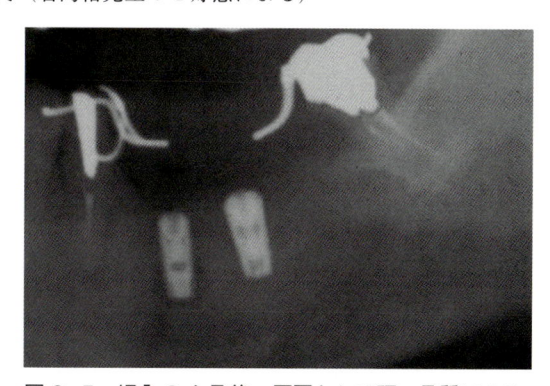

図3-5 埋入3カ月後．原因として硬い骨質によるために起きた深部の過熱による骨壊死と思われる．埋入時に選択するファイナルドリルをもう1ステップあげてよいかもしれない．根尖の透過像は長期にわたって残る症例もある

> **症例**
> 患者：60歳，男性
> 主訴：埋入後の疼痛の持続

　この症例は，フィクスチャー周囲にも一部骨透過像ができた症例である（図3-6）．重度喫煙者にて左右犬歯部埋入によるオーバーデンチャーを予定した．ドリリング時にかなり骨が硬く，骨からはほとんど出血をしていない．通常の骨質でのドリリングステップを行った．エンジンでの埋入ができずに，50N以上の強いトルクで埋入した．術後2～3週間は調子がよかったが，疼痛が出現してきて，結局3カ月後にはオッセオインテグレーションをしないままに，脱落している．この症例は過熱による骨壊死部が修復せずに感染源となり，脱落したと考えている．その後3カ月待機期間をおいてからの再埋入とした．十分な準備を行っての埋入のため，その後はオッセオインテグレーションをしてオーバーデンチャーが装着できている．

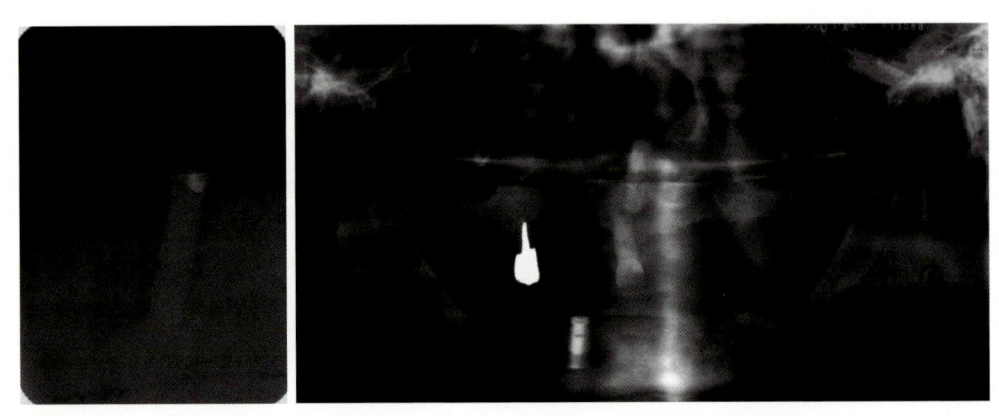

図3-6　左：埋入経過時　右：脱落後のパノラマX線写真（江口康久万先生のご好意による）

> **症例**
> 患者：69歳，女性
> 状況：術後フィクスチャー尖端の透過像

透過像の改善していく場合（図3-7）．
　症状があまりない場合は，改善していくことが多い．

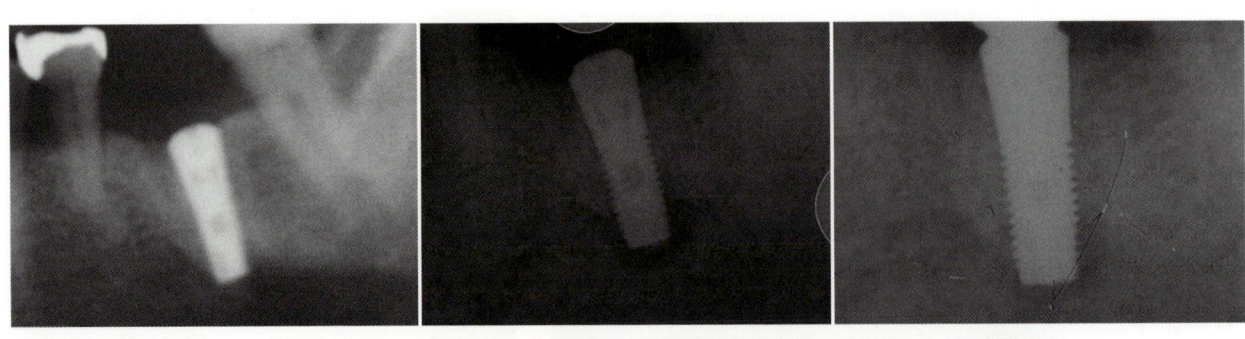

図3-7a　埋入直後　　図3-7b　6週間後．尖端周囲骨吸収像　図3-7c　17週間後
（金原純一郎先生のご好意による）

2 熱傷を起こしてしまった時の対処法

　骨を過熱してしまったとしても，骨がその侵襲に許容性があれば，速やかに治癒していくと思われる．

　問題は骨が治癒する限界温度を超えた場合であるが，これには前述した研究に加えて，血流や年齢などの因子も関わってくると思う．

　もしかして過熱をしてしまったかな？　と思われる場合は，疼痛を起こすことも考えられる．筆者はそれほどの経験をしていないが，たとえば皮膚のやけどであっても皆一様に痛いはずである．しかし，その痛みが創の痛みなのか，骨からくる痛みなのかは患者には判断しづらく，また我々サイドのインタビューも非常に難しい．つまり，疼痛の原因が過熱かは，術直後にはわからないことが多いということである．術者の手術感覚が診断にかなりの影響を及ぼす．肉や野菜を炒めるのと同じで，焼きすぎたものは元に戻らないし，焼き加減は調理人が一番わかっているはずである．

　明らかに過熱してしまったなと術者が思った場合は，下顎骨頬側からクーリングを数時間してもらうのもよいだろう．ただし，骨内にまでクーリングが届いているかは不明である．術後2～3カ月が経ってから熱傷を起こしていたと判明することもある．

・筆者が行っている方法は，X線による定期的な経過観察と患者への説明のみである．抗菌剤などは特に追加はしない．NSAIDsは疼痛があれば処方する．

・除去手術を考える事例
　a. 壊死部の増大を認める場合
　b. 感染を伴う場合

　上記以外の場合，筆者は時間的に3カ月程度は様子をみるようにしている．壊死組織部のリモデリングも考え，2次手術あるいは補綴に入る時期を1～2カ月は遅らせている．最良の方法は，全く血が出てこない術野で，過熱をしてしまった場合は手術を撤退することである．埋入トルク値が高くなって過熱をしてしまった場合は，フィクスチャーを一時撤去して，再度ワンサイズ大きいファイナルドリルで形成を行うことである．

4 上顎洞，鼻腔，下顎骨舌側などへの穿孔および迷入

フィクスチャー埋入手術において，穿孔や迷入は十分に注意を行わなくてはならない．自分の手術フィールドから1枚奥の組織を損傷するため，解剖を熟知していないと安全な対処ができないからである．

```
穿 孔
   下  顎：舌側皮質骨
   上  顎：第一小臼歯部より後方の上顎洞
          前歯部鼻腔底
迷 入
   下  顎：骨粗鬆な大臼歯部海綿骨内
   上  顎：上顎洞および鼻腔
```

図A 穿孔，迷入が起こりやすい部位

1 穿 孔

1）起こりやすい穿孔部位

穿孔とは今回，顎骨と他の組織（上顎洞や軟組織）との異常な交通として分類した．フィクスチャー埋入手術はドリルを使用するために，十分に起こりえる併発症である．特に既存骨埋入による傾斜埋入を行っている先生は，注意を要する併発症でもある．

穿孔部位として下顎は舌側の皮質骨が多い．これは出血や舌神経，舌下腺などがあり十分に注意すべきであるが，予定よりドリリング角度を傾斜させてしまうあまり，穿孔してしまう可能性が十分にありえる．また，自分の予想以上に顎下腺窩，舌下腺窩が大きい場合もある．

上顎ではもちろん，上顎小臼歯部後方の上顎洞穿孔がもっとも多いであろう．また，鼻腔底の穿孔も起こりえるので出血に注意を要する．傾斜埋入による口蓋側あるいは翼口蓋窩なども考えなければならない．

2）原 因

1. 解剖学的問題：舌下腺窩や顎下腺窩，上顎洞底の位置，上顎顎堤吸収による鼻腔底までの距離がなくなった場合，下顎前歯部オトガイ孔間の骨萎縮症例
2. 手術操作：ドリリング深度の誤り，方向の誤り，暴力的操作，術前診断の甘さ
3. その他：鼻口蓋管囊胞の確認不十分などX線的読影上の誤りもある

3）穿孔時の対処法と術後注意点

1. 穿孔した先に削除骨片などがないかを確認し，形成窩から生理食塩水で優しく洗浄する
2. 下顎舌側の場合は下顎骨体部内側に指をあてて骨膜下の腫れを確認し，また歯

肉粘膜の穿孔がないかを視認する
3. 上顎洞穿孔の確認（p.72 Point参照）
4. 鼻腔底穿孔時はデプスゲージにて筆者は確認している．粘膜が触知するか出血があるかを確認している．ドリル操作で鼻腔底粘膜を破ることは，よほど無理な力をかけないと起こらないと考えるが，粘膜まで穿孔損傷をすると出血が多くなるため注意を要する．出血時は止血剤を挿入して圧迫し，鼻出血を起こした場合はガーゼなどを鼻腔に填塞する

どの場合でも，穿孔時に形成窩から出血がないかを確認することが肝要である．

4）症 例

a. 口腔底症例

症例
患者：61歳，女性
状況：舌側穿孔後の口腔底血腫（図4-1）

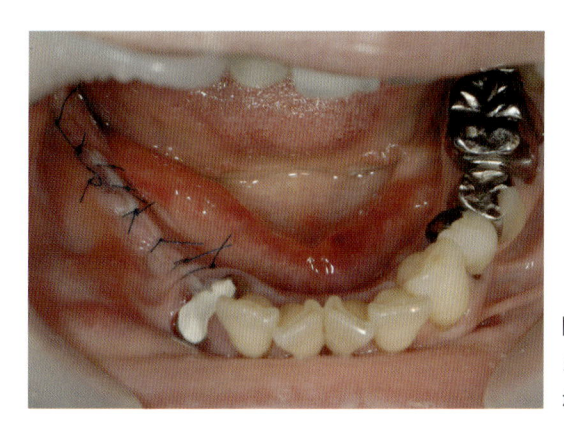

図4-1 術中ではわずかな穿孔であったかと考えられた．術後経過をよくみて，口腔底がもち上がってこないかをよく観察する必要がある

b. 鼻腔底症例

症例
患者：30歳代，女性
状況：前歯部埋入時の穿孔（図4-2）

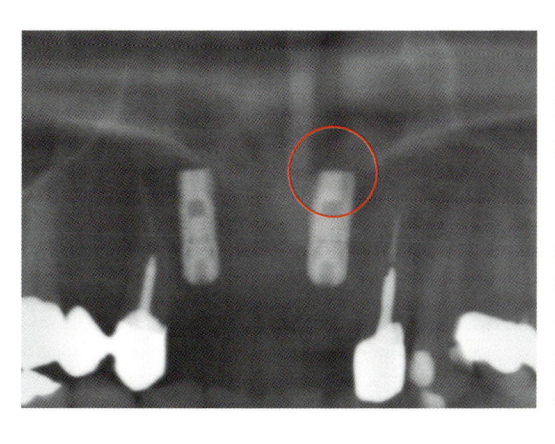

図4-2 症例は，前歯部埋入時にドリルにて鼻腔底穿孔をしてしまったケースである．術前CTを撮像し，11mmのフィクスチャーは問題ないと考えていたが，約0.5mmフィクスチャーが鼻腔底へ突出している．パノラマX線撮影後に再開創を行い，フィクスチャーの逆回しによって少し戻している．若い患者は鼻腔までの距離が十分にあるという先入観がいけなかった．この症例は特に鼻出血，疼痛なども起こしていないが，術後に十分な経過観察を行った

c．鼻口蓋管（切歯管）症例

症例
患者：45歳，男性
状況：埋入が起因と考えられた鼻口蓋管嚢胞（図4-3, 4）

症例は抜歯即時埋入時にドリリングにて切歯管を刺激し，その後に嚢胞化したと考えられた症例である[1]．病理結果も多列線毛上皮を認め，切歯管嚢胞の診断であった．類似している報告がブラジルからも出ている[2]．どちらも抜歯即時埋入であり，術後3年程度での所見とのことである．抜歯即時埋入は初期固定を得るために，通常よりも深めに埋入することもある．ドリリングによる鼻口蓋管嚢胞残存上皮への何らかの刺激で発生するのかもしれない．

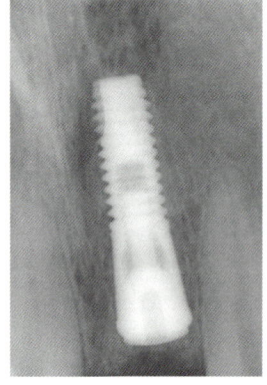

図4-3　抜歯即時埋入時

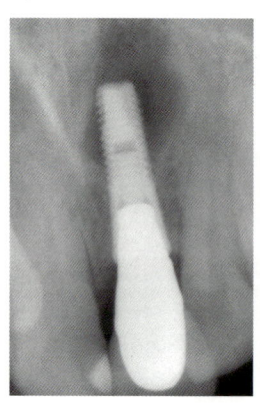

図4-4a　2年6カ月後

図4-4b　CT所見
（竹下賢仁先生のご好意による）

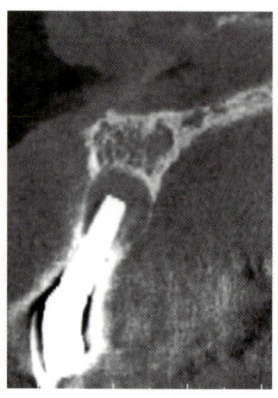

図4-4c　術中所見

図4-5のように術前シミュレーションなどによって嚢胞への穿孔が疑われる場合は，次の処置を行う．

1. インプラント手術前に鼻口蓋管嚢胞を摘出しておく
   この場合，摘出を依頼する口腔外科医に将来インプラント手術を予定している旨を伝えておく．通常，鼻口蓋管嚢胞は口蓋側の骨切除による摘出であるため，あまり歯槽頂側の骨は損傷しない．ただ，嚢胞が大きくなっている場合は，後日骨造成手術が必要になると考えられる．
2. 摘出と同時に埋入する（p.65　Point参照）

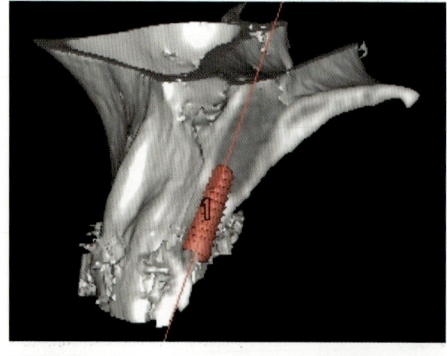

図4-5　シミュレーションで鼻口蓋管に接している　（竹下賢仁先生のご好意による）

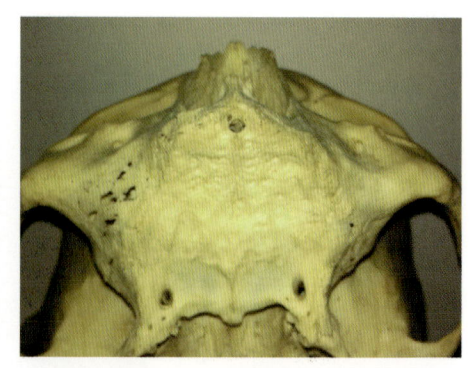

図4-6　萎縮した上顎顎堤は鼻口蓋管に接する　（昭和大学口腔解剖学講座所蔵）

Point

鼻口蓋管嚢胞症例の前歯部埋入

症例は術前に鼻口蓋管嚢胞の確認ができた症例である．この場合は，前述のように摘出を先に行うことを説明するが，本症例は同時の手術を希望された．

筆者の考えている鼻口蓋管嚢胞症例埋入の適応
1. 残存骨で十分な初期固定が得られること
2. 術前CT所見などで，嚢胞壁周囲に骨破壊像を認めないこと（これは悪性を視野に入れる必要があるかどうかである）
3. 摘出した検体は可能な限り病理検査を行う（検査業者にあらかじめ注文をしておくと10％ホルマリン液の入った病理検体瓶を事前に届けてくれ病理組織検査が可能である）
4. 術後に十分な経過観察が行えること

症例
患者：60歳，男性
主訴：前歯部のインプラント相談（図a～j）

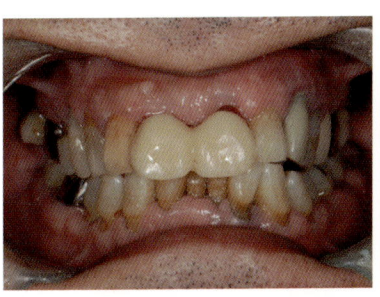

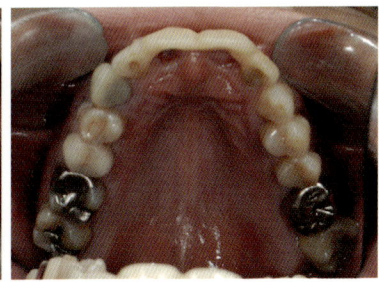

図a　初診時口腔内写真（嚢胞の所見は認められない）

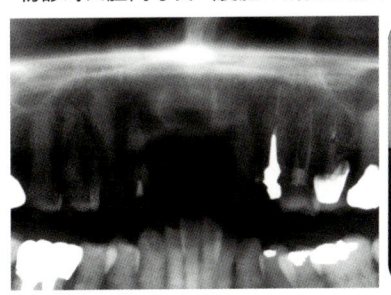

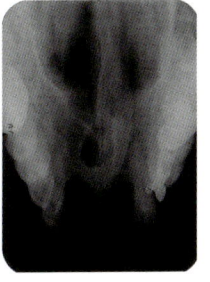

図b　術前パノラマX線写真では欠損部に嚢胞様所見が疑われる．術前オクルーザル写真では明かな嚢胞所見を認める

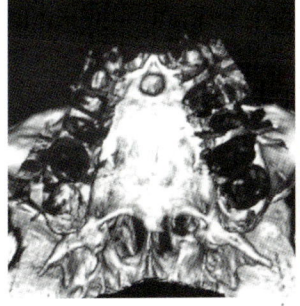

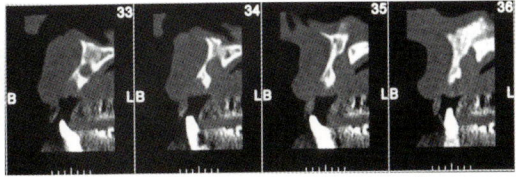

図c　術前3DおよびデンタルCT所見．CTでは嚢胞の広がりそして範囲を同定する

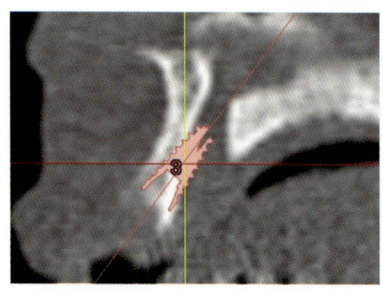

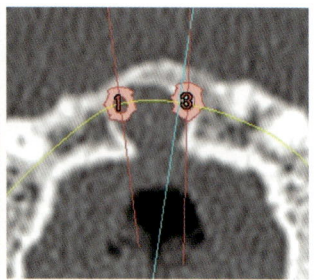

図d　SimPlant Pro による術前シミュレーション
　　実際にシミュレーションを行うことで，残存骨幅なども確認する

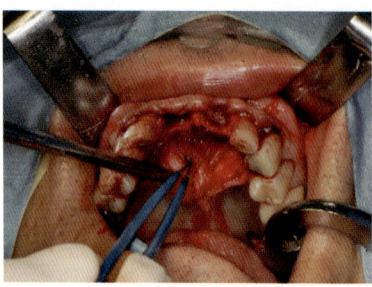

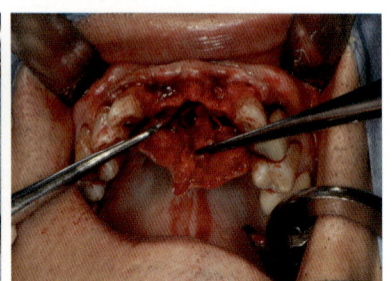

図e　手術時所見（口蓋剥離時）　　図f　囊胞摘出
　　口蓋歯肉の剥離には出血について十分考えながら行う．囊胞の摘出は残さないように丁寧に摘出する

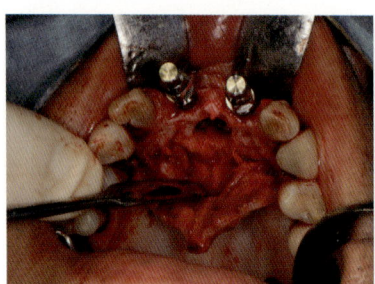

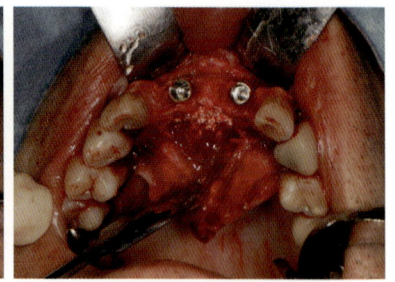

図g　埋入後に露出フィクスチャーの確認を行う　　図h　人工骨補塡（β-TCP）
　　ドリリングは残存骨が少ないため，丁寧に行う．フィクスチャートップのところはできれば骨を4壁残せるように埋入する．骨補塡は削除骨か人工骨で行う

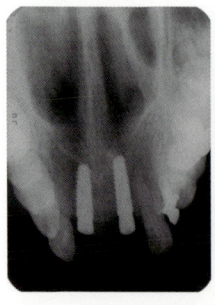

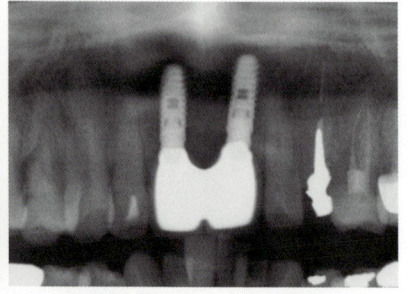

図i　2次手術時のオクルーザル写真　　図j　補綴完成時（術後9カ月）
　　術後経過観察では囊胞の形成がないかを注意深く確認する

2 迷 入

1）起こりやすい迷入部位
迷入が起こりやすいのは，
　　下顎骨：下顎骨内（骨髄内），舌側（顎下腺窩，舌下腺窩）
　　上顎骨：上顎洞

であると考えられる．どちらもストレートタイプのインプラントに起こりやすく，歯根タイプやネック部のあるインプラントでは起こりにくい．報告は多数あり[3〜6]，当院では鼻腔に迷入している症例も経験しているが（図4-16），海外の報告ではザイゴマインプラントによる脳内迷入の報告もある[7]．

2）原　因
　1. 解剖学的問題：骨粗造，舌下腺窩や顎下腺窩，上顎洞底，鼻腔底までの距離
　2. 手術操作：ファイナルドリルの選択ミス，方向の誤り，暴力的操作（過重）
　3. X線読影ミス：鼻腔，上顎洞までの距離など

3）迷入時の対処法と術後注意点
　1. X線写真にて位置を正確に把握する．場合によってはCT撮影を行う
　2. アプローチ法を考える．また，解剖学的な出血点の存在について考える
　3. 手　技
①下顎骨骨髄内：形成窩から摘出できない場合は頬側皮質骨の骨削除を行い，海綿骨を明示させる．フィクスチャーを確認後に下顎管を損傷しないように摘出する
②下顎骨舌側：舌側の骨膜を丁寧に剥離する．この場合は舌神経の走行などにも注意する．骨膜の損傷がなければ，剥離後速やかに摘出できる．骨膜を損傷して口腔底結合組織内に迷入している場合は，速やかに二次医療機関に搬送するべきである
③上顎洞：基本的に側方アプローチで行う．生理食塩水で優しく洗浄し，吸引管で吸引してみる．位置が把握できない場合は二次医療機関に依頼する
④鼻腔：二次医療機関に依頼する

4）迷入を起こさないために

迷入を起こさないために注意することを図4-7に示す．

> **上顎洞の場合**
> - 上顎洞底までの距離を考えた埋入設計
> - Tapered type，歯根タイプ（Root form）や，ネック部の広いフィクスチャーの使用
> - ドリリング時に穿孔しているかチェックをしてみる（鼻をつまんで鼻から息を出してもらう．抜けるかどうか）
>
> **下顎骨の場合**
> - 皮質骨の厚さや海綿骨の密度をあらかじめパノラマX線写真やCTにて診査する
> - 不安な時はTapered typeやネック部の広いフィクスチャーを使用
> - ファイナルドリルの症例に適した選択
> - ドリリング時にぶれないように注意する

図4-7　迷入を起こさないために

5）症　例

a. 下顎骨内症例

症例
患者：59歳，女性
状況：フィクスチャー埋入中に骨髄内に落ちてしまう

　図4-8は術中に下顎骨内に落ちた（迷入した）フィクスチャーである．埋入後にカバースクリュー装着時に深く入り込んでしまった．再度ドライバーでカバースクリューの接合部に押しつけて十分な摩擦接合を得た後に引き上げた．その後，カバースクリューを1サイズ大きくして再度迷入しないようにした．

　筆者は下顎では過去2人ほど経験している．どちらも50歳代以降の女性である．分析ソフトなどでは非常にHU（ハンスフィールド）値が低いこと（骨が粗の状態）が多い．上顎でも骨質が軟らかい時に骨髄内に深く入り込んでしまうことがあるが，上顎は上顎洞あるいは鼻腔底に入り込まない限りは，それほど深く迷入することはない．しかし，下顎は入り込んでしまうと視界から消えるため，焦ってしまう．

　予防策として，術前に海綿骨部の骨が粗造であると予想される場合，あるいはHU値が低い場合は，皮質骨での初期固定を得るようにする．手術中に皮質骨が硬いためにファイ

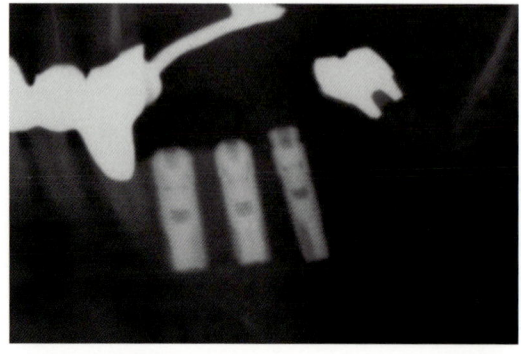

図4-8　下顎骨内に落ちたフィクスチャー．術後X線写真である

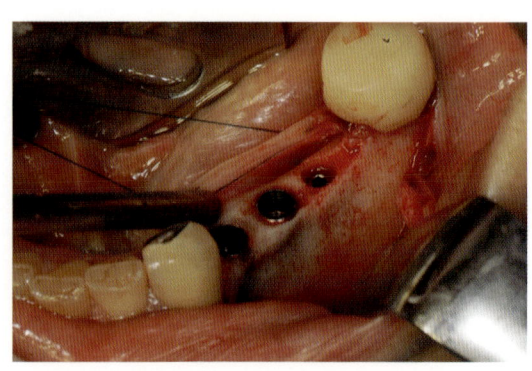

図4-9a　術中写真．カバースクリューを装着すると迷入してしまった

上顎洞，鼻腔，下顎骨舌側などへの穿孔および迷入 | 69

ナルドリルを比較的大きめのサイズにするが，海綿骨がかなり粗なため，皮質骨で初期固定が得られないと下顎骨髄内に落ち込んでしまう．場合によっては下歯槽神経に接触するため，術後に一時的な神経障害が出現する．接触のみであれば知覚はほぼ完全に回復する．

対処方法だが，スクリュードライバーでカバースクリューをゆっくりフィクスチャーに装着しそのまま引き上げる．深く落ち込んでしまった時は頬側の骨を一部開窓しなくてはならない（図4-9a～d）．

このケースであるが，術前CT画像では海綿骨はかなり粗な感じが見受けられる（図4-10）．反省点として，皮質骨が非常に薄く，ファイナルドリルは比較的細めがよいと考えられた．

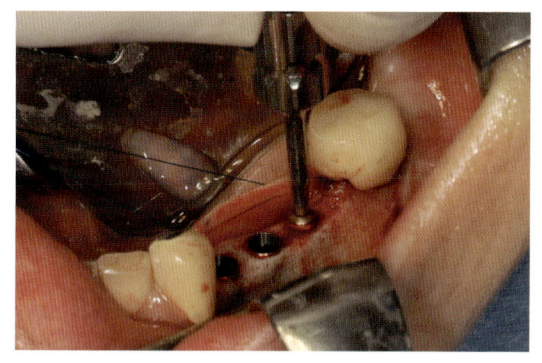

図4-9b　スクリュードライバーをカバースクリューの接合部に押しつけて十分な摩擦抵抗を得た後に，フィクスチャーごと引き上げる

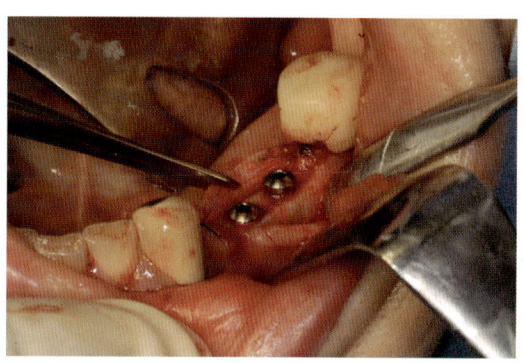

図4-9c　1サイズ大きいカバースクリューを装着することによって再迷入を防ぐ

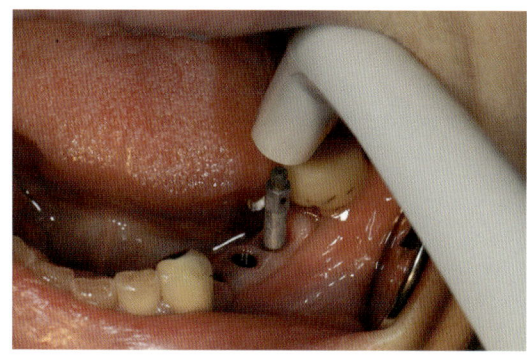

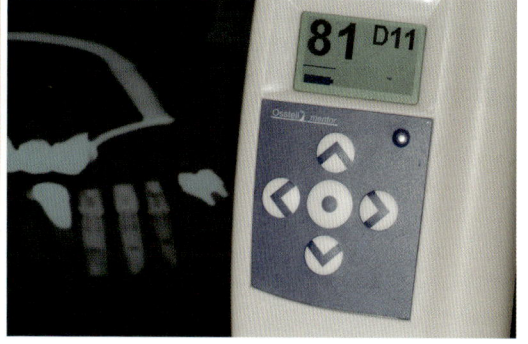

図4-9d　二次手術時，アバットメント装着時にはISQ（implant stability quotient）にて確認することが望ましい

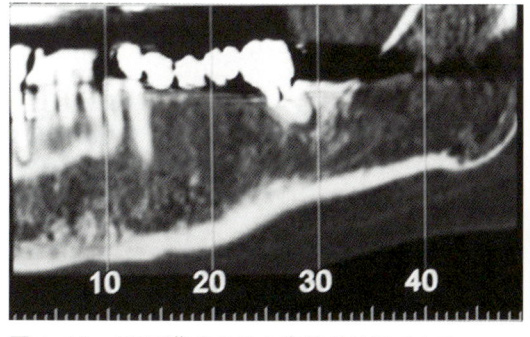

図4-10　CT画像をみると海綿骨は粗である

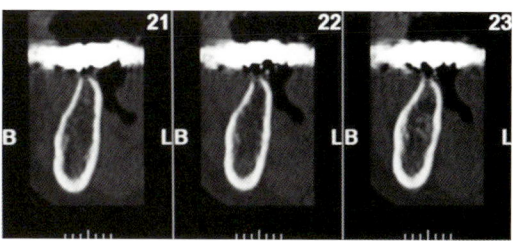

b. 上顎洞症例

上顎洞への迷入にも気をつけなくてはならない．上顎骨は軟らかく，洞底骨をドリリングしていると埋入時に迷入されてしまう危険性が高い．特にサイナスリフト，ソケットリフトが普及してきた近年，増えてきている併発症である．

残存歯根のように小さなものであると，上顎洞粘膜を破らずに粘膜下に残っている場合もあるが，フィクスチャーのように大きな場合は，ほとんどが上顎洞粘膜を破って迷入している．インプラント手術はドリリングやオステオトーム操作によって，粘膜も穿孔させている可能性が高い．そのため，ハッとした隙に視界から消えている！　ということになるわけである．

上顎洞迷入時の摘出アプローチであるが，
1. 迷入したドリリング窩より骨削除を行い，開大して除去する
2. 上顎洞頬側を開窓してアプローチをする

方法がある．1.は抜歯窩など歯槽頂において十分なアプローチをしやすい状況があればよいが，形成窩などは大きくても4〜5mmなので，その直径から摘出できるまでの穴を作製するのは大変な作業である．また，将来的にショートインプラントを行う場合もあるので，できるだけ歯槽骨にダメージを与えたくない．そこで筆者は，頬側からのアプローチを第一に選択している．

症例
患者：56歳，女性
状況：当院脳外科にて脳CT撮影時に上顎洞炎と上顎洞内インプラントが確認された（図4-11〜15）

症例は知人の歯科医師だと安心とのことで，片道1時間以上をかけて10年前にインプラント治療をしてもらったとのことであった．本人は，6̲はインプラント補綴と聞かされていた．当院でのX線には6̲がカンチレバーブリッジであるということが初めてわかったとのことである．

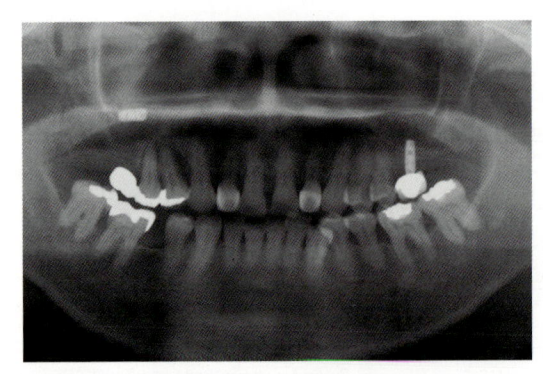

図4-11　上顎洞への迷入が認められる

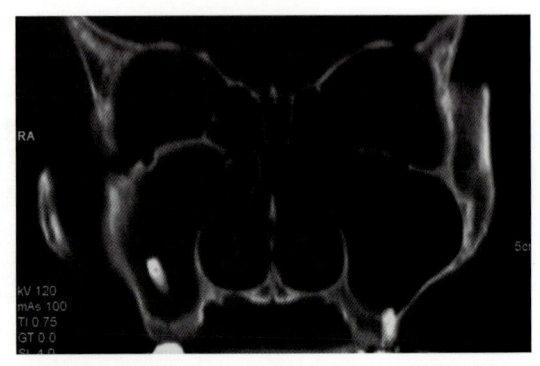

図4-12　冠状断CT．右側は完全な上顎洞炎を認める．左側のフィクスチャーも穿孔している

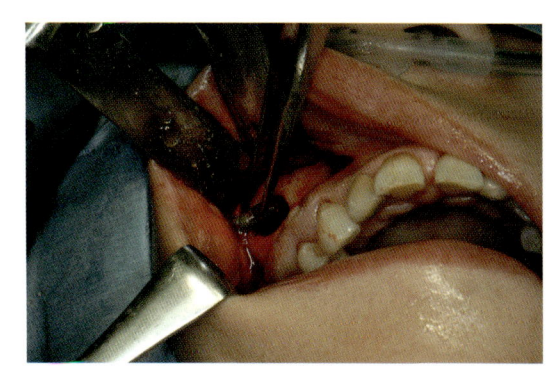

図4-13 摘出時の所見．上顎洞前壁を開窓しての除去

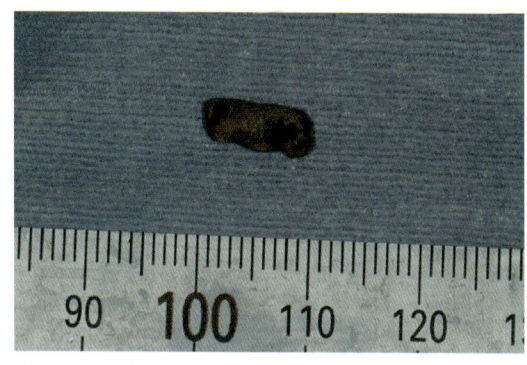

図4-14 摘出したフィクスチャー．10年間迷入していたため，汚染が激しい

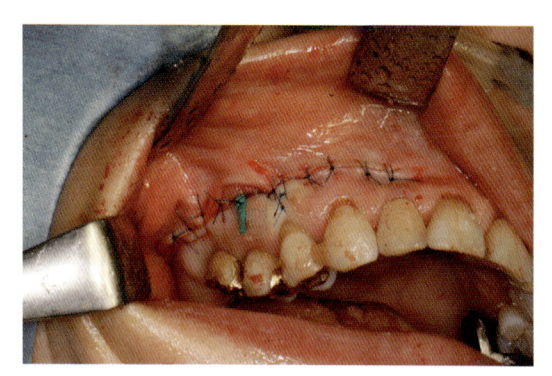

図4-15 このケースは摘出後にも上顎洞洗浄を行うため，ペンローズドレーンを留置した

c. 鼻腔迷入症例

症例
患者：64歳，女性
主訴：4年前に迷入したフィクスチャーの除去

図4-16は鼻腔底に迷入しているフィクスチャーである．耳鼻咽喉科専門医立ち会いのもと摘出を行った．手術時は出血に注意をする．

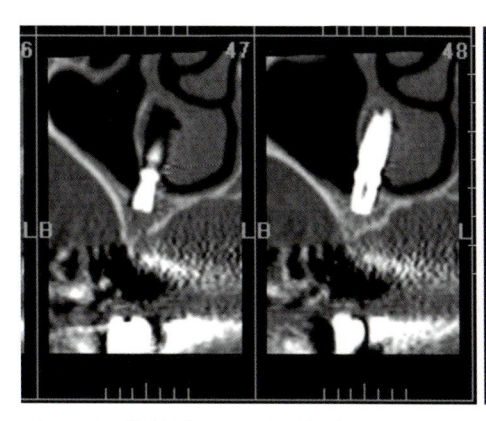

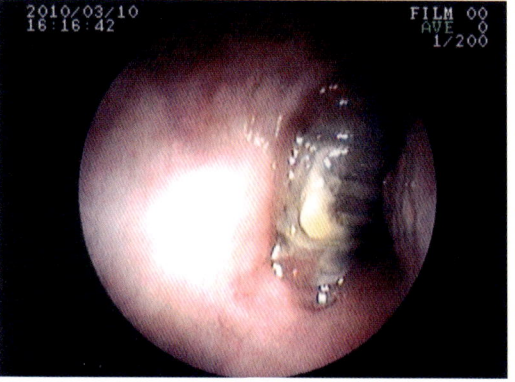

図4-16 術前デンタルCT所見
鼻腔内視鏡所見 （赤澤吉弘部長，山口央一先生のご好意による）

6）摘出時の麻酔法

　迷入時の摘出は症例を慎重に判断して麻酔法を決定するべきである．筆者はほとんどの症例において，静脈内鎮静法を併用した局所麻酔で摘出しているが，迷入後に経過の長い症例や，迷入したフィクスチャーが深く危険な位置に存在する場合などは全身麻酔を適応している．

　上顎洞迷入についても新鮮症例においては基本的には局所麻酔である．歯根の摘出の応用と考えているが，フィクスチャー自体は歯根よりも暗色なため，上顎洞内での視認が難しい．しかし大きさなどからは確認，明視しやすいという点が利点である．全身麻酔は確かに患者への苦痛は少ないが，入院の費用や期間の問題もある．しかし，安全性が優先される場合は，全身麻酔の適応が好ましいといえるだろう．

　上顎洞に重度の炎症がみられる場合，摘出後でも上顎洞炎が改善されないケースが多い．その場合は再度，耳鼻咽喉科医師に内視鏡による鼻腔内からの自然孔拡大と消炎手術をお願いする．

　フィクスチャー自体は重さがあり，歯根のように生理食塩水で洗い流して吸引管でつかむ方法が応用できない場合もある．

Point

上顎洞穿孔時の確認法

　鼻口腔通気法：鼻を指でつまんで塞ぎ，鼻をかむ時のように鼻腔に圧を加える（**図a**）．この操作で，上顎洞穿孔時は上顎洞より空気が漏れてくる．あまり強圧をかけることは新たな穿孔をつくってしまうかもしれないし，鼻腔細菌の汚染の可能性もあるため，お奨めしないが，空気が漏れることによって穿孔が確認できる（ただし，慢性副鼻腔炎にて自然孔が閉鎖している場合は，診断ができない）．

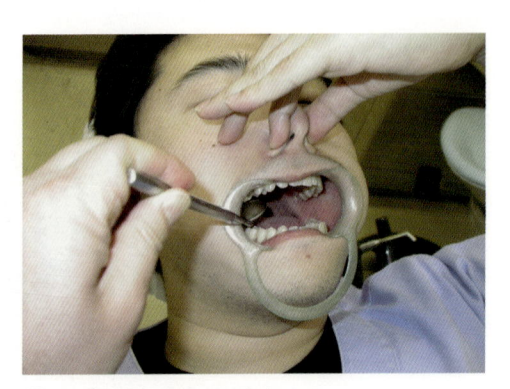

図a　鼻をしっかりつまむ

5 ドリルやハンドピースなどの器具およびフィクスチャーの損傷

1 インプラント手術中のドリル破折

インプラント手術中に，まれに細いドリルが折れてしまうことがある（図5-1）．

- まれではあるが，起こりえる併発症
- 長いドリルや細いドリルに多い
- 硬い骨質の時は要注意
- 下顎第二大臼歯の埋入時など対合歯とコントラヘッドがあたって予期せぬ方向に力がかかることがある
- ドリルは古くなったら交換する（またはsingle patient drillの使用）
- 除去については骨内や上顎洞に迷入しないように慎重に行う

図5-1　ドリルの破折

症例
患者：67歳，男性
状況：インプラント手術中にドリルが破折してしまった（図5-2～4）

インプラント手術中にドリルが破折してしまい救急来院となった（図5-2）．

この場合は，ドリルと骨がオッセオインテグレーションをしているわけではないので，比較的簡単に除去はできるが，除去時にドリルを骨髄内にさらに押し込まないように注意することが必要である．

〈注意点〉
1. 硬い骨の場合は注意を要する
2. ドリルは古くなったものは使用しない
3. 開口量の少ない患者の場合のドリリング時に，対合歯にコントラヘッドがあたることによって破折をまねいてしまうこともある．細いドリルを使用している時は注意が必要である．筆者はドリルが破折しやすいのは直径2mm前後以下と考えている

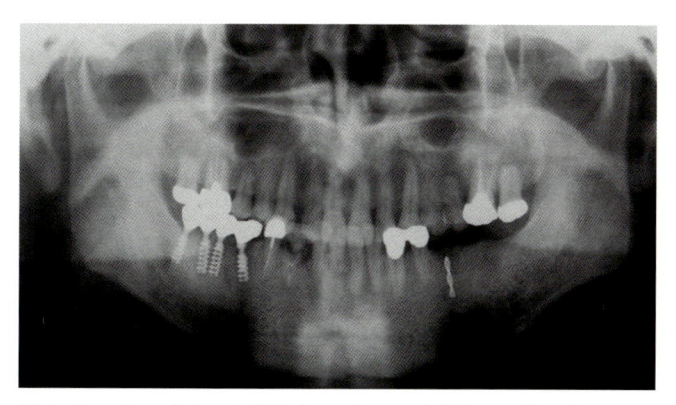

図5-2　インプラント手術中にドリルが破折．X線写真にて位置の確認を行う

図5-3,4は除去手技である．

除去手技としては，まず粘膜骨膜弁を開けて十分に骨を明示する．ドリルを下に押し込まないようにし，ドリルに触れないように周りをラウンドバーで一層削る．ピンセットなどが入るようなスペースを確保して除去する．

この症例の問題点は，フラップレス手術であり，実際に視認して骨を確認することがないため，骨の状況をドリリング前に把握しにくいという点である．

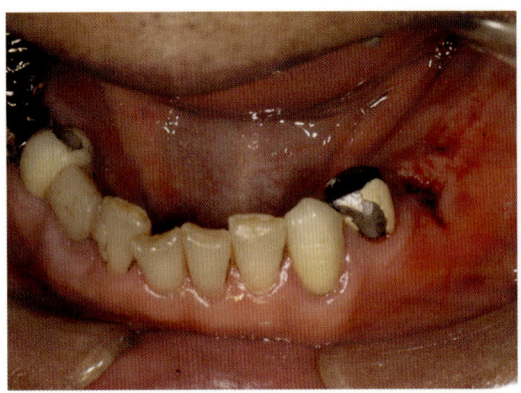

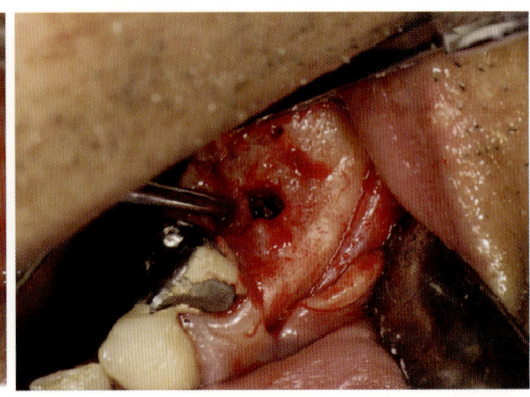

図5-3a　まず丁寧に粘膜骨膜弁を形成し，歯肉の剥離を行う

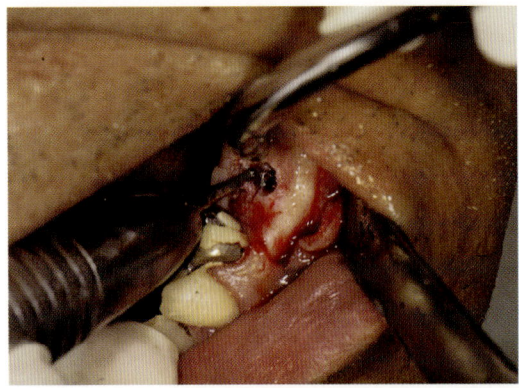

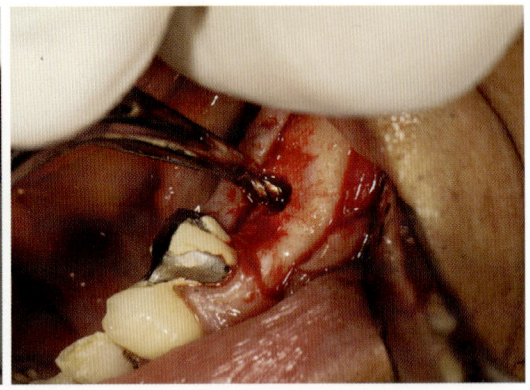

図5-3b　次に，ドリルが明視できてからすぐにピンセットで挟むのではなく，周囲の骨を一層ピンセットにて把持しやすいように削除する．残根鉗子にて摘出する．この時に骨髄の奥深くに押し込まないようにする

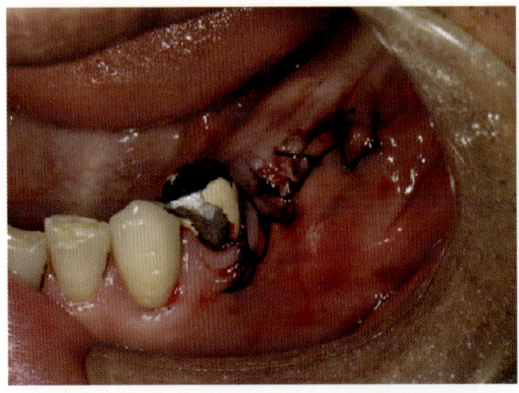

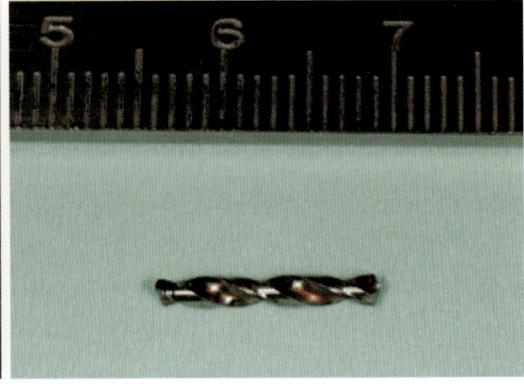

図5-4　縫合と除去したドリル．丁寧に縫合する

2 手術器具の破損

手術器具の破損の原因は下記のようなことが考えられる[1].
1. モーターの故障（断線）
2. ハンドピースの故障
3. インプランター（埋入孔形成器）本体の故障

図5-5,6に当院で起こった器具の故障を示す．各歯科医院にユニットは数台あると思うので，仮に1つのユニットでタービンが故障をしても他のユニットに移動すれば治療の継続はできるであろう．

しかし，インプラント埋入用器具を2台備えている歯科医院は多くないと思われる．実際には器械なので，術中に故障してしまい，手術の継続ができなくなるという場面に遭遇したことが筆者も数回あった．その時は以前の古いインプランターをもち出してきて行ったが，代替品がない場合は，手術を中止せざるをえない．

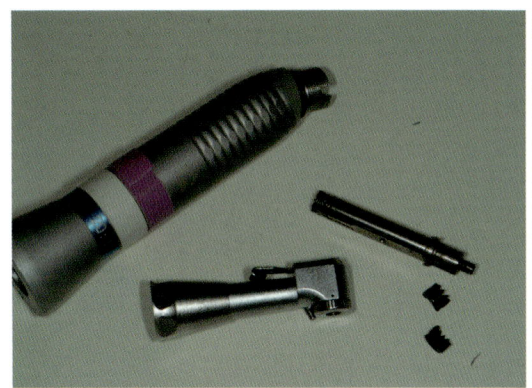

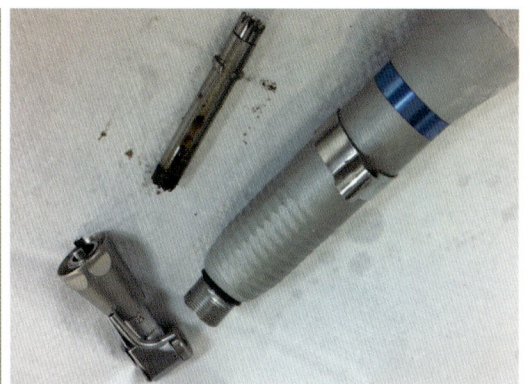

図5-5　ハンドピースの故障

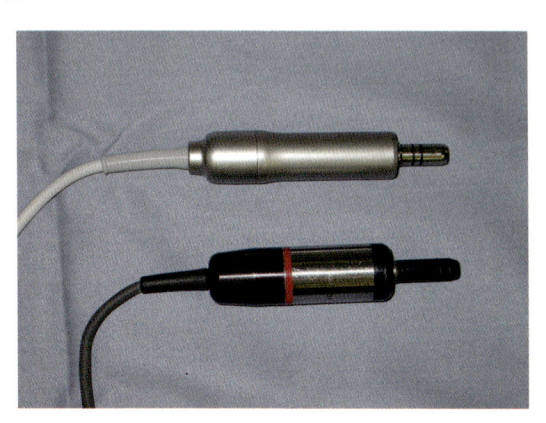

図5-6　モーターの故障（断線）

図5-6は術中にハンドピースのギヤが破損したケースである．筆者が経験したものは，全て注油不足による錆からのギヤ破折であった．このようなケースは，ハンドピースの予備をもっていれば問題なく対応ができる．不測の事態に備えて，やはり埋入器材は予備をもつことが大変重要である．ドリルにしても，落としてしまって不潔にしてしまう場合があるので，2セットあることが望ましいであろう．

　図5-6は実際に断線してしまったモーターである．筆者の経験ではハンドピースの故障は，モーターの根元の接続部分の断線が多いように感じる．手術中に急に回転数が遅くなったり，止まってしまったりした場合は，断線を起こしかけていると考え，早期の修理が望ましい．モーターに関しても必ず予備を準備しておくことが望ましいであろう．機器なので当然どのメーカーにでも起こりえることだと思うので，術前々日までにはチェックを行い，故障している時は代替品を用意しておくべきである．

3　フィクスチャー，インプラントドライバーの破損

　埋入時に必要以上のトルクをかけてしまうことによって，フィクスチャーキャリアーやジョイント部のインプラントドライバー，コントラ部の接合部を破損してしまうことがある．どのメーカーもかなりの力（50～100N以上）がかかっても，破損しないようには設計されているが，あわてて行ってそれ以上の力をかけてしまうこともある．フィクスチャーヘッドのねじ切り，破損などにも注意する．埋入後に破損したフィクスチャーは，接合部の破損などにより，通常のメーカーのキットでは除去できない場合がある．その場合はトレフィンバーで除去するか，Ⅶ章で記述するフィクスチャーリムーバーキット®を使用すればよい．

6　隣在歯の損傷

・手術中は隣在歯の歯冠，歯根縁ばかりをみずに，歯根尖の方向を想像して埋入を行う

図6-1は隣在歯と歯根部分が接触していると考えられる症例である．患者は咬合痛と歯肉の腫脹があり掻爬目的にて来院した．歯肉の腫脹は埋入が起因となって，犬歯の根尖性歯周炎が2次感染したものと考えた．理想的な上部構造を作製する場合，前歯から小臼歯部においては隣在歯との間を1.5～2.0mmとするのがよい．しかし必要以上に距離をとることによって図6-2のように上部構造が近心カンチレバー構造になる．このケースは犬歯歯根がやや遠心に傾斜しているため，隣在歯歯頸部より5mm以上距離をおいてガイドドリルによる起始点を作成している．安全を考えた埋入設計としては悪くはない．これ以外の方法として通常の起始点から犬歯と同程度の傾斜をさせた埋入によって歯根損傷を回避できるが，埋入経験の少ない術者においてはあまりお奨めしない．

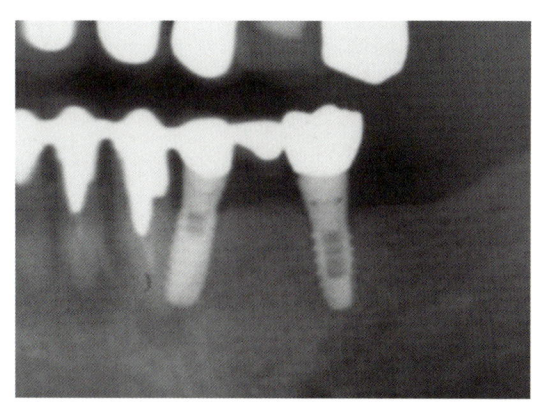

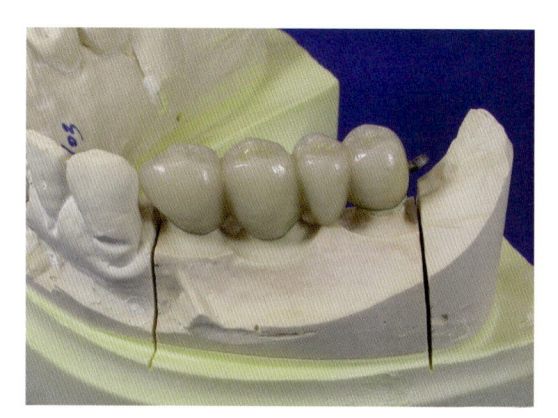

図6-1　隣在歯歯根の損傷　　　図6-2　第一小臼歯補綴が近心カンチレバー構造

1）隣在歯を損傷しない心得

1. 隣在歯の歯根方向を常に考えたドリリングを行う
2. 手術介助者側からも，方向を常に確認する
3. 隣在歯根が傾斜し歯根損傷が予想された場合は，フィクスチャー形状を歯根タイプにするか，長さをワンサイズ短くする
4. 歯根と2mm間隔をとる埋入設計で術前分析を行うこと
5. CTなどで隣在歯歯根が頬側皮質骨に確認できた場合は，粘膜骨膜弁の剥離範囲を広げることによって，ドリリング時に隣在歯の歯根方向を確認しながら行える

2）術後の確認

犬歯から小臼歯部は，パノラマX線写真上で重なってみえることがある．同部位の術後確認はデンタルX線写真の方がわかりやすい．

3）隣在歯歯根損傷時の対応

1. わずかの接触であれば，少し逆回しにして浅くする

2. フィクスチャーを短いものに変更して再埋入をする
　　3. ドリルの方向が悪い場合は，今回は抜去して骨が治癒した後に再設計，再埋入を行う

7　フィクスチャーの初期固定不良

・初期固定不良は2回法にする

フィクスチャーの初期固定不良にはいくつかの原因が考えられる．
　1. ドリリング時に手ぶれを起こした
　2. 骨質に対するファイナルドリルの選択を間違えた
　3. 患者の皮質骨幅が非常に薄い
　4. 埋入最後でトルクをかけ過ぎたため空回りした

などである．ドリルの手ぶれについては，起こしやすい傾向にある歯科医師は術前に模型での練習を行った方がよいと思うが，模型とは違い，実際の口腔内には隣在歯や対合歯があったり，予想以上に開口できなかったり，口唇が邪魔をするなどとさまざまな制約が出てくる．

　現在のラフサーフェスのチタンインプラントやHAインプラントでは，わずかなジャンピングディスタンス（骨とフィクスチャー間の空隙距離）の場合，2回法（完全閉創）として治癒期間をおくことにより，骨が入り込んでしまうので，数カ月後には十分なオッセオインテグレーションを獲得できている場合がほとんどである．チタンインプラントでも，通常0.5mm程度の距離があっても大丈夫なものである．

> **症例**
> 患者：59歳，女性
> 状況：右側下顎臼歯部に3本のフィクスチャー埋入を行い，7部に初期固定が全く得られなかった

　図7-1のように7部が全く初期固定が得られなかった．ドリルがぶれてしまったことも一因であろう．しかし，2回法にして創を完全閉創とした．図7-2は補綴物完成時のパノラマX線写真だが，再埋入をせずにしっかりとしたオッセオインテグレーションを獲得している．もちろん，術直後に患者には骨が非常に軟らかくオッセオインテグレーションの獲得が得られない場合があることは伝えておく必要があるだろう．

図7-1　フィクスチャーの初期固定不良

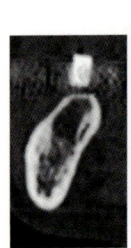

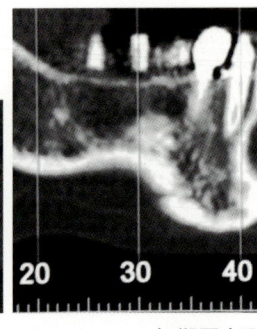

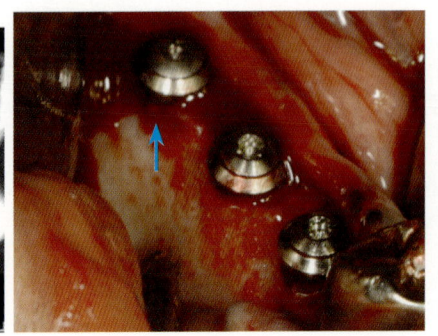

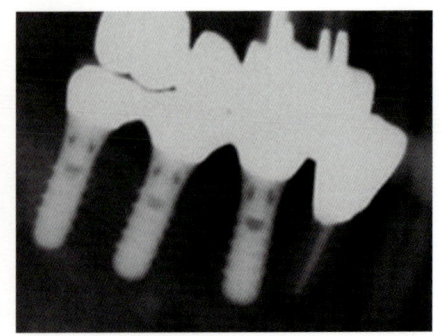

図7-2　補綴完成時

〈フィクスチャー初期固定，不良時の対応〉
1. 可能であれば2回法を選択する．少しの間隙があってもラフサーフェスのフィクスチャーはオッセオインテグレーションする可能性が高い
2. 1回法で予定していた場合は，減張切開を行い閉創する
3. 下顎管までの距離がある場合は，少し深めにドリリングを行い，初期固定を得る

8　気　腫（emphysema）

・どんな状況においても急激なエアー処置は禁忌

　気腫とは，空気などの気体が皮下あるいは組織間隙に入り込んだために生じる腫脹である（図8-1）[1]．粘膜の状態が組織間隙に空気が入り込むような環境（骨膜が損傷しているなど）があれば，容易に起こりえる．ただ発生頻度としては比較的少ないが，起こる時は瞬時に症状が発現し，痛みを伴うこともある．好発部位は，顔面，頸部，胸部などの皮下脂肪が多い部分に多く，口腔内の発生部位としては小臼歯，大臼歯部が多い．インプラント手術においても，術中の埋入器具操作時などでも十分に起こりえる．また，術後に管楽器を演奏する時のように口腔内，鼻腔内に急激に圧を加えることで起こる場合もある．

　図8-1は典型的な血腫を伴った眼窩周囲の気腫である．抜歯処置が原因であるが，上顎前歯部や小臼歯部での処置にて起こる部位である．また，エアータービンでなくとも起こってくるケースもある．血腫は術後数日から発現してくることが多い．図8-2は智歯の抜歯時のエアータービンによる気腫である．筆者は根尖切除時のストレートハンドピースによる重篤な気腫も経験している．

　図8-3a～cの症例に示すように，わずかな切開線や孔でも気腫は起こりえる．

　骨膜を損傷すると間隙に空気が入りやすいので，どこの部位まで気性捻髪音（プチプチ音）があるかを診断しておく必要がある．

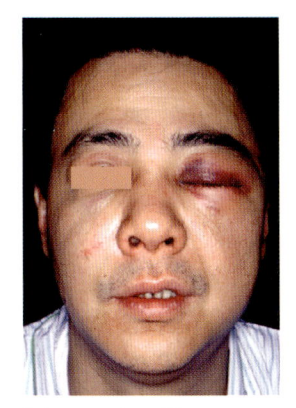

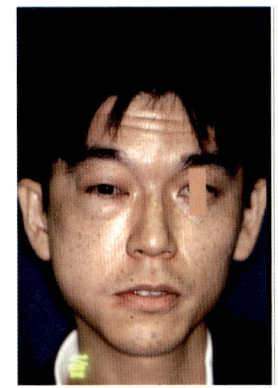

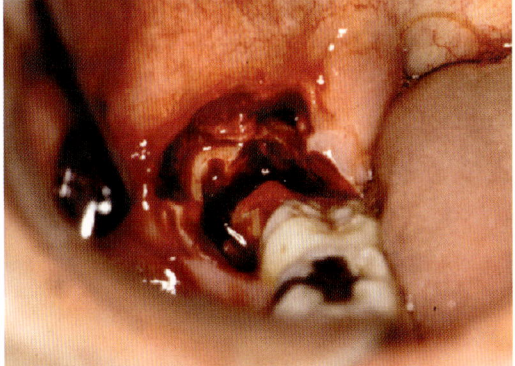

図8-1　気　腫　　　　図8-2　下顎智歯の抜歯時のエアータービンによる気腫

・上顎洞に関連する手術は術後数日の鼻かみを禁止

図8-3aの症例は，矯正用インプラントアンカー手術後の夜半就寝前に鼻をかんだことによって急に気腫が発症したケースである．救急外来に電話がかかってきたので状況を説明してもらった．汚染された空気によって細菌の二次感染を起こさないように，術後投与をしている抗菌剤の内服確認を行う．

> **症例**
> 患者：44歳女性
> 主訴：鼻をかんだら，急に顔が腫れた

図8-3bは手術時の所見で，最初のドリリングで骨が薄くスクリューの初期固定が得られなかったため，ホールを変更してプレートを固定している．この症例では，このホールからの空気が侵入したものと考えられた．図8-3cは術後1週間であるが，気腫の起こった範囲が皮下血腫でわかる．

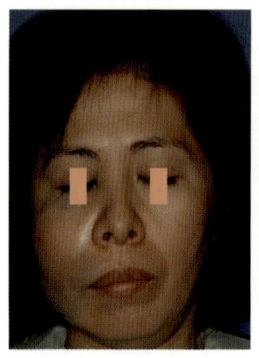

図8-3a　当院受診時の顔貌（翌日）　　図8-3b　手術時　　図8-3c　1週間後

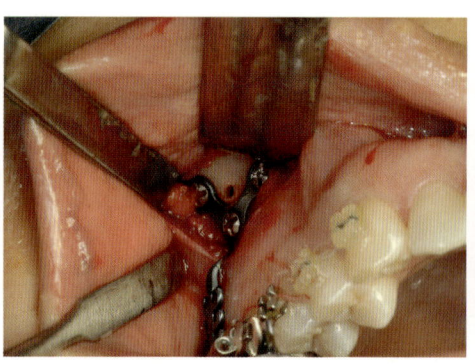

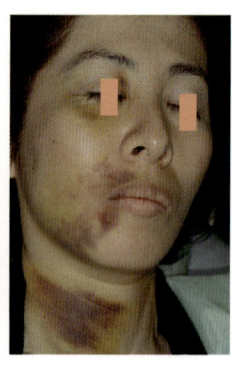

> **症例**
> 患者：40歳代，男性
> 状況：スケーリング時にスリーウェイシリンジ使用後に顔が腫れた

図8-4〜6は歯科衛生士による口腔清掃時に気腫が発生したケースである．スリーウェイシリンジによるエアーを，上顎大臼歯部に行ったことでの発症である．おそらく，口腔内診査時に探針などによる軽度の粘膜損傷などがあったのではないかと推測されるが，明白な原因は不明であった．

口腔内所見では切開などを施した傷はない．しかし，左側は開眼が不可能なくらいの腫脹があり，左側頰部から頸部にかけて広範囲な捻髪音があった．CTにて確認したところ，気腫は眼窩から胸鎖乳突筋，そして縦隔まで入り込んでいた．このくらいの症例になると，数日間の抗菌剤静脈内投与を行う必要があると考える．1週間程度で気腫は自然消退した．

1）気腫の予防策

気腫の対策は，切開時および粘膜骨膜弁形成時に骨膜を損傷しないことである．また，術野も必要以上に大きく開けないことである．もし剝離時に骨膜を損傷した場合は，エアーの混入する状況をつくらないことである．ドリリング時などは，扁平鉤などで損傷部を覆って牽引するなどの工夫もよいかと考えられる．

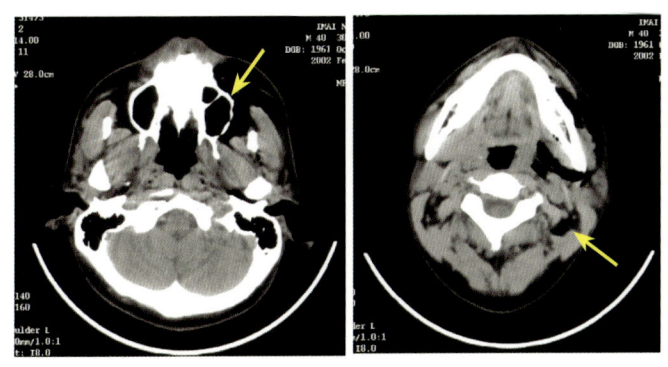

図8-4　スリーウエイシリンジによる気腫

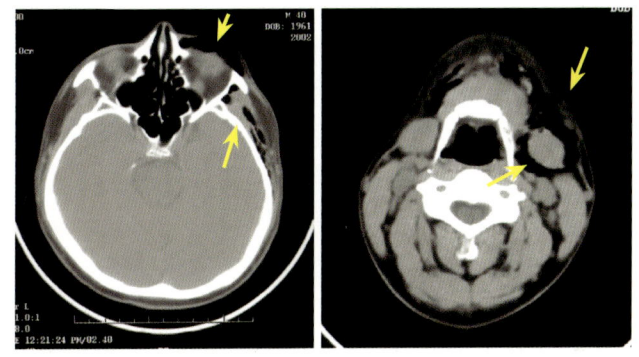

図8-5　眼窩側頭筋および胸鎖乳突筋の周囲に多量の気腫を認める

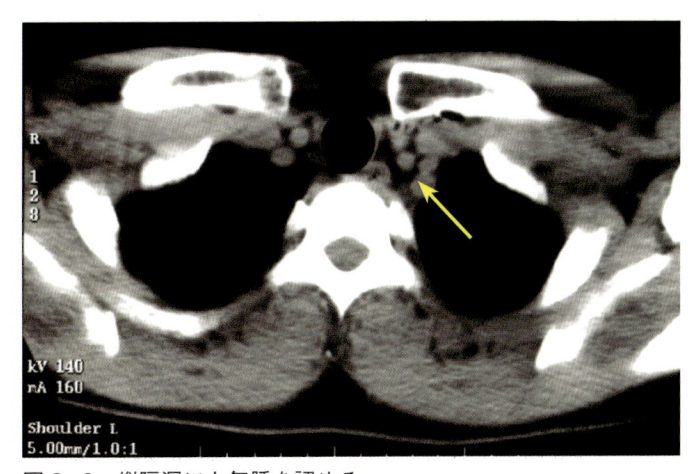

図8-6　縦隔洞にも気腫を認める

2）気腫の治療

　疼痛は認めないことが多い．患者は顔の腫脹に伴う「このまま戻らないのではないか」という不安感の方が大きい．1週間程度で回復することを説明し，安静を指示して自然消退を待つ．口腔内や上顎洞の手術のために空気とともに細菌が侵入している可能性があるので，抗菌剤の投与を行った方がよい．発熱や腫脹部の増大があれば，二次感染を疑い二次医療機関への受診をさせる．気腫部を圧迫すると思わぬ方向に移動することがあるので，あまり圧迫はしないことである．また，入浴も数日間はシャワー浴とする．

9 周術期のトラブルと全身的併発症

・フィクスチャー埋入手術は侵襲のある外科手術である

インプラント治療は，欠損補綴の手段であり手技でもある．しかし，感染のない清潔な骨や骨髄に穴をあけ，外科的侵襲を加えるわけである．その処置に対する恩恵が大きいからこそ患者は手術を受けるのであり，メリットがなければいくら以前から親しみのあるかかりつけ医でも，信頼して体をあずけられるだろうか？　確かに手術中の重篤な併発症はほとんど起こらないが，万が一に備えてモニタリングを行い，緊急薬剤の準備をしておくことも，患者に対する我々の責務であると考える．

手術にはどうしても全身的な併発症は起こりえる．さすがに当院でも，手術患者に対してアナフィラキシーショックが起こる可能性は何％で，ということまでは，詳細には説明をしていない．ただ，承諾書には「全身的な併発症が起こりえます」とは記載している．高齢化が進んでいる現在において，さまざまな疾病をもっている患者，そして以前は日常生活すらできなかったような疾病の方でも，普通の暮らしをしている．つまり，手術併発症予備軍はたくさんいるわけで，当院でもインプラント手術予定日1週間前に大動脈解離を起こした患者がおられた．こちらが万全を期していても何が起こるかわからない．慢性疾患をもっている患者に対しては普段より，医療機関とのコンタクトを密にとっておくべきである．医療機関からの診療情報をより深く理解する[1]ことが重要である．

本書では，脳出血や心筋梗塞など可能性の低い手術併発症は割愛し，比較的起こりえる疾病のみを簡易的にまとめた．

1　インプラントの手術中（周術期）に起こりやすいトラブル

手術中に起こりやすい全身的トラブルとして，
1. 高血圧（術前，術中，術後）
2. 不整脈
3. 血管迷走神経反射
4. 過換気症候群
5. 喘息発作

などがあげられる．

1）高血圧への対処

病　因
1. 痛み（局所麻酔の奏功不十分）　→　局所麻酔薬の追加
2. 不安感や恐怖感　→　鎮静薬（ジアゼパム®）などの内服
3. 既存疾患（本態性高血圧）　→　降圧薬の投与（ニフェジピン：アダラート® 5mg（図9-1）などの内服）などを行う．なお，アダラートの投薬についてはしっかりとモニター下で行うこと．静脈確保のできている場合は，即効性のペルジピン®（ニカルジピン塩酸塩）がよい（図9-2）.

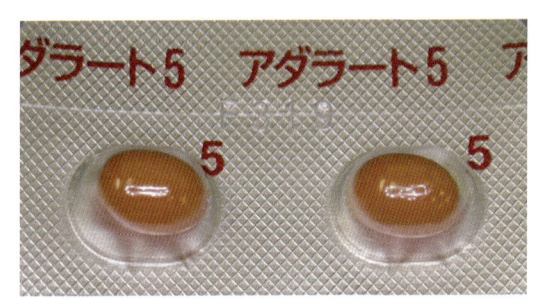

図9-1 ニフェジピン（アダラート®）．舌下投与は，急激な血圧低下を招く恐れがあるために行わない．必ず内服で行う．奏功は20分程度はかかり，血圧の降下は個人差がある

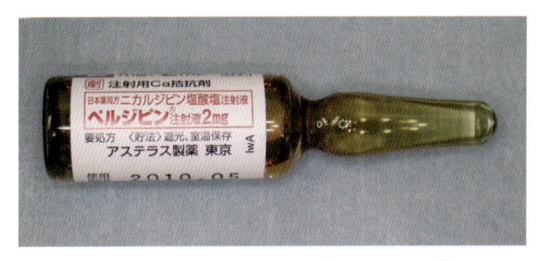

図9-2 ニカルジピン塩酸塩（ペルジピン®）2mgを一気に投与すると，血圧が下がりすぎる場合もあるので，1/4アンプル（0.5mg）ずつ投与する．個人差はあるが0.5mg（0.5cc）で血圧が約10～15mmHg程度下がる

2) 不整脈への対処[2]

1. 洞性徐脈（心拍数 60回/分以下）にてモニターのアラームが鳴る場合
   → 重篤な心疾患がなければ血行動態の変化は小さい．しかし，普段の脈拍がどの程度かをしっかり確認する．明らかに異常な徐脈の場合は，硫酸アトロピン1アンプル（0.5mg）を静脈注射する

2. 洞性頻脈（心拍数 100回/分以上）にてモニターのアラームが鳴る場合
   → 緊張が大半だが，局所麻酔中のエピネフリンに反応していることも多い．また気をつけなくてはいけないのが，静脈内鎮静法併用による呼吸喚起回数の低下あるいはオイフなどでの鼻孔閉塞，手術中の息こらえなどによる低酸素血症である

3. 心室性および上室性期外収縮
   → このタイプはモニターのアラームは鳴らないが，心拍音の不整でわかる．1分間に6回以上の心室性期外収縮が頻発する場合は，手術の中止を検討した方がよい．上室性期外収縮は良性であり，通常治療を必要としない

4. 心房細動
   → 心房の興奮が不規則かつ高頻度（400/分）となった状態である．アラームは鳴らないことが多いが，心拍数が130回/分以上となることもあり，問題のないことも多いが，心臓弁膜症，甲状腺機能亢進症，心筋虚血などにもみられる．頻脈により血行動態が悪化した場合は直ちに循環器専門医にコンサルテーションする．また抗凝固薬を内服されていることが多く，まずはかかりつけ医に投薬内容，全身的コンディションを対診する

3) 血管迷走神経反射への対処

病因：不安や疼痛などのきっかけが原因となって起こる血管迷走神経反射（Vaso-vagal reflex）であり，徐脈，血圧低下，冷汗（場合によって意識消失）が主症状である（図9-3,4）．

全身状態が比較的良好なことも診断の1つである．生命に危険が及ぶことはまれであるが，適切に対応しないと回復に時間を要する．重篤化すると神経原性ショックに移行する．

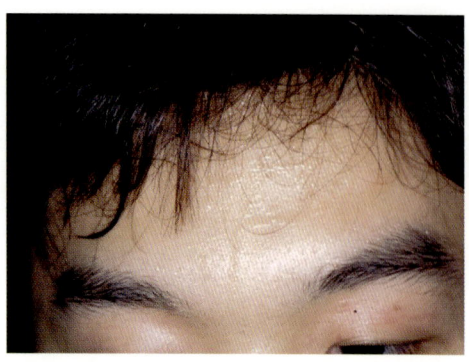

図9-3 血管迷走神経反射所見（19歳男性，抜糸後の反射）．顔面蒼白，徐脈，冷や汗，血圧下降などが所見としてみられる．生命に危険が及ぶことはまれである．しかし適切な処置をしなければ，回復に時間を要する．また，不安感の助長で毎回の診察時に起こすこともある

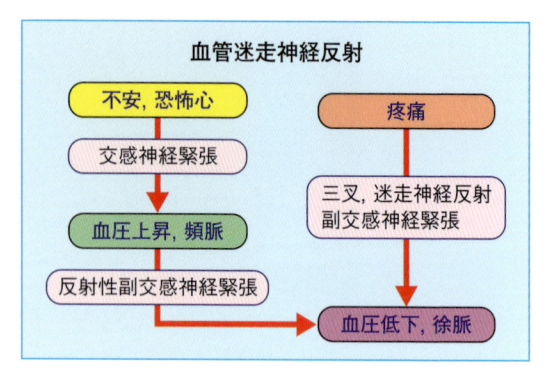

図9-4 血管迷走神経反射の発生機序

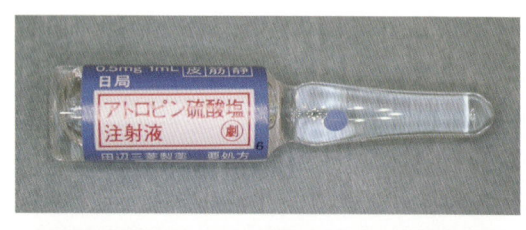

図9-5 アトロピン硫酸塩
- 適応：徐脈　・副作用：頻脈

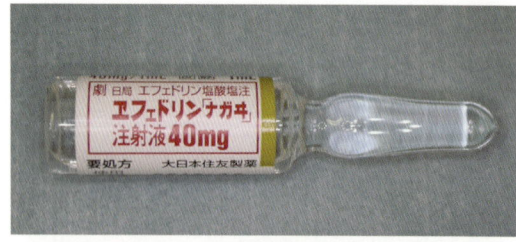

図9-6 塩酸エフェドリン
- 適応：血圧低下
- 副作用：高血圧，頻脈，不整脈
- 使用法：9mlの生理食塩水に希釈し，合計10mlとして，1mlずつ静注

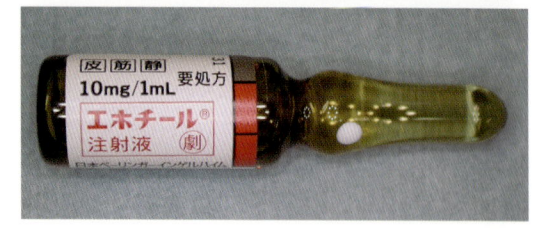

図9-7 エホチール®（昇圧薬）
筋肉注射ができるので，いざという時に使用しやすい

対処法：通常は手術後にユニットや手術台を起こして発症する．発症した場合は再度水平位ポジションに戻し，血圧およびSpO₂モニターを計測する．SpO₂が低い場合（95％以下）は酸素を投与する．徐脈の場合はアトロピン（図9-5）の投与．神経原性ショックの場合は，エフェドリン®（図9-6）やエホチール®（図9-7）などの昇圧薬を少しずつ静脈投与する．血管迷走神経反射で投薬することはまれである．

4）過換気症候群

病因：この病態は何らかの誘因により呼吸中枢が刺激され，過呼吸になることにより，血液中の二酸化炭素が排出されて濃度が下がる．それによって，呼吸性アルカローシス（血

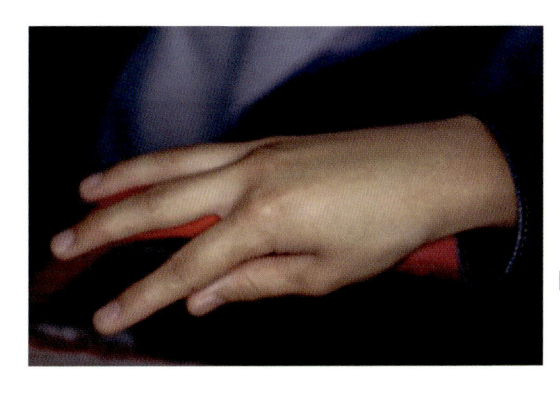

図9-8　過換気発作時にみられるテタニー，助産婦の手位とよばれる．特徴：血圧のわずかな上昇，脈拍の上昇と，SpO$_2$=100

液中のpHがアルカリ性になる）の状態を起こす．そして脳血管が収縮し，脳血流量が低下，血中カルシウムイオンの低下が伴い，テタニーなどの筋硬直を起こす．

特徴：急激な息苦しさ，頻脈，動悸，めまい，手足のしびれ，筋硬直（テタニー）などが主症状である（**図9-8**）．動脈血酸素飽和度（SpO$_2$）は調べてみると100％を示す．若い女性に比較的多くみられる．

対策：発作時はペーパーバック法（ビニール袋，紙袋など）で，しっかり口唇を押さえて再呼吸をさせるのが一般的である．しかし，これも確実な診断を得たうえで行わないと，実際は別の疾患だったために重篤になった事例も報告されており，注意を要する．ゆっくりと呼吸をするように促し，患者自身に安心感を与えるように優しく説明を行うことでも十分かと考える．

5）喘息発作

日本でも年間約3,000人が喘息により死亡している[3]．喘息患者は世界でも3億人（2004年）いるといわれ[4]，日本でも235万人（2005年）いる．筆者も術直後の喘息発作を経験しており，冷や汗をかいた記憶がある．しかし，喘息による死者は年々減少傾向にあり，薬物の進歩やNIHによる治療ガイドラインの完成による予防効果によるところが大きい．歯科を受診してくる患者の多くは，ステロイドの吸入薬（**図9-9**）を持参している．当科では緊急用を外来診療室に置いているが，配置薬のない場合は，必ず患者に持参してもらうようにする．

吸入薬で効果のない場合は，静脈確保による気管支拡張薬やステロイドホルモンの投与が必要であるが，これは慣れていないと危険であり，歯科医師単独では行うべきではない．

重篤な発作は，至急救急車を呼ぶべきである．呼吸器系の併発症は致死的である．

〈発作時の対策〉

治療の中止→　ユニットを起こす→　持参している吸入薬を吸入→　酸素投与

→　それでも改善ない場合は内科主治医に連絡か救急車を要請

注：ユニット，手術台そばには必ず吸入薬を置いておくこと

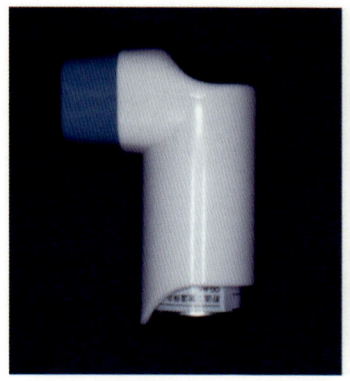

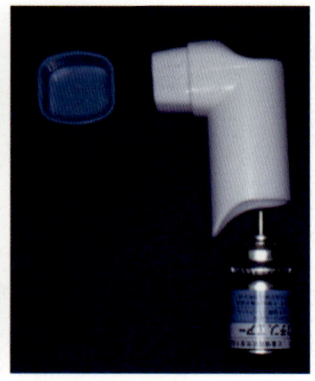

図9-9　携帯用ステロイド吸入薬（必ず持参させる）

〈インプラント手術におけるポイント〉
- 頻回に発作を起こしている時期は手術を延期する
- 喘息の治療薬を正しく服用しているかを確認する
- 携帯吸入薬を持参させ，必要に応じて歯科治療前に使用させる
- 手術時間はできるだけ短時間に行い，頻回にうがいをさせる
- 精神的緊張の緩和を図る
- アスピリン喘息の既往に注意

2　インプラント手術中の致死的併発症（アナフィラキシーショック）

　アナフィラキシーショックとは，特定の物質（薬剤など）によって起こる全身性のアレルギー反応である（図9-10）．歯科治療はさまざまな薬剤を使用するので十分に注意をして治療にあたる必要がある．

　筆者はインプラント手術で，アナフィラキシーショックを1例経験した．アナフィラキシーショックは重篤な全身性の循環不全であり，症状によってさまざまだが，蕁麻疹程度のものから呼吸不全～死亡にいたるまでいろいろな場合がある．

1）主なアナフィラキシーショックの症状[5]

1. かゆみ（掻痒感），せき（気管支喘息様），熱感
2. 全身の発疹（蕁麻疹様）
3. 吐き気（嘔吐），くしゃみ
4. 血圧低下，顔面蒼白，冷汗
5. 呼吸困難（喉頭痙攣，声門浮腫など），顔面浮腫，咳嗽

　発現から重篤な状態になるまでの時間が早い（1～30分）．万が一起きたと考えられる場合は，病院であれば院内緊急コールを，一般歯科医院であれば救急車の要請と，気道および静脈の確保が必要である．必ず数名のスタッフで対応にあたることが必要である．

2）歯科医院でできる緊急対応

1. 気道の確保（図9-11～12）
  （喉頭浮腫が強い場合はトラヘルパー®や18G針などで輪状甲状穿刺を行う）

歯科治療では消毒薬，抗菌薬，根管治療薬をはじめ，多くの薬剤や材料が使われる

特　徴
- 発現までの時間が数分から十数分ときわめて短い
- 呼吸・循環器系のきわめて重篤な抑制
- 迅速に強力な治療を行わないと死にいたる

図9-10　アナフィラキシーショック

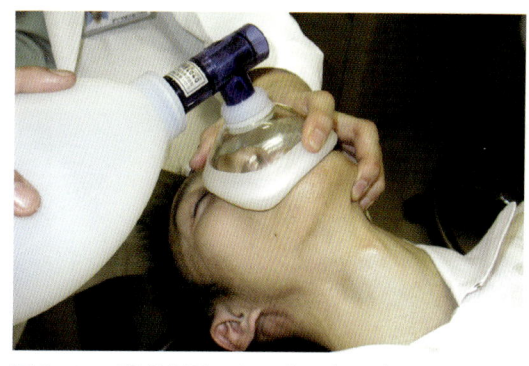

図9-11　頭部後屈，オトガイ（下顎）挙上＋呼吸補助

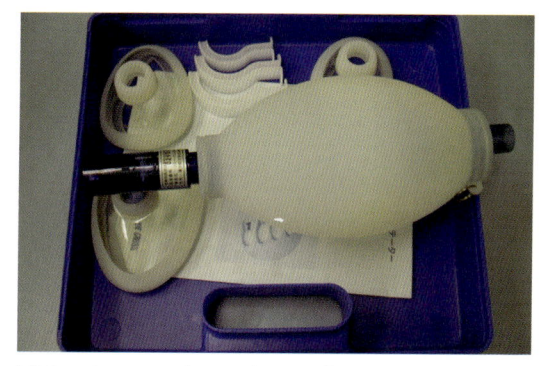

図9-12　アンビューバックと経口エアウェイ（発売：ムラナカ医療）

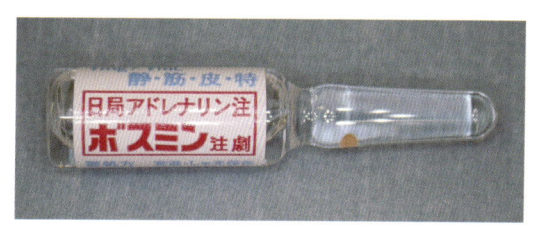

図9-13　ボスミン®注．できれば使用したくないものである

2. 酸素の投与と呼吸補助（十分な量の投与）
3. ボスミン®（エピネフリン，図9-13）の投与（静脈注射，筋肉注射）
4. 静脈路が確保された場合は，乳酸リンゲル液，ステロイド，抗ヒスタミン薬，昇圧薬などの投与

　図9-14は当院での埋入時にアナフィラキシーショックを起こした57歳の男性である．既往歴はさばアレルギーのみである．

　ガイドドリルを使用中に全身の搔痒感を訴えられた（図9-15）．急いで手術を行い20分強で埋入を終えたが，直後より収縮期血圧が60mmHg以下，拡張期血圧40mmHg以下となった．ほとんどが収縮期で40台であった．

　手術室内であるから，すぐに麻酔科医を呼び，昇圧剤，ステロイドを静脈内投与した．最初は何回昇圧薬を投与しても血圧が40～50mmHg台で，80mmHg以上に回復するのに30分以上を要した．その間に嘔吐を2回している．

　当院では全患者に埋入手術時には，静脈のルート確保を行ってから手術を施行している．ショックなどを起こした場合は末梢の血管が収縮するため，血管の確保が難しいので，事前にラインを確保することによって，九死に一生を得た症例であった．考察として，セファメジン®による薬剤性アナフィラキシーが疑われた．

　歯科医院での手術において抗菌剤の静脈内投与を行うことは少ないと考えられるが，術前の内服薬においても起こりえることを留意する．抗菌薬によるショック，アナフィラキシー様症状の発生を確実に予知できる方法がないので，事前の薬剤などのアレルギー既往歴などについては十分に問診を行うことが必要である．

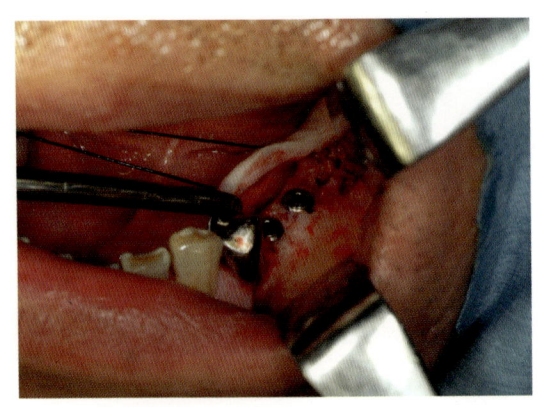

図9-14　埋入直後にアナフィラキシーショックを発現した（57歳：男性）

経過

9:40　Veen F 500mL にてルート確保　CEZ 皮内テスト（−）
9:45　ドルミカム 1mg div
9:50　追加 2mg その後 2.5mg 追加
10:00　Xyocaine（1／80000 E ＋）3.6mL 局所麻酔　CEZ div 開始
10:05　インプラント手術開始
10:15　体の掻痒感を訴え始める
10:30　脈拍 110 〜 120　収縮期血圧 150 程度
10:38 〜 9 頃　手術終了（2 本埋入）
10:40　血圧 40 〜 60 ／ 20 〜 30 に急激に低下（平均血圧 50mmHg）
　　　　下肢挙上 O2 マスク 5 から 8L まで
　　　　エフェドリン 4mg × 3A iv 後に追加 4mg
　　　　ステロイド（ソルメドロール 500mg）iv
　　　　嘔吐 2 回　生あくび 3 回　呼びかけには答えられる
　　　　ショック時は O$_2$ マスク 8L- で SpO$_2$ 94 〜 95
11:30　Vital sign 安定にて病棟帰室

図9-15　インプラント埋入手術中のアナフィラキシーショックの経過

Point

ガイドサージェリーの落とし穴

インプラント外科手術における CAS (Computer Aided Surgery) は必要不可欠なものであり，今後も発展していく分野であることは間違いない．CAS については図a[6]に示す．

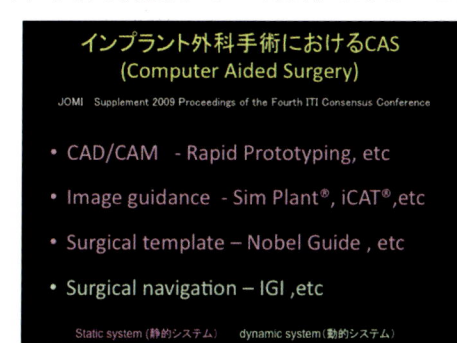

図a　インプラント外科手術におけるコンピューター支援外科

コンピューターベースのプランニングツール（Imaging guide）については，多くの臨床家が取り入れていることで，詳細な術前診断を行うにあたって必要不可欠なものである．またコンピューター支援による製造（CAD/CAM）においては，技工物や光造形モデル（Rapid Prototyping）などにおいて活躍している．

外科用テンプレート（Surgical guide）も今後必要になっていく分野ではあるが，図b〜dのようにフラップレスサージェリーにて行う場合は骨を明視野におかない手術であるため，十分な注意が必要である．

・フラップレス＋ガイデッドサージェリー症例

> 症例
> 患者：60歳代，男性
> 状況：前医で埋入したインプラント補綴が動揺している．セカンドオピニオンを聞きたい

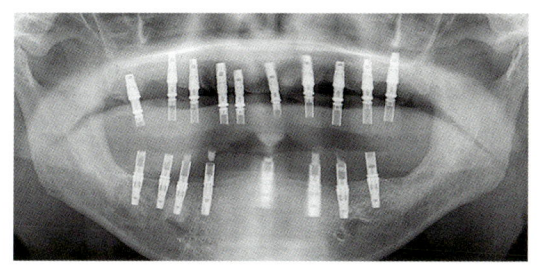

図b　インプラント補綴（上顎）の動揺
（重原聡先生のご好意による）

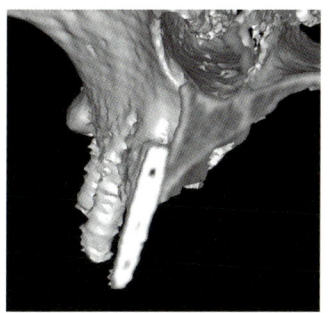

図c　同症例のCT所見．フィクスチャーは唇側に埋入されている

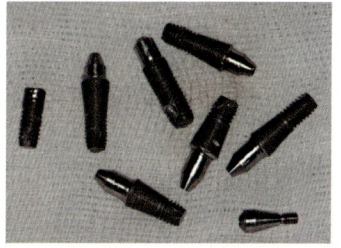

図d　摘出したフィクスチャー．すべてオッセオインテグレーションしていなかった
（重原 聡先生のご好意による）

Komiyamaら[7]（図e）はフラップレス＋ガイデッドサージェリー（Nobel Guidetm）を行った即時荷重29症例（平均年齢71.5歳）のフィクスチャー埋入無歯顎症例で，最大18カ月の経過観察期間，フィクスチャー生存率は89%（上顎92%，下顎83%）であったと報告し，外科および技術的な併発症は42%に起こっていた．患者にとって腫脹や疼痛といった術後不快感はごくわずかであったが，2008年の時点ではまだ試験的な段階ではないか

と述べている．

図e　フラップレス＋ガイドサージャルーの併発症[7]

• 3次元実体モデルのインプラント手術における有用性

　筆者は2003年から桐蔭横浜大学医用工学部と積層造形法（Rapid Prototyping：RP）を用いた手術シミュレーションについて，医工連携を行っている[8]．RPはCASの中のCAD/CAMの一手法であり，1990年代より臨床応用されているが，今後ますます発展していく分野と考えられる．筆者らは当初エポキシ樹脂による光造形モデルを使用していた．光造形による3次元実体モデルは，現在非常に精密に作製することが可能で，2次元的な画像と違い，症例の空間認識が可能である．また同一症例による手術シミュレーションを行うと，2回目の手術（本番）は非常に楽な気持ちで臨むことができ，そしてより正確にできることが多い．現在各メーカーからさまざまな実体模型が発売されている．筆者らはソニー株式会社が作製した食塩造形モデルを使用して術前シミュレーションを行っており，現在実用化に向けて研究中である[9]．食塩造形モデルはインクジェット式であるため，下顎管や大口蓋管などの染め出しが可能であり，インプラントや顎変形症手術のシミュレーション（図f, g）においては大変重宝している．

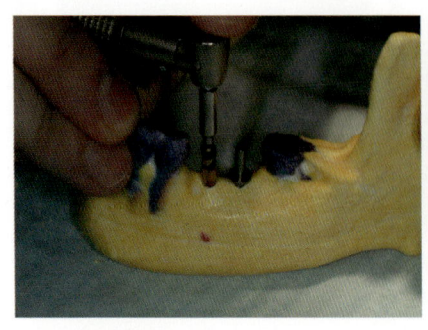

図f　食塩造形モデルによるフィクスチャー埋入シミュレーション．オトガイ孔と下顎管は赤く染色されている

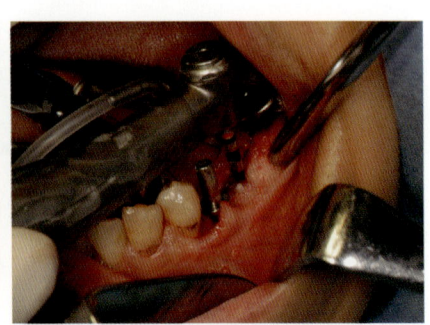

図g　同症例の手術時所見

〈参考文献〉

■ 神経損傷
1) 佐藤 勤, 久米 真ほか：一般外科における術後合併症の現状. 外科治療 90（4）：713-718, 2004.
2) 平林慎一, 石井秀典：神経損傷のリカバリー. 手術 59（3）：321-324, 2005.
3) 平田 仁ほか：末梢神経損傷に対するマイクロサージャリーのコツ. MB Orthop 12：39-45, 1999.
4) Seddon, HJ：Three types of nerve injury. Brain（66）：237-288, 1943.
5) 加藤勝治 編：医学英和大辞典. 南山堂, 東京, 1960, 1044.
6) Smith AC, Barry SE, et al：Inferior alveolar nerve damage following removal of mandibular third molar teeth；A prospective study using panoramic radiography. Aust Dent J 42（3）：149-152, 1997.
7) Queral-Godoy E, Valmaseda-Castellón E, et al：Incidence and evolution of inferior alveolar nerve lesions following lower third molar extraction；Oral Surg Oral Med Oral Pathol Oral Radiol Endod 99：259-264, 2005.
8) Valmaseda-Castellón E, Berini-Aytés L, et al：Inferior alveolar nerve damage after lower third molar surgical extraction；A prospective study of 1117 surgical extractions. Oral Surg Oral Med Oral Pathol Oral Radiol Endod 92：377-383, 2001.
9) Carmichael FA, McGowan DA：Incidence of nerve damage following third molar removal；a West of Scotland Oral Surgery Research Group study. Br J Oral Maxillofac Surg 30（2）：78-82, 1992.
10) Rood JP：Permanent damage to inferior alveolar nerve and lingual nerves during the removal of impacted mandibular third molars. Br Dent J 172：108-110, 1992.
11) Pichler JW, Beirne OR：Lingual flap retraction and prevention of lingual nerve damage associated with third molar surgery；A systematic review of the literature. Oral Surg Oral Med Oral Pathol Oral Radiol Endod 91：395-401, 2001.
12) 野間弘康, 佐々木研一 編：カラーグラフィックス下歯槽神経麻痺. 医歯薬出版, 東京, 2001.
13) Sunderland S, Bradly KC：Stress-strain phenomena in human peripheral nerve trunks. Brain 84：102-119, 1961.
14) 高崎義人：下歯槽神経損傷および知覚障害の診査・診断法. Quintessence DENTAL Implantology 16（1）18-27, 2009.
15) 今村佳樹：三叉神経障害の診断と治療. Clinical Research in Dentistry：58-64, 2004.
16) Kim ST, Hu KS, et al：Location of the mandibular canal and the topography of its neurovascular structures. J Craniofac Surg 20：936-939, 2009.
17) 上條雍彦：図説口腔解剖学, 第3版；1. 骨学 臨床編. アナトーム社, 2001, 162.
18) 山本美朗, 河津寛 編：クリニカルインプラントロジー；第15章 合併症. クインテッセンス出版, 東京, 2000.
19) 上條雍彦：図説口腔解剖学, 第3版；4. 神経学 臨床編. アナトーム社, 2001, 1032.
20) Solar P, Ulm C：A Classification of the Intraosseous Paths of the Mental Nerve. Int J Oral Maxillofac Implants 9：339-344, 1994.
21) Mardinger O, Chaushu G：Anterior loop of the mental canal；an anatomical-radiologic study. Implant Dent 9（2）：120-125, 2000.
22) 香月武, 内田雄基：インプラント・口腔外科のための手術と外科解剖. クインテッセンス出版, 東京, 2007.
23) 重松正仁, 村田郁ほか：現在日本人の下顎骨副オトガイ孔の発現頻度に関する研究. 日口科誌 58（2）：50-55, 2009.
24) 重松正仁, 鏑木正紀ほか：副オトガイ孔における発現頻度および形態ならびに組織学的分析. 日口腔インプラント誌, 第27回九州支部学術大会抄録集；80, 2010.
25) Behnia H, Kheradvar A, et al：An Anatomic Study of the Lingual Nerve in the Third Molar Region. J Oral Maxillofac Surg 58：649-651, 2000.
26) Hölzle FW, Wolff KD：Anatomic position of the lingual nerve in the mandibular third molar region with special consideration of an atrophied mandibular crest；an anatomical study. Int J Oral Maxillofac Surg 30（4）：333-338, 2001.
27) Kiesselbach JE, Chamberlain JG：Clinical and anatomic observations on the

relationship of the lingual nerve to the mandibular third molar region. J Oral Maxillofac Surg　42（9）：565-567, 1984.
28) 上條雍彦：図説口腔解剖学，第3版；4. 神経学　臨床編. アナトーム社，東京，2001，1060.
29) 津山直一監修：標準リハビリテーション医学. 医学書院，東京，1996.
30) 小川隆：顔面神経損傷後の回復過程に及ぼす低出力Nd-YAGレーザーの影響. 日口外誌　37（5）：954-970, 1991.
31) 槇原正人，小園凱夫編：歯科臨床で生かす炭酸ガスレーザー. 医学情報社，東京，2006.
32) 三浦一恵，別部智司ほか：歯科東洋医学外来の現状. 慢性疼痛　27（1）：39-42, 2008.
33) 三浦一恵ほか：インプラント手術後に生じた下顎神経障害症例の治療効果について. 日口外誌，抄，2007，270.
34) 高崎義人，野間弘康ほか：下顎骨切除手術時に下歯槽神経引き抜き再縫合術を行った5例. 日口外誌　45（1）：13-15, 1999.

■ 出　血
1) Spiekermann H, et al：Implantology. Thieme, New York, 1995.
2) 佐藤慶太，中村美恵子ほか：インプラント術中の死亡事例から考察された歯科診療関連死に関する諸問題. Forensic Dental Science　2（1）：60-62, 2009.
3) 宮田哲郎：動脈損傷のリカバリー. 手術，59（3），2005.
4) 上條雍彦：図説口腔解剖学，第3版；4. 脈管学　基礎編. アナトーム社，東京，2001, 507.
5) Major M. Ash Jr.：Wheeler's Dental Anatomy, Physiology and Occlusion, 7th edition. Saunders, Philadelphia, 1992.
6) ten Bruggenkate CM, Krekeler G, et al：Hemorrhage of the floor of the mouth resulting from lingual perforation during implant placement；a clinical report. Int J Oral Maxillofac Implants 8（3）：329-334, 1993.
7) Woo BM, Al-Bustani S, et al：Floor of mouth haemorrhage and life-threatening airway obstruction during immediate implant placement in the anterior mandible. Int J Oral Maxillofac Surg　35（10）：961-964, 2006.
8) Dubois L, de Lange J, et al：Excessive bleeding in the floor of the mouth after endosseus implant placement；a report of two cases. Int J Oral Maxillofac Surg　39（4）：412-415, 2010.
9) 中島功，田谷あつこほか：下顎骨舌側緻密質を貫通する動脈；CT画像と肉眼解剖学的所見の対比. 形態科学9（2）：59-65, 2006.
10) Mardinger O, Chaushu G；Anterior loop of the mental canal；an anatomical-radiologic study. Implant Dent　9（2）：120-125, 2000.
11) 上條雍彦：図説口腔解剖学. 第3版，4. 骨学臨床編. アナトーム社，2001，175.
12) Peter M Som, Hugh D Curtin：Head and Neck Imaging, Fourth Edition. Mosby 2003, 895.

■ 骨の熱傷
1) 小宮山彌太郎：外科処置に関連して；特集 失敗からオッセオインテグレーション・インプラント成功の糸口を探る. 歯科ジャーナル40（4）：497-498, 1994.
2) Eriksson RA, Albrektsson T：Temperature threshold levels for heat－induced bone tissue injury；a vital-microscopic study in the rabbit. J Prosthet Dent 50（1）：101-107, 1983.
3) Yoshida K, Uoshima K, et al：Influence of heat stress to matrix on bone formation. Clin Oral Implants Res　20（8）：782-790, 2009.

■ 上顎洞，鼻腔，下顎骨舌側などへの穿孔および迷入
1) 三橋憲司，竹下賢仁ほか：インプラントが起因と疑われる切歯管嚢胞を認めた症例報告. 日本口腔インプラント学会誌　22巻特別号：177, 2009.
2) Casado PL, Donner M, et al：Immediate Dental Implant Failure Associated With Nasopalatine Duct Cyst. Imp Dent　17：169-175, 2008.
3) 三上有史，吉田浩紀ほか：上顎洞内に迷入した人工歯根の1例；歯科救急医療誌　8：35-38, 1987.

4) Iida S, Tanaka N：Migration of a dental implant into the maxillary sinus；A case report. Int J Oral Maxillofac Surg 29：358-359, 2000.
5) 田村暢章, 竹島 浩：インプラント体が上顎洞内に迷入した4例. 日口腔インプラント誌 20：471-476. 2007.
6) Gerry M. Raghoebar, Arjan Vissink：Treatment for an Endosseous Implant Migrated into the Maxillary Sinus Not Causing Maxillary Sinusitis；Case Report. Int J Oral Maxillofac Implant 18：745-749, 2003.
7) Reychler H, Olszewski R：Intracerebral Penetration of a Zygomatic Dental Implant and Consequent Therapeutic Dilemmas；Case Report. Int J Oral Maxillofac Implant 25：416-418, 2010.

■ ドリルやハンドピースなどの器具およびフィクスチャーの損傷
1) 今村栄作, 石川雅彦, 平田創一郎ほか編：歯科診療室での医療安全実践ガイド；起こりやすいエラーの予防と対応策 15. 保守点検不備, 器材がひきおこすエラー. 医歯薬出版, 東京, 2010.

■ 気　腫
1) 高須淳, 山本美朗ほか：歯科緊急処置マニュアル；9. 気腫. 南江堂, 1992, 208-210.

■ 周術期のトラブルと全身的併発症
1) 雨宮義弘監修, 長坂浩, 深山治久ほか著：診療情報提供書の読み方・活かし方. ヒョーロンパブリッシャーズ, 東京, 2006.
2) 井上博：不整脈診療実践マニュアル. 文光堂, 東京, 1999.
3) 厚生労働省大臣官房統計情報部：平成17年人口動態統計.
4) Masoli M, Fabian D, et al：Global Initiative for Asthma（GINA）program；the global burden of asthma；executive summary of the GINA Dissemination Committee report. Allergy 59：469-478, 2004.
5) 社団法人日本化学療法学会臨床試験委員会編：抗菌薬投与に関連するアナフィラキシー対策のガイドライン（2004年版）.
6) Ronald E, et al：Computer Technology Applications in Surgical Implant Dentistry；A Systematic Review. Int J Oral Maxillofac Implants, Suppl：Proceedings of the Fourth ITI Consensus Conference. 24：92-109, 2009.
7) Ai Komiyama A, Klinge B, Hultin M：Treatment outcome of immediately loaded implants installed in edentulous jaws following computer-assisted virtual treatment planning and flapless surgery. Clin Oral Impl Res 19：677-685, 2008.
8) Niikura Y, Saito M, Imamura E, et al：Preparation of 3D plastic replica for oral surgery planning with stereolithography. Material Technology 24（4）：256-259, 2006.
9) 今村栄作, 重原聡, 川島徳道：インプラント外科手術における新しい積層造形モデルの有用性；シミュレーション材料のニューマテリアルと新しい造形プロセス. インプラントジャーナル 47, ゼニス出版, 2011.

III 術後経過観察期間中の併発症

埋入手術から補綴処置までの期間に起こりえる併発症について本章では述べる．

2次手術を行う2回法インプラントの場合は，ヒーリングアバットメント装着までの期間と2次手術後から上部構造作製開始までの2つのステージを考える必要がある．

手術が無事に終わったからといって，術後経過が全て順調にいくとは限らない．術後の異常を早く発見することも外科医の仕事である．術後早期の併発症を熟知することは，術中手技において注意することへの理解にもつながる[1]．

術後経過観察期間中の併発症は，大きく分類して6つになる．

　1. 感　染
　2. 粘膜哆開（裂開），フィクスチャーおよび骨などの露出
　3. インプラントの動揺，脱落（オッセオインテグレーションの獲得失敗）
　4. 血腫，浮腫
　5. 慢性痛
　6. 投薬に伴う薬疹

1 感　染 (infection)

1 感染の種類と発生機序

インプラント手術は身体への侵襲的な処置であり，起炎性の刺激を骨や歯肉，粘膜に与えている．この時に反応性の炎症を起こすのである．炎症は，刺激を受けた障害状態にある生体組織の中の，生活組織による防御反応と定義されている．また，Virchow は急性炎症時の5大徴候として発赤，発熱，疼痛，腫脹，機能障害をあげている．インプラント埋入のみの手術では機能障害まで出ることは少なく，埋入本数にもよるが術後所見として発赤，疼痛，腫脹の3徴候をチェックする．骨移植や上顎洞に関連する手術では発熱についても要注意である．

急性炎症は3つのステージ（期）に分類できる（図1-1）．

　Ⅰ期（循環障害と滲出期，血管透過性亢進期）
　Ⅱ期（白血球遊走期）
　Ⅲ期（組織の増生と修復）

感染はⅢ期の組織修復が順調にいかず，常在菌群による内因性の感染によって起きる．また骨造成や人工骨の移植などについては，その操作中での外来性微生物による外因性感染の場合もある．一般的に感染が成立するためには，微生物の病原性の強弱や毒性と生体の抵抗性の強弱が関与すると考えられる．

例えば，コントロール不良な糖尿病患者（特に空腹時血糖 250mg/dl 以上）では，白血球の遊走能が落ちるといわれており，感染に対する抵抗力が弱い．

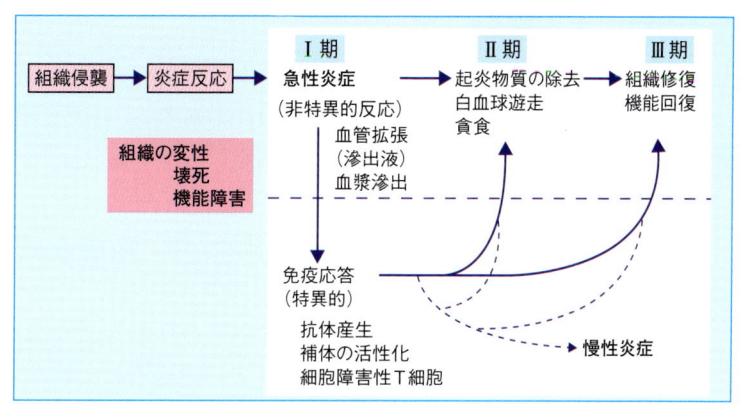

図1-1 急性炎症3つのステージ期
（宮崎正，2000[2]より改変）

1）術直後に起こるもの（菌血症，敗血症）

　フィクスチャーのオッセオインテグレーションの獲得，あるいは術後創感染の予防としての術前抗菌剤の内服については，意見の分かれるところである．しかし，術直後に起こる菌血症の予防には十分になりえると考えている．抗菌剤を投薬せずに歯周外科を行った患者が，38℃以上の発熱を訴えて救急外来を受診することがある．通常の歯科治療や歯面清掃などでも菌血症にはなりえるが，少量の菌であると生理的に排除されるため，大事にはいたらない．

　しかし，糖尿病や免疫不全状態などの全身的疾病の背景や，宿主の抵抗力の減退などによって，起炎菌が増大すると突然の高熱を出してしまうこともある．Roberts GJら[3]は粘膜骨膜弁を剥離することで，39.2％の菌血症を認めたと報告しているが（**表1-1**），口腔常在菌が多数生息する口腔内での外科処置については，やはり抗菌剤の予防投与は必須

表1-1 各歯科処置での静脈血中細菌の陽性率（735人の小児患者）
（Roberts GJら，1997[3]による）

歯科処置および状態	対象数	陽性	陽性率
ベースライン（歯科治療前）	53	5	9.4
歯科診査	53	9	17.0
歯ブラシ	52	20	38.5
歯牙研磨	53	13	24.5
歯石除去	50	20	40.0
歯周靱帯麻酔	29	28	96.6
鼻気管チューブ	31	3	9.7
ラバーダム装置	51	15	29.4
遅いドリル	47	6	12.8
速いドリル	47	2	4.3
マトリックスバンド装着	56	18	32.1
単歯抜歯	44	17	38.7
多数歯抜歯	59	30	50.9
粘膜骨膜弁	51	20	39.2
心疾患患者	59	6	10.2
合計	735	212	28.2

であると筆者は考えている．

　当院ではセフェム系抗菌剤を術前1時間前に手術患者に内服してもらっている．今までその方法で問題が起きたことはない．もちろん，心臓弁膜症や易感染性の患者については，静脈内投与による抗菌薬の術前投薬を行っている．

2）術後早期に起こるもの（初期感染，術後4週間以内）

a. 創感染

　創に関する初期感染は通常の治癒経過とは異なった状態となり，増強してくる痛み，歯肉の腫脹および発赤と，場合によっては創からの排膿などで診断することができる．もし創感染を起こした場合，抗菌剤内服のみの投与では意外と不十分なことが多い場合がある．筆者は一糸ないし二糸を抜糸して創を生理食塩水などでよく洗浄する．もちろん抗菌剤の投与も行う．創を少し開けて，不良な肉芽組織や多量の排膿を認めた時は，全部抜糸を行い，開創後に十分な洗浄と掻爬を行い，再度閉創する（図1-2）．

《初期感染を見逃さないチェック項目》
- 手術創部の発赤　→　2週間以上続く発赤は要注意
- 患部の膨隆（ふくらみ）や波動の触知
- 痛みの継続　→　1週間以上継続する骨や周囲組織の持続的な痛みは要注意
- 創縁の壊死組織を伴った裂開は要注意

《創感染を起こさないために》
- 閉創前には，手術野を生理食塩水にてよく洗浄し，削除物などを洗い流す
- 閉創は丁寧に（死腔をつくらないように）行う
- 術前に隣在歯などの歯石，歯垢の除去を徹底的に行う
- 術後に抗菌剤の投与を忘れずに行う

症例
患者：37歳，女性
主訴：埋入後，5日目より疼痛の出現

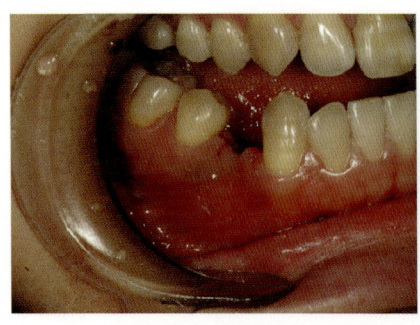

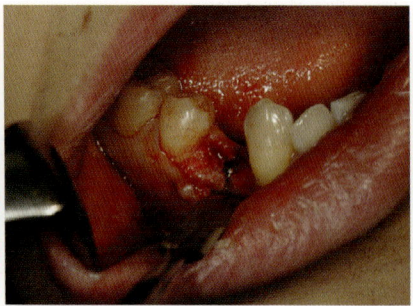

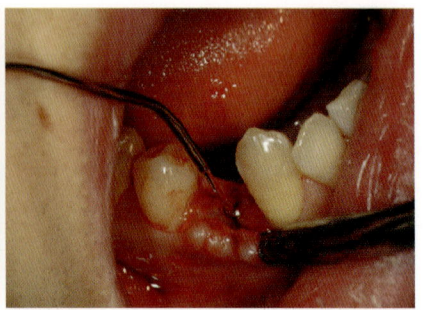

図1-2　術後早期の感染（early infection）

b. 隣在歯からの感染

　隣在歯にある根尖病巣，歯周炎などからの感染も十分に注意をする必要がある．筆者の経験したインプラント感染脱落症例のほとんどが，隣在歯からの感染である．隣在歯については術前にX線やCTなどにて十分に評価を行い，歯周ポケット検査による出血や排膿などもチェックをしておく必要がある．

感染

症例
患者：52歳，女性
状況：通常に埋入．数週間後に埋入した近心インプラント上縁の歯肉が発赤腫脹（図1-3）

￣7￣6￣5|のブリッジにて7|が抜歯となって5|が残り，7￣6|への埋入を行った症例である．5|の有髄歯が形成されており，根尖病巣もないため感染源ではないと考えたうえでの7￣6|埋入である．ところが5|はすでに歯髄壊疽をしており，術後にフィクスチャー感染を起こした．抗菌剤の投薬を行ったが，オッセオインテグレーションは得られなかった．

インプラントと歯の相互に感染を波及させるリスクがあることを考えなくてはならない．

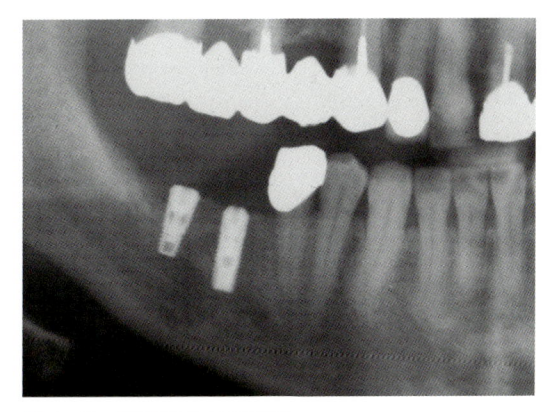

図1-3 隣在歯からの感染
（飯島智先生のご好意による）

症例
患者：56歳，女性
主訴：インプラント埋入部が痛い（図1-4）

臨床経過：インプラント埋入後より疼痛が出現した．

所見：5|の打診痛およびインプラント先端部周囲の歯肉圧痛を認める．埋入をきっかけに隣在歯である5|の根尖性歯周炎が悪化したと考えられた．

対処法：この場合はまず抗菌剤の投薬を数日間行い，その後5|の根管処置で対処できる．感染が拡大して内歯瘻を形成する場合は，頰側歯肉から切開を行い，病巣の掻爬をする．疼痛が消えない場合は，フィクスチャーを除去する．

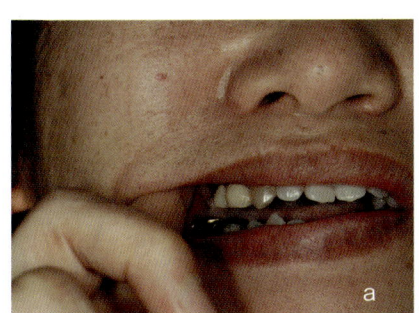

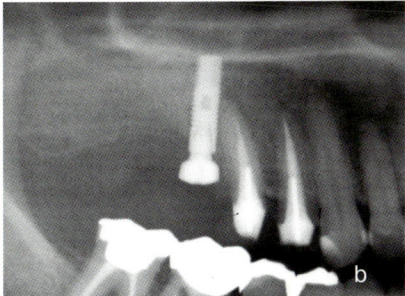

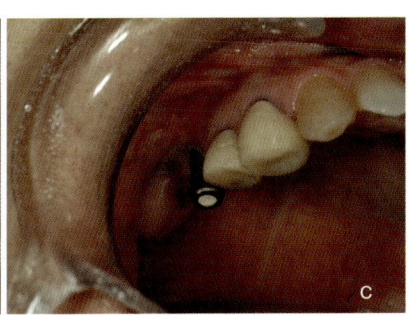

図1-4 打診痛および歯肉圧痛
　a：初診時　b：初診時パノラマX線写真　c：口腔内写真

c. 抜歯即時埋入における感染

抜歯即時埋入術は前歯部などにおいて，その歯間歯肉形態を保持する点や補綴の早期回復という観点から優れた方法である．もちろんしっかりとした術前診査と計画によって良好な経過をたどる方法であるが，ひとつ間違えば予定しているような経過をたどらない．感染の原因として不良肉芽の取り残しや創処理の方法，宿主の全身的状態が問題となる．抜歯となった原因をよく考え，それについての考察を怠らないことである．

完全閉創が確実な方法ではないが，1回法でも良好な成績を出している先生は多い．筆者も以前何度か痛い目にあっているが，術前診断とテクニックがなかったことが原因と考察している．

> **症例**
> 患者：61歳，男性
> 状況：インプラント埋入部の治癒不全（図1-5）

抜歯即時埋入は，適応を選べば非常によい方法ではあるが，宿主の感染抵抗性などを考慮すると，完全な閉創のできない抜歯即時埋入は避けた方がよいのかもしれない．まず血糖値が高い患者の場合は術中，術後の菌血症についても十分に予防をする必要がある．術後に，患者自身にも体温の測定をお願いすることがある．

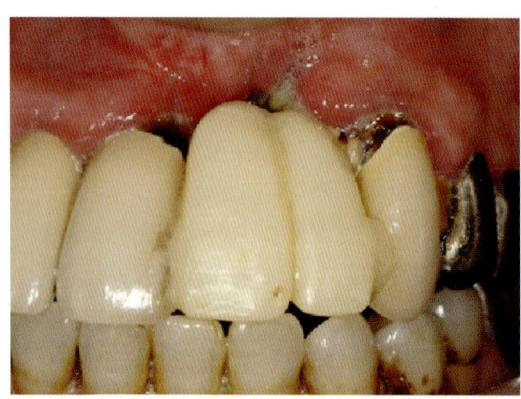

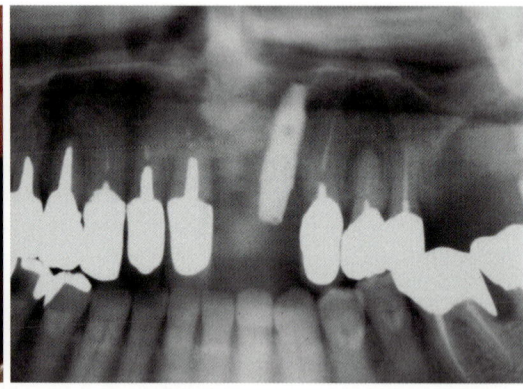

図1-5 コントロール不良の糖尿病（HbAlc が11.0％以上）および脂質異常症（高脂血症）患者の抜歯即時埋入後の感染

d. 2次手術後の感染

2回法インプラントの場合はヒーリングアバットメント装着のために，2回目の手術を行わなくてはならない．2次手術も1次手術と同じように感染などのリスクは伴うが，侵襲の少ない手術のため，比較的感染は少ないと考えられる．

> **症例**
> 患者：20歳，男性
> 主訴：インプラント部の歯ぐきが腫れてきた（2次手術後1年間来院しなかった）
>   （図1-6）

2次手術後1年間来院しなかった患者である．ヒーリングアバットメント上のテンポラリークラウンで満足され，来院しなくなった．唇側歯肉に膿瘍を形成しており，同日切開剥離処置の後，洗浄と不良肉芽の搔爬を行っている．

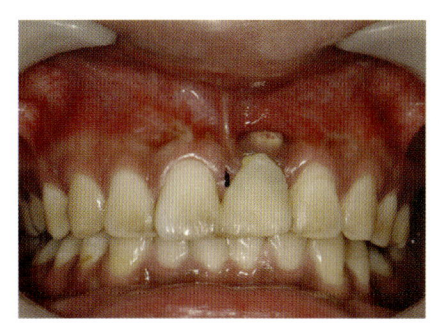

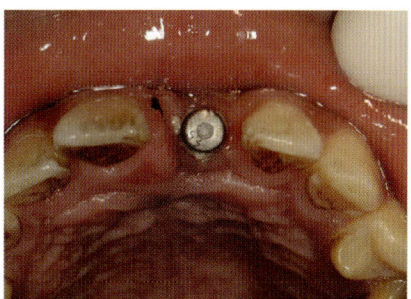

図1-6a　2次手術後の感染　　　　図1-6b　2次手術後の感染　　　　図1-6c　デンタルX線写真

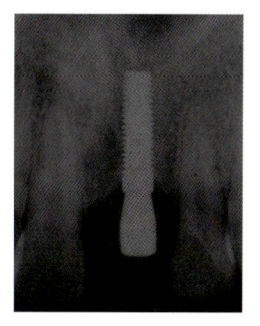

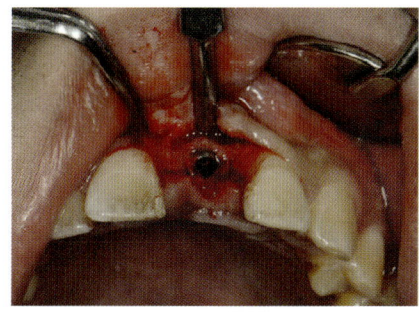

図1-6d　不良肉芽の掻爬を行う　　図1-6e　補綴完成時

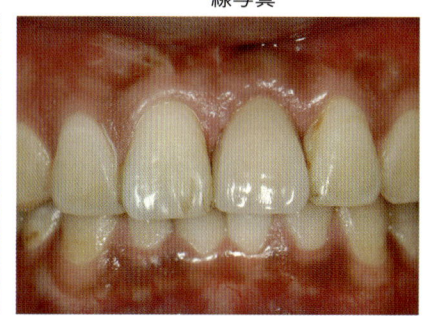

e. 喫煙者の感染例

症例
患者：62歳，男性
状況：感染症状が出現．抗菌剤を内服するがフィクスチャーが脱落（図1-7）

ヘビースモーカーの男性患者で，手術後すぐに欧州に2週間の出張に行かれた．現地で感染症状が出現し持参した抗菌剤を内服するも，帰国後にフィクスチャーが脱落したケースである．

術前口腔内の所見として，喫煙者に特長的なsmoker melanosisが歯肉や粘膜に見受けられる．インプラントの成功率を上げたいのであれば，術前に禁煙を徹底させることも必要である．

帰国直後の歯肉所見として大臼歯部に瘻孔と排膿を認めた．慢性の炎症が続くとフィクスチャーのオッセオインテグレーションは獲得されない．このケースも来院日に再開創して，よく掻爬，洗浄をした．ピンセットにて動揺を認める 5| フィクスチャーはそのまま除去した．残りの2つのうち 6| も脱落した．そのままの慢性炎症状態を継続すると，3本とも脱落した可能性は高いと考えられる．

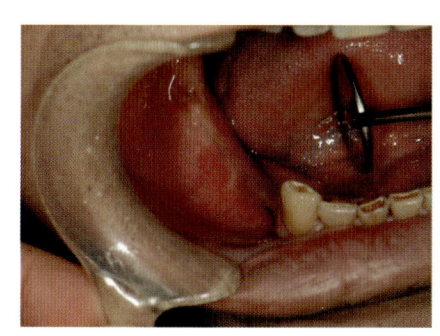

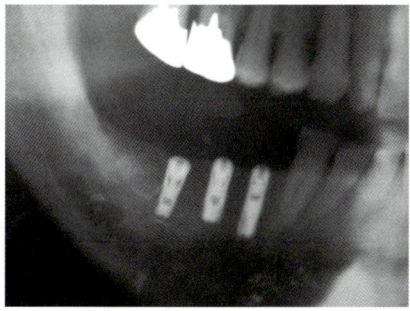

図1-7a　術前口腔内写真　　　　図1-7b　埋入直後X線写真．　　　図1-7c　感染来院時の口腔内写真
（田端俊元先生のご好意による）

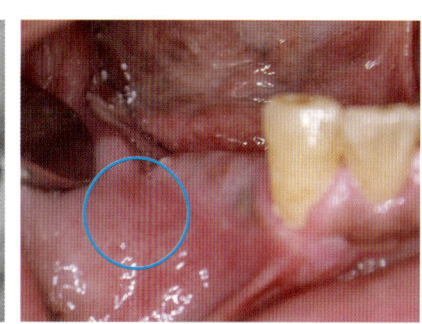

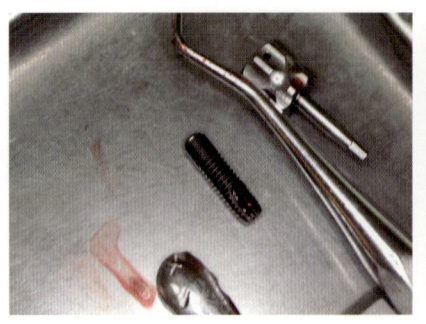

図1-7d 脱落した 5| フィクスチャー 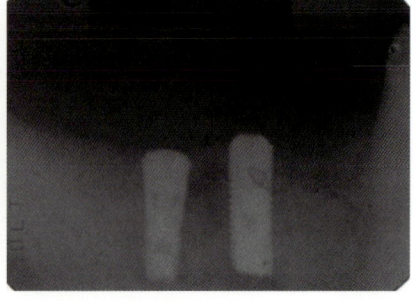　　図1-7e 除去直後のデンタルX線写真

2 粘膜哆開（裂開），骨露出 (wound margin separation)

　1次手術で2回法を選択した場合は，術後の腫脹や縫合部の創縁粘膜の壊死，そして不十分な縫合技術によって，術後に創が哆開（裂開）することがある．外科手術として創の哆開は重要な問題である．哆開によって骨の露出による自発痛や，ポケット形成による細菌感染を起こす可能性がある．

1 原　因

1）局　所
1. 付着歯肉の菲薄な症例
2. 埋入深度が浅いこと
3. 切開デザイン
4. 縫合のテクニック

2）全　身
1. 喫煙者
2. 糖尿病やリウマチ，ステロイド内服患者など免疫力低下の患者

〈局所的問題への対応〉

　a. 歯肉の薄い症例は，きれいな切開創でないと，術後に創の哆開，感染，疼痛などを起こすことがある．骨隆起が存在する症例や，高齢者では非常に歯肉が薄い場合がある．創縁を壊さないように剥離時に時間をかけて丁寧に行うことである．

　b. インプラント手術経験が浅い初級者の場合は，埋入深度はついつい浅めにな

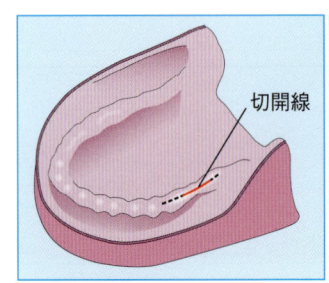

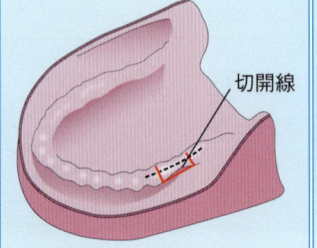

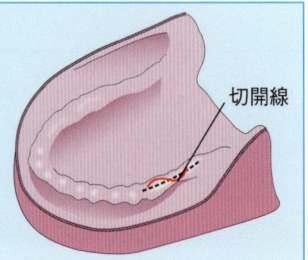

a：歯槽頂切開　　b：傍歯槽頂　　c：ひさし状切開　　d：蛇行切開

図2-1　切開デザイン　（Cranin ANら，1998[4]）より改変）

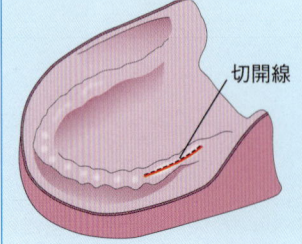

粘膜哆開（裂開），骨露出　101

りがちである．下顎管や上顎洞までの距離を考えているのであれば，無理をせずにワンサイズ短いフィクスチャーに変えて，骨縁までしっかり埋入することを勧める．

c. 切開デザインは，必要以上に縦切開を行うべきではないが，より血流を確保したいのであれば，切開の裾野を広げるデザインがよい．また以前はひさし状切開が多く用いられたが，文献的にも創の哆開が多いと報告されている．切開線は可能な限り歯槽頂切開がよい（**図2-1**）[4]．

2　対処法

哆開，骨露出が生じた場合，
・局所麻酔下による新鮮創縁の形成と再縫合処置（減張切開が必要な場合もある）
・2回法手術の場合は早期のヒーリングアバットメント装着によるポケット形成部の改善などを行う．

> **症例**
> 患者：66歳，女性
> 状況：インプラント埋入手術後早期にカバースクリューの露出

　図2-2のように比較的早期にカバースクリューが露出した場合は，少量の局所麻酔を行い，ヒーリングアバットメントに交換する．ポケットを形成することによる細菌の温床となることを防ぐためである．筆者は，手術直後であるとまだフィクスチャーのインテグ

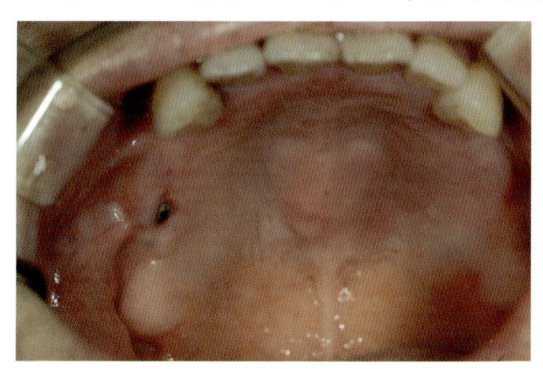

図2-2a　術後早期にカバースクリューが露出

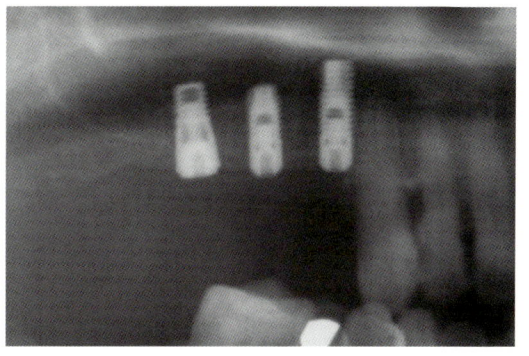

図2-2b　同症例のX線写真．6部のフィクスチャーの埋入深度が浅い

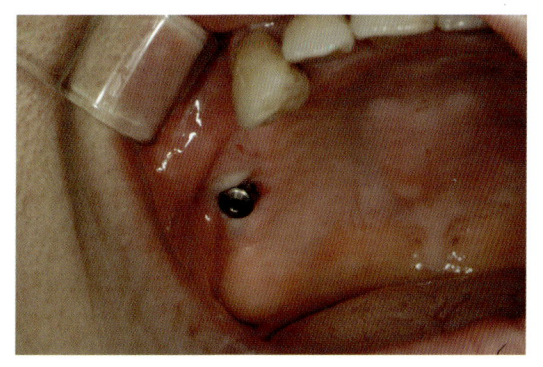

図2-2c　1カ月程度でヒーリングアバットメントに交換している

レーションが獲得されていないため，1カ月程度待機してからヒーリングアバットメントに交換している．もちろん，歯肉が薄く，埋入時の初期固定が得られており，口腔内のコンディションがよい症例などであれば，1回法の選択も1つの方法である．

3 インプラントの動揺，脱落（implant mobility）

　1次手術で1回法を選択した場合は，オッセオインテグレーションの獲得が得られないとフィクスチャーが動揺，脱落を起こす．筆者はフィクスチャー埋入時に初期固定が得られない場合は，2回法を選択している．しかし，2回法の場合は完全閉創しているために，オッセオインテグレーションを獲得しているか確実な診断はできない．デンタルX線写真などである程度は予想はできるが，2〜3カ月後に開創してみて脱落したということを数回経験している．

　時期的な原因として，以下2点があげられる．
　1. 埋入後早期の動揺：フィクスチャーのオッセオインテグレーションの獲得の失敗，初期感染，骨の過熱など
　2. 埋入後時間が経過してからの動揺：感染によるオッセオインテグレーションの破壊

　今回は術後の経過観察期間であるため，埋入後早期に脱落した症例を提示する．

症例
患者：60歳，女性
状況：埋入後に自然挺出してきたフィクスチャー（6部）（図3-1）

　6部のインプラントは，フィクスチャー埋入時にうっかりゴム手袋でフィクスチャーボディーを触ってしまった．それが原因であるかは不明だが，6カ月後に自然脱落を起こし

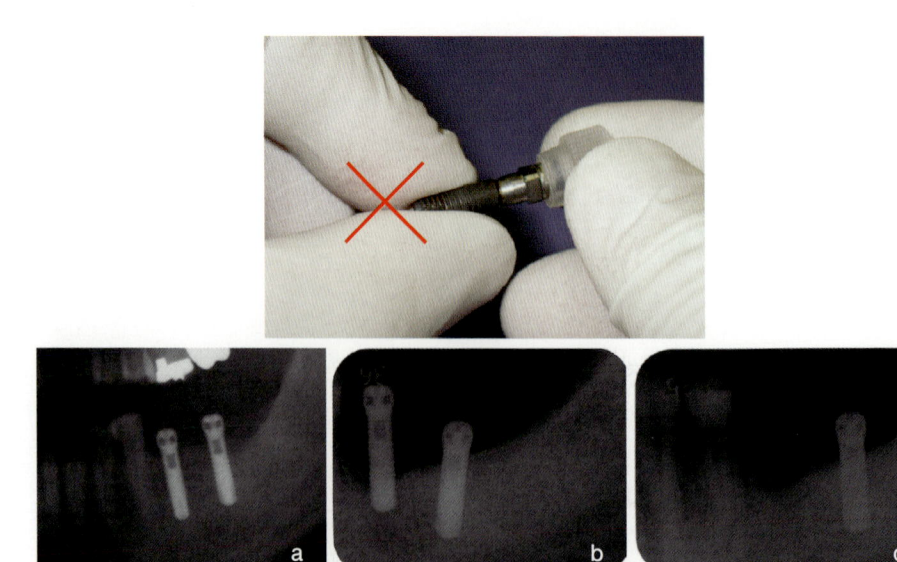

図3-1　フィクスチャー埋入前にフィクスチャーボディーを触ることは絶対にしてはいけない．同症例は再埋入を行い，オッセオインテグレーションは得られた
　a：埋入直後　b：4カ月後挺出してきた　c：6カ月後自然脱落した

ている．本症例のように骨表面に接する前に，フィクスチャー表面性状に何らかの異物が付着することによって，オッセオインテグレーション獲得失敗の原因になる可能性は十分にある．

　間違って触れてしまうことを当院でも起こしているが，その場合は，チタンボールにフィクスチャーを入れて，生理食塩水による十分な洗浄を行っている．フィクスチャーのラフサーフェス部が最初に触れるのは，血液か骨であることが望ましい．

4　血腫（hematoma formation）

　術後から内出血に伴う血腫や，腫脹に伴う浮腫などが発現する．程度の差はさまざまで，患者サイドの想定外の範囲になると不快感を感じることもある．あらかじめ術前にどの程度の腫れや内出血斑が出現するかを説明しておいた方がよい．組織侵襲に対する反応であるので，必ず消退することを説明し安心してもらう．多量の血腫形成は感染源にならないかどうか，十分に確認しておく必要がある．

・さまざまな血腫症例

　図4-1は55歳女性で，左側下顎臼歯部の3本埋入した後に起こった口腔底血腫症例である．

　図4-2は右上顎にオステオトームテクニックを用いた2本のインプラント埋入後である．頰部隙を経由して内出血が波及することがある．上顎の手術でも血腫形成は顎下および頸部に起こりえることを術前に説明しておく必要がある．

　図4-3は前歯部4本埋入の患者である．眼窩周囲まで血腫を起こしている．

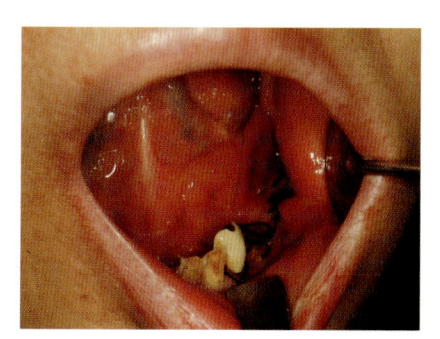

図4-1　埋入後口底血腫

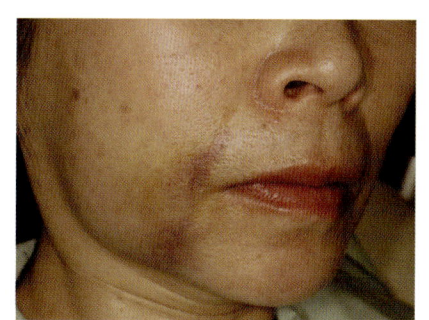

図4-2　上顎右側ソケットリフト後血腫

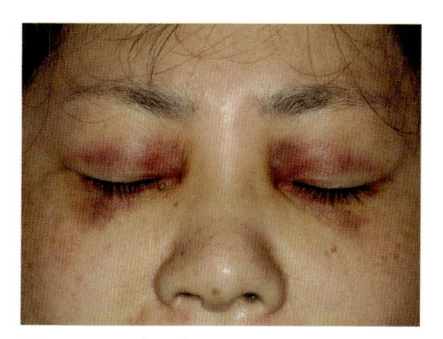

図4-3　2̱1̱|1̱2̱部の埋入1週間後

5 慢性痛 (chronic pain)

　Spiekermann Hら[5]は，インプラントが下顎管に近い位置に埋入された場合において，インプラントに負荷がかかった時や，あるいは力を加えなくても慢性痛を起こすことがあると言及している．同様の患者が来院することもあるが，フィクスチャー埋入後の原因不明の疼痛を訴えてくる患者もいる．X線上では全く問題がないのだが，切開デザインなのか，ドリリング時の侵襲なのかはわからないことが多い．明らかに神経を損傷している場合を除いて，通常は数カ月間の経過観察を行っている．

> **症例**
> 患者：66歳，女性
> 主訴：時々出現する疼痛がある（図5-1, 2）

　6|部のインプラントがオトガイ孔近くに接触している可能性が疑われた．それに加えて近心カンチレバーの補綴設計のため，咬合時に何らかの刺激があるとも考えられる．対処法としてはインプラント除去が確実だと思うが，患者が希望されない場合は咬合調整や図5-2のようにナイトガードの装着なども1つの手段と考えられる．

　図5-3のようにブレードインプラントはオッセオインテグレーションをしていないため，動揺，沈下によって慢性痛が引き起こされることがあった．現在のオッセオインテグレーテッドインプラントのタイプは，インテグレーションをしていれば沈下することはないため，フィクスチャー下部が下顎管に直接触れていないと起こりにくいと考えられる．頭痛が起こる場合は関連痛も十分に考えられるが，顎関節症や歯牙が原因となる関連痛も鑑別診断に入れておく必要があるだろう．

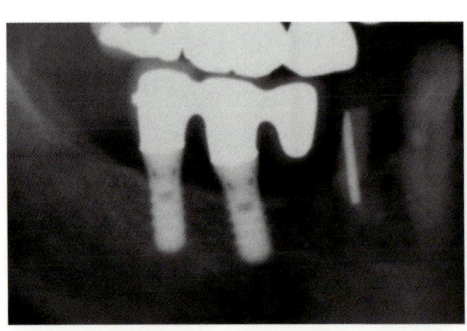

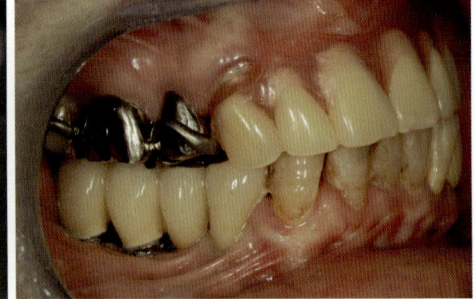

図5-1　慢性痛患者の口腔写真

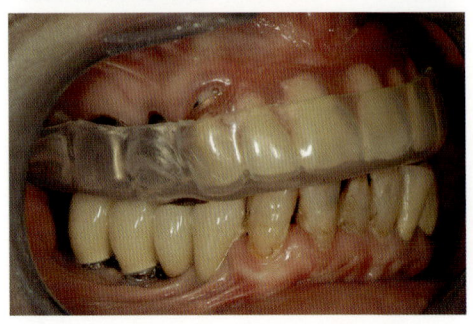

図5-2　慢性痛に対するソフトシーネ．5|が接触しないように設計している

慢性痛

症例 患者：54歳，女性
主訴：インプラント周囲の疼痛（図5-3）

下顎骨が炎症にて吸収しフィクスチャーが沈下して下顎管に接触している場合は，細心の注意を払って処置に臨む．

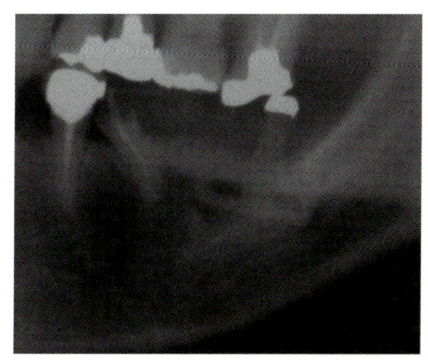

図5-3a　ブレード沈下による疼痛 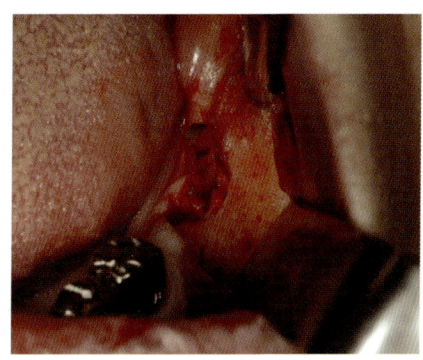　　図5-3b　粘膜骨膜弁剥離 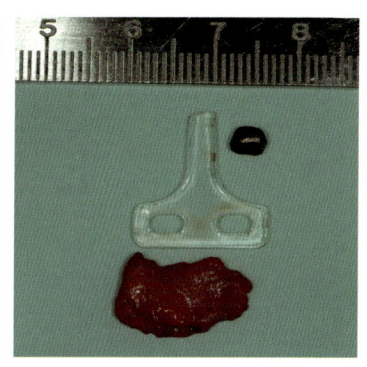　　図5-3c　摘出したブレードと肉芽組織

症例 患者：58歳，女性
主訴：埋入後から疼痛が消えない（図5-4）

上顎骨には下歯槽神経のような大きな神経はない．まれにだが，インプラント埋入後の疼痛を訴えてくる患者がいる．

筆者の私見であるが，末梢の神経組織にインプラントフィクスチャーが接触しているためか，あるいはドリリング時に歯槽枝の末梢神経を損傷することによって起こる痛みの残存なのかもしれない．このようなケースは数カ月の間に痛みが消失していくことがほとんどである．この症例も数年後に別の主訴で来院したが完治していた．やはり6カ月程度は時間がかかったとのことであった．

他の症例にてひさし状切開（本章図2-1c参照）を行った症例などでも来院されたことがある．そのケースは，下顎小臼歯部にて頰側に近遠心切開部を設定しており，弁の牽引処置などによってオトガイ孔の近くを鈍的に損傷したのかもしれない．このケースも長く疼痛が持続し，大学病院歯科麻酔科にセカンドオピニオンに行かれたこともあった．

〈対　策〉
1. 下顎管との接触に関しては画像（単純X線，CT）検査にて精査の後，接触が強く疑われた場合は早めに除去あるいは浅めの埋入に変更する
2. 明らかな神経損傷がないと考えられる場合は，患者に状況を十分に説明の後，数カ月程度様子をみる

ビタミンB_{12}製剤などの投薬もしてみるのも1つの方法であると考えられる．我々術者側が焦ってしまうと患者はより不安になる．「問題がないです」の一点張りではなく，「X線写真では神経の損傷は認めませんので経過をみていきましょう」と，安心させることも重要である．

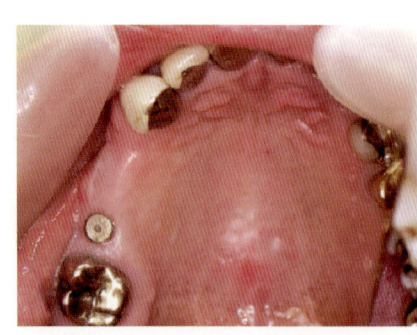

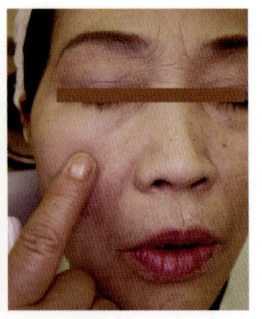

図5-4 インプラント埋入後に起こった三叉神経痛．約6カ月で寛解した

6　薬疹 (drug eruption)

　　フィクスチャー埋入手術は，少なくとも数種類の薬剤を使用する．局所麻酔剤，鎮静法を併用した場合は鎮静剤，そして術後の抗菌剤と消炎鎮痛剤である．薬疹は薬剤によって引き起こされる皮膚粘膜障害である．薬剤投与後に出現した皮疹は一度は薬疹を疑うべきである．しかし薬疹を予想することは不可能に近い．患者には薬剤内服後の異常についてはすぐに連絡する必要性を伝えておく．いくつかの症状があり，軽症から重症までさまざまである．

　主な薬疹は，
- 紅斑丘疹型薬疹
- 多形滲出性紅斑
- 扁平苔癬型
- 固定疹型
- 蕁麻疹型
- スティーブンス・ジョンソン症候群（SJS）（皮膚粘膜眼症候群）
- ライエル症候群（中毒性表皮壊死融解症）
- 薬剤性過敏症症候群（DIHS）

などがある．

　薬疹を発症した[6]場合は速やかに皮膚科医に紹介する．

症例
患者：74歳，女性，紅斑丘疹型薬疹（図6-1）
主訴：インプラント手術後に薬を内服後，手の発赤とかゆみ

　患者はインプラント手術終了後に（消炎鎮痛剤：NSAIDs）と抗菌剤（ペニシリン系）を内服した．その後，全身に膨疹と手の発赤が出現したため，本院救急外来を受診（紹介）した．静脈確保後に肝機能改善薬などを投薬して改善した．

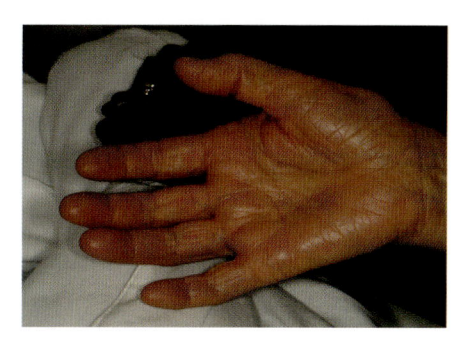

図6-1 紅斑丘疹型薬疹

> **症例**
> 患者：28歳，男性，多形滲出性紅斑（図6-2）
> 状況：上顎右側第二小臼歯転位歯の抜歯後の抗菌剤にて症状出現

　患者は抜歯後のセフェム系抗菌薬の内服後に発症した．手足に，左右対称性に赤い円形の発疹が平らに盛り上がり，発熱，関節痛や粘膜のただれが起きることもある．通常粘膜疹は少ないといわれ，あっても口腔内に多少出る程度とされている．

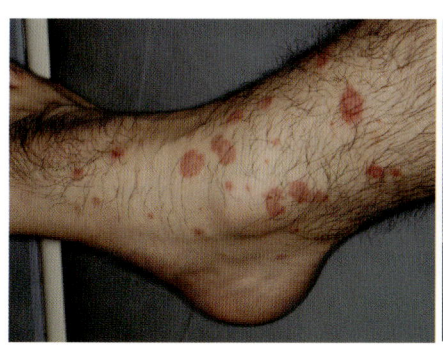

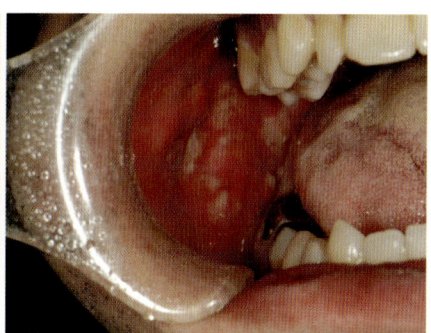

図6-2 多形滲出性紅斑型

> **症例**
> 患者：20歳代，女性
> 状況：スティーブンス・ジョンソン症候群（皮膚粘膜眼症候群）

　ニューキノロン系抗菌剤内服にて発症．眼症状も強く皮膚科対診にてSJSの診断を得た（図6-3）．
　多形滲出性紅斑の重症型．高熱，倦怠感，咽頭痛そして口腔内や眼部にも発疹ができる．放置しておくと重症化や視力障害が出現する．

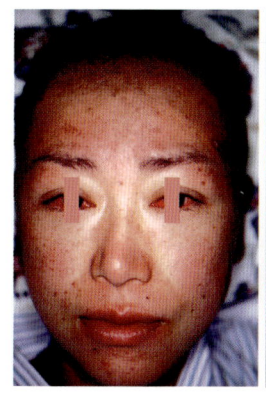

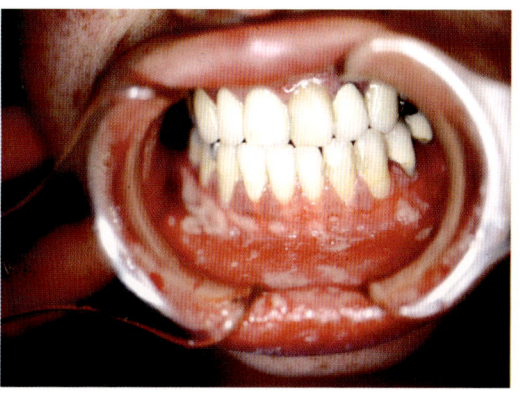

図6-3 スティーブンス・ジョンソン症候群

> **症例** 患者：53歳，男性：薬剤性過敏症症候群（DIHS）
> 主訴：多発性口内炎が出現（図6-4）

　テグレトール®内服後2週間で発症している．患者自身または他の医療機関も内服後からの時間が経過しているため，薬疹を疑わなかった．このDIHS（drug induced hypersensitivity syndrome）は最近注目されている薬疹の1つで，限られた薬剤投与後に遅発性に生じ，急速に拡大する紅斑が原因薬剤中止後も2週間以上遷延する．所見として，38℃以上の発熱，肝機能障害などである．

　また，血液学的異常として白血球増多（11,000/mm³以上），異型リンパ球の出現（5%以上），好酸球増多（1,500/mm³以上）などがある．体内でHHV-6の再活性化が原因になって悪化してしまうものである[7]．ほとんどの症例で問題はないが，アレルギー歴の既往がある場合で，術後に薬剤投与をする場合は，注意深く観察しておくことである．

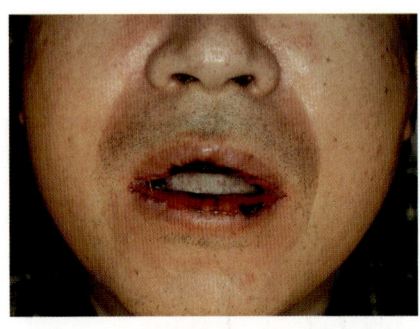

図6-4a　初診時顔貌．口唇に特徴的な痂皮を認める

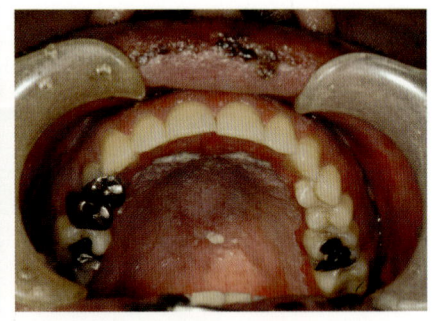

図6-4b　テグレトール内服2週間後（初診時所見）

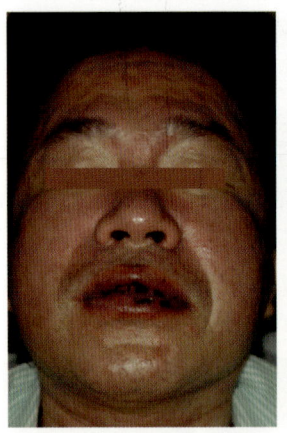

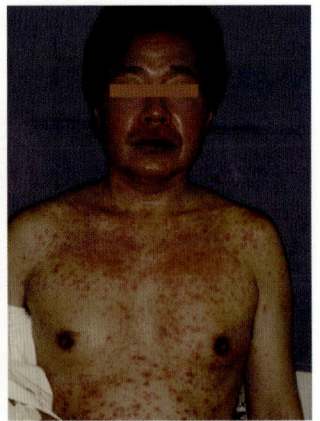

図6-4c　顔面腫脹の出現（3日後）

図6-4d　3日後全身に発疹が広がる．体幹に多形紅斑を認める

〈参考文献〉

1) 稲田英一：麻酔への知的アプローチ，第7版．日本医事新報社，東京，2009.
2) 宮崎　正：口腔外科学，第2版．医歯薬出版，東京，2000.
3) Roberts GJ, et al：Dental Bacteremia in Children. Pediatric Cardiol 18 (1)：24-27, 1997.
4) Crain AN, Sirakian A, et al：The role of incision design and location in the healing processes of albeolar ridge. Int J Oral Maxillofac Implants 13 (4), 1998.
5) Spiekermann H, et al：Implantology. Thieme, New York, 1995.
6) 諏訪部寿子，川久保洋：薬疹をどのように診るか．Clinical Derma 10 (4) 7-8, 2008.
7) 相原道子：重傷薬疹をどのように診るか．Clinical Derma 9 (4), 2007.

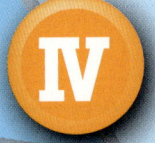

IV 補綴処置に伴う併発症

　手術手技はミリ単位の仕事ではあるが，咬合については天然歯と同様に，インプラント治療においても数十ミクロンの仕事をしなくてはならない[1]．インプラントの咬合においてどの下顎位が最善であるかは，患者個々の特性を見極めて治療にあたる必要がある．天然歯とは違った，インプラント特有の歯根膜がない状況を考えた補綴処置が望ましい．
　修復治療（咬合再構成治療）を分類すると下記になる[2]．
　Class I：保存修復
　Class II：クラウン・ブリッジ
　Class III：オクルーザルリコンストラクション
　Class IV：歯周補綴
　山崎[3]はこのうち II～IV のステージでインプラントが適応されると述べているが，Class III，IV については高度な治療技術が求められ，またインプラント補綴理論自体がまだ確立されていないため，初心者および初級者にとってはさまざまな苦労や併発症が起こる可能性がある．
　歯根膜のないインプラント補綴物は天然歯と違い，生理的な歯牙の移動がない．つまり，天然歯の中にあるインプラント補綴物は動かぬ城であり，まわりの景色が経年的に変化をしていくわけである．無理な咬合であれば対合の天然歯が壊れ，歯周病があれば隣在歯は移動し，インプラント補綴物との間に歯間空隙ができる．転位歯などを抜歯してインプラントに置き換える先生もおられるが，果たしてそれが最善の策なのであろうか．そのような治療を勧められたとしてセカンドオピニオンを求める患者も多いが，MTM を行ってでも移動させた天然歯に勝るものはないと考える．
　インプラント補綴の最大の長所は，ブリッジや部分床義歯とは違い残存歯に負担をかけないことであり，隣接あるいは他部位の天然歯の負担を軽減することによって，長持ちをさせるということではないだろうか[4]．
　補綴処置やメンテナンスに関する併発症は，補綴処置中に起こる誤嚥や印象採得時のエラー，補綴物装着後のメンテナンス期間に起こるスクリューやポーセレン，ハイブリッドレジンの破折，そして，歯肉退縮などの審美障害やインプラント周囲炎などがある．現在では，フィクスチャーがオッセオインテグレーションすることが成功の大半を占めるのではなく，しっかりと咬合ができて，長期間機能することで初めてゴールになるとされる．
　現在のインプラントパーツはさまざまな検証が行われており，補綴の簡便さや精度の向上を感じるユーザーも多いと思われる．しかしながら口腔内の荷重と細菌感染という劣悪なコンディションにおいて，たとえ強度のある金属といえども，何の問題もなく長期にわたって機能を続けていくということは，至難の技と考えられる．また，インプラント補綴物のパーツは非常に小さく，処置時の誤嚥などには細心の注意を払う必要がある．

1 誤嚥，誤飲

1 原因

　口腔という非常に小さな空間を治療している歯科医師は，常に材料の誤嚥，誤飲をさせてしまう危険性をはらんでいると考えて治療にあたらなくてはならない．筆者も救急病院に長く勤務していて，毎年さまざまな誤嚥，誤飲患者をみる機会がある．主にクラウンやインレーなどであるが，部分床義歯なども意外と多い．特にインプラントパーツは，アバットメントスクリューや印象用のピックアップなど非常に小さなものが多い．また，唾液などで湿潤したゴム手袋であるとインプラントドライバーなどは非常に滑りやすい．

　もし万が一，誤嚥，誤飲させてしまった場合は，必ずしかるべき施設にて胸部，腹部あるいは咽頭部のＸ線を撮る必要がある．立木ら[5]は誤飲した胃腸異物は，全例は出てこないことも報告している．また，肺に入っている場合もあるため，症状がなくても精査は必要であろう．

2 異物の場所

　誤嚥，誤飲に伴う異物は主に以下の3カ所にあると想定できる．
　1. 咽頭，食道異物　→　異物感が大きい．食道の通過障害と痛みなどを認める
　2. 気道（気管・気管支）異物　→　吸入直後に咳嗽反射を通常は認める（高齢者ではない場合もある）．大きな気管異物であると窒息，チアノーゼを起こす
　3. 胃腸異物　→　症状はほとんどない

3 誤嚥，誤飲しやすいインプラントパーツおよび状況

　誤嚥，誤飲しやすいインプラントパーツおよび状況を図1-1に表した．
　特に，ヒーリングアバットメントやオーバーデンチャー用のアバットメントなどは，緩んでいると患者自身が食事中に誤飲してしまうことがある．テンポラリークラウンなどはＸ線造影性がなく，直接内視鏡で検査をしなくてはならない場合もあり，細心の注意を払う必要があると考えられる．ヒーリングアバットメントなども適正トルクによる十分な締めつけを忘れないようにする．

- カバースクリュー，ヒーリングアバットメント：装着および脱着時
- アバットメントスクリューなど：アバットメント装着時，メンテナンス時
- 印象用ピックアップ：印象採得のための試適時
- ボールアバットメントやマグネットアバットメント：装着時
- スクリュードライバー：スクリュー締めつけ時など
- 最終補綴物，プロビジョナル：試適時，装着時など

図1-1　誤嚥，誤飲しやすいインプラントパーツおよび状況

4 インプラントパーツの誤嚥，誤飲が疑われた場合の対処法

1. 舌根部にパーツなどが残っていないかを確認する
2. 速やかにチェアーを起こしてみて，咽頭部に違和感がないかを確認し，咳をしてもらう
3. みつからない場合は，胸腹部などのX線写真を撮ってくれる施設（近内科，整形外科や総合病院，大学病院など）に連絡を入れて速やかに転院させる

また，咽頭食道異物であるが，図1-2のように咽頭から食道にかけて3つの狭窄部がある．生理的第1狭窄部（食道入り口部，喉頭蓋付近），生理的第2狭窄部（大動脈および左気管支による圧迫部，気管支が左右に分岐する少し上の位置），生理的第3狭窄部（食道胃接合部）である．筆者の経験では，第1狭窄部を越えた場合は，ほとんどが胃に入っている．

インプラントのパーツは小さいため，気管から肺に入るリスクも十分に考えなくてはならない．図1-3は3歯分のブリッジの誤嚥症例である．土曜日午後の忙しい時間での併発症であるが，咳嗽反射はなかった．そのまま放置していれば医療事故になった可能性が高い．面倒ではあるが確認を怠らないことである．

図1-4,5の患者は，アンレーが破折しており，消化管内部粘膜を損傷してしまう可能性があるため，緊急で内視鏡摘出を行った．

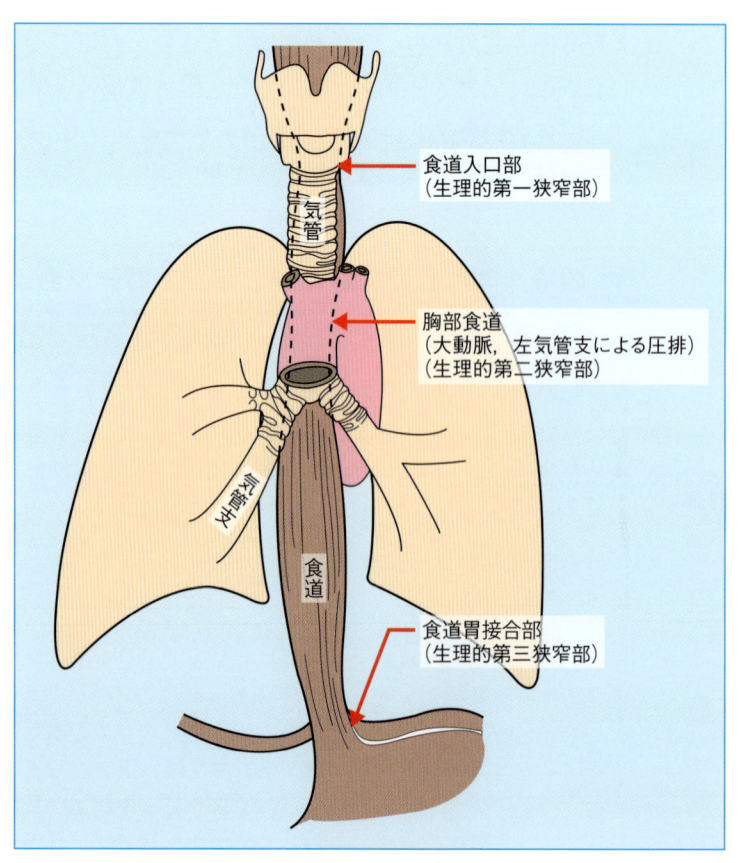

図1-2 誤飲した物が留まりやすい場所（矢印）
（加我君孝ほか，2002[6]）より改変）

食道および胃に異物の存在が予想される場合は，消化器外科などに紹介をする．第2狭窄部は小児患者だと10円玉と100円玉が多い[5, 6]とのことで，このような円形の補綴物であると重量も軽いため，この部位で停滞したのかもしれない．

図1-3のように肺への誤嚥症例については呼吸器科に紹介し，気管支鏡（図1-6）にて摘出をしてもらう．

気管支異物の頻度は右側＞左側である．理由は右側気管支が角度的に落ちやすい．図1-3の事例は気管からすぐに気管支に落ちたので，逆に気道確保が左側でできたので運がよかった事例と筆者は考えた．もし窒息症状を認めた場合は，尻餅をわざとつかせて，気管異物をわざと気管支に落とし込むか，逆立ちをしてもらう（小児だと逆さに吊す）などの応急処置をしなくてはならない．それでもチアノーゼが回復しない場合は，トラヘルパー®（輪状甲状靱帯穿刺針，（株）トップ）のような緊急用の気管穿刺針か18G以上の針を数本，輪状甲状間膜に穿刺する（図1-7）．

図1-8は気管入り口にラバーダムクランプが停滞しており，耳鼻咽喉科外来にて迅速に摘出してもらった．第1狭窄部は気道にも関与しているため，迅速な対応が重要である．気道閉塞は命を脅かす要因になる．

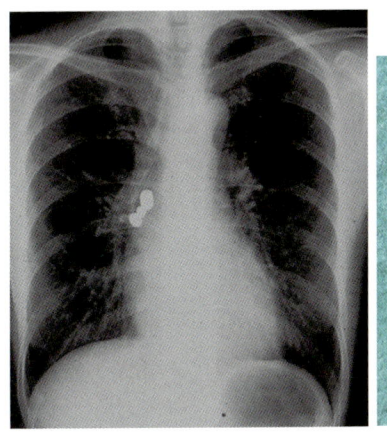

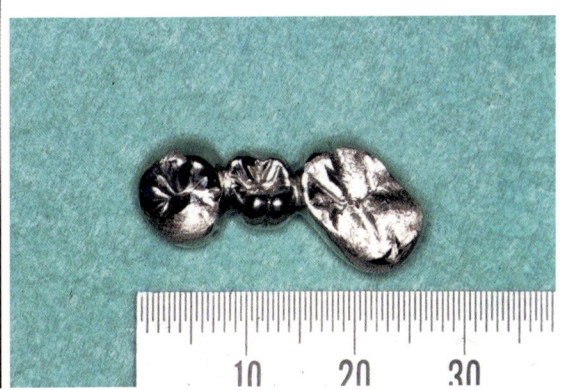

図1-3　60代男性．気管支異物．ブリッジ肺迷入（症状なし）．右：摘出したブリッジ．気管支および肺への誤嚥については呼吸器科に紹介し，気管支鏡にて摘出をしてもらう

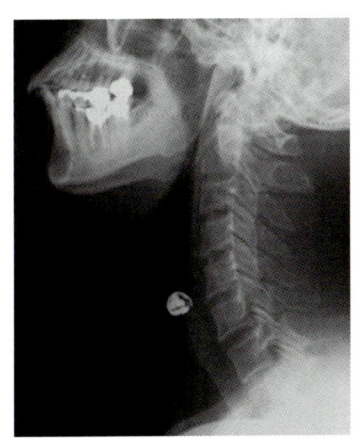

図1-4　55歳男性．食道異物．治療中のアンレー誤飲：第2狭窄部上

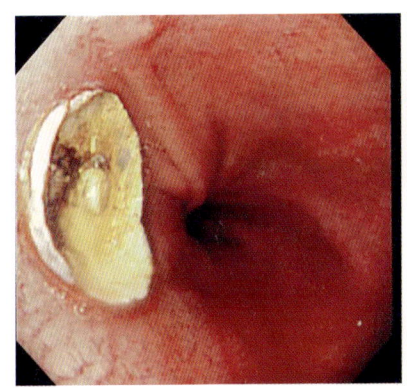

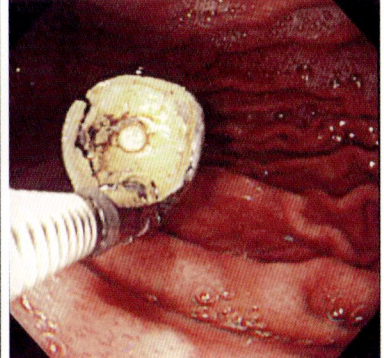

図1-5　消化器外科にて内視鏡摘出（渡辺繁先生のご好意による）

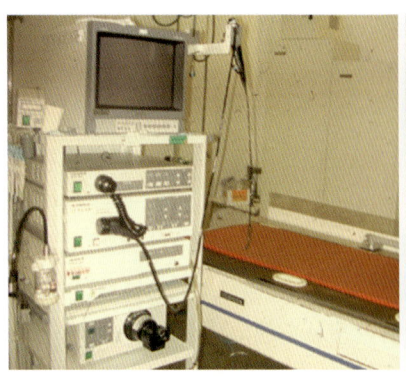

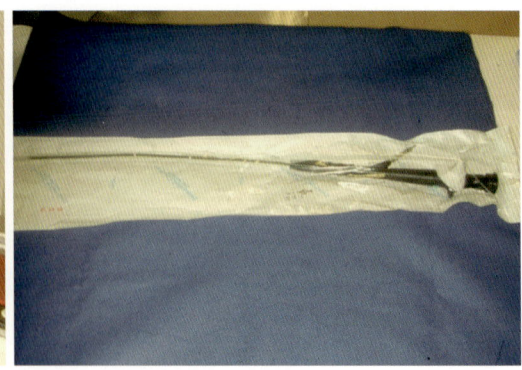

図1-6　気管支鏡（横浜労災病院救急部）

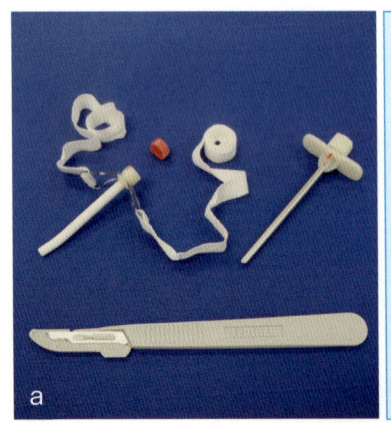

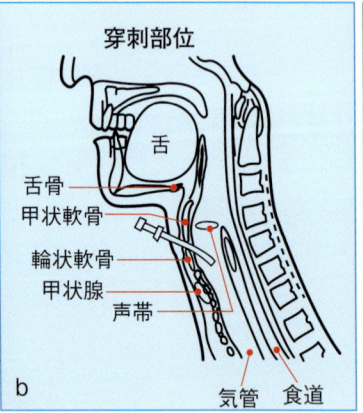

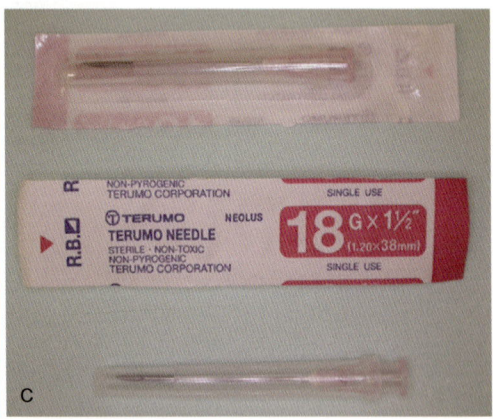

図1-7　トラヘルパー®（a）と輪状甲状間膜穿刺の部位（b）および，いざという時の18ゲージ針（c）

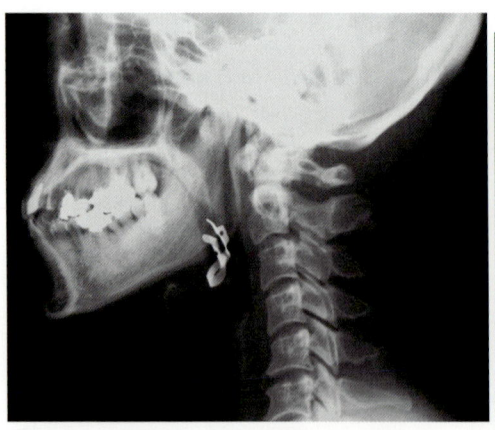

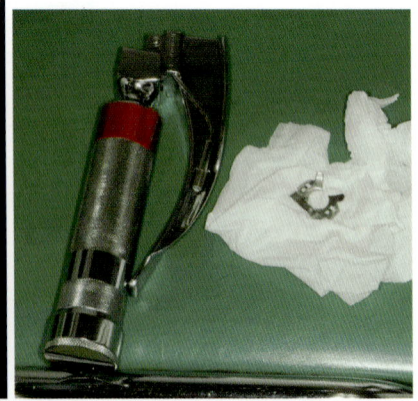

図1-8　咽頭異物．第1狭窄部上部で停滞しているラバーダムクランプ．緊急時の紹介先：耳鼻咽喉科（赤澤吉弘先生のご好意による）

5 症例

患者：65歳，女性
主訴：誤飲異物のＸ線による精査（図1-9）

インプラント補綴中にアバットメントを誤って飲ませてしまった．患者自身の自覚症状はない．胸部，腹部のＸ線検査を行い，胃に異物を確認できた．数日後に再度大腸，直腸部の確認をＸ線写真で行った．

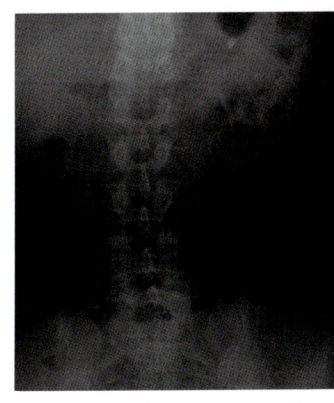

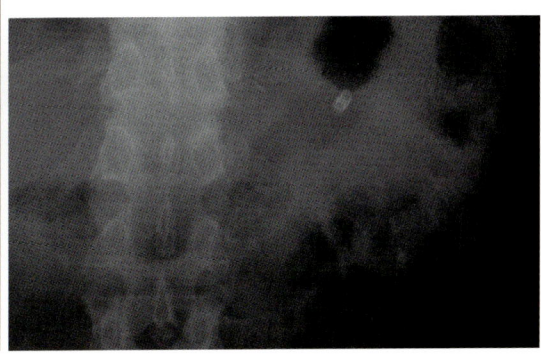

図1-9 アバットメント誤飲．この程度の大きさであれば，自然排泄される可能性は高い．しかし，しっかりとした経過観察を行う

立木ら[5]の報告では，胃腸異物80例の転帰で78例中，翌々日までに85.9％が排出されているが，2例は手術（1例開腹，1例皮切）にいたったと報告している．また患者の年齢や異物の種類，大小には無関係であり，義歯6例は全て排泄している．もちろん最悪の状況を考えて，十分なレントゲンによる経過を追う必要がある．

患者：61歳，女性
主訴：76|部分床義歯の誤飲（当院で製作）

部分床義歯を誤飲（図1-10）．この症例では，このまま自然排泄をした．クラスプが両端にあり，こういうケースは腸内に留まってしまう可能性もあるので，しっかり確認しておく必要がある．

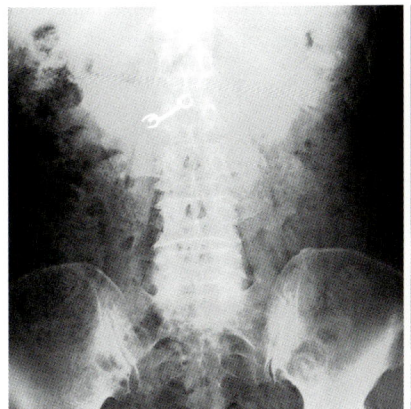

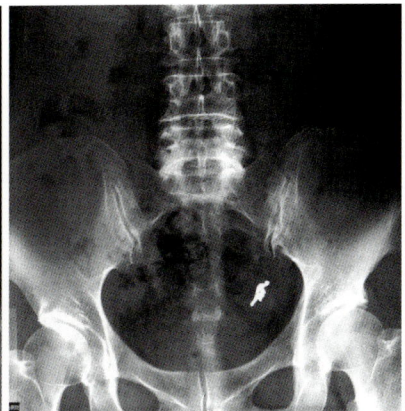

図1-10 76|欠損の部分床義歯の誤飲．右図は40時間後

症例：誤飲したブリッジ．開腹手術になった（図1-11）

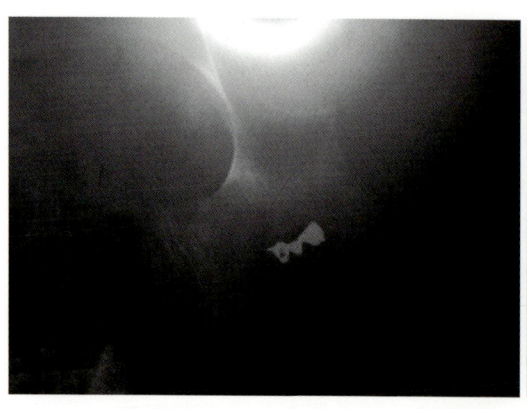

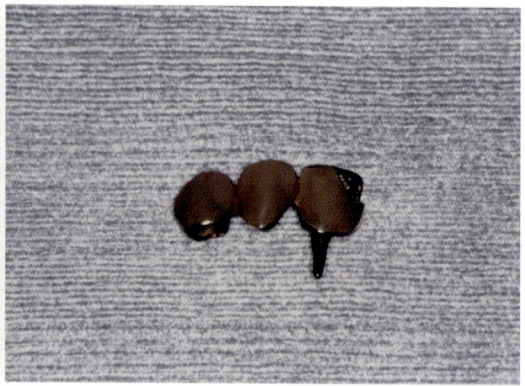

図1-11　開腹手術になった誤飲ブリッジ．ポストによる引っかかりが原因と考えられた

6 対策および予防

1. 歯科材料の誤嚥，誤飲を起こしてしまった時は，まず自院でなにができるのかを寸時に判断し，状況によっては速やかに医科にご紹介する
2. チアノーゼ，窒息症状を起こした場合は，緊急対応できる知識や簡易酸素ボンベなども用意しておく
3. 患者の症状が落ち着いており，状況により遠くの総合病院や大学病院への通院が困難な場合は，近くのクリニックに相談のうえ，診断をしてもらうだけでも十分なことが多い
4. 患者には現時点での状況説明をしっかり行い，適切に対処すれば全く問題はないことを説明する
5. 胃に入ってしまった場合は，便を翌日以降にチェックをしてもらう
6. メーカーによってはデンタルフロスや絹糸などを通すことによって誤嚥，誤飲予防の工夫がされている場合もある（図1-12）．それらをできるだけ活用してみるのもよい

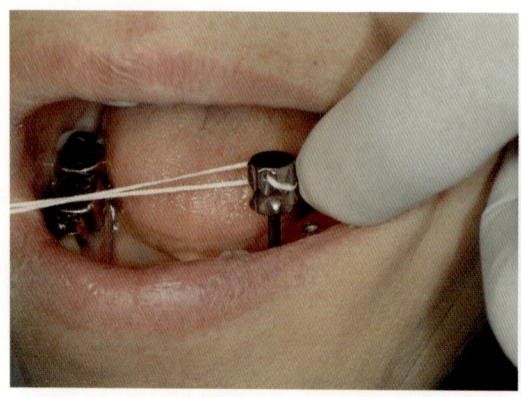

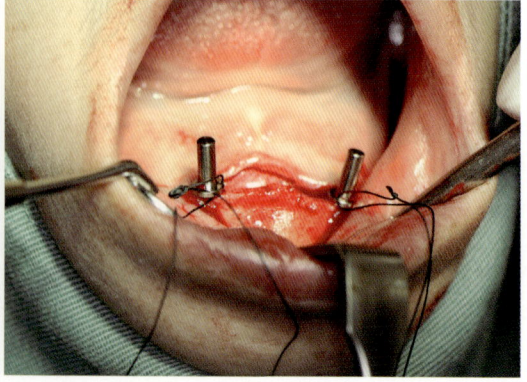

図1-12　フロス，絹糸を用いた誤嚥の予防
（症例右は74歳女性手術中．須田孝則先生のご好意による）

2 過重トルクによるアバットメントおよびスクリューの破損

1 原因

不適正なトルクをかけることによって，ネジやアバットメントが破折してしまうことがある．アバットメントスクリューが破折した場合は，探針やメーカー発売のスクリュー除去ツールなどで反時計回りに回転させて除去する（図2-1）．

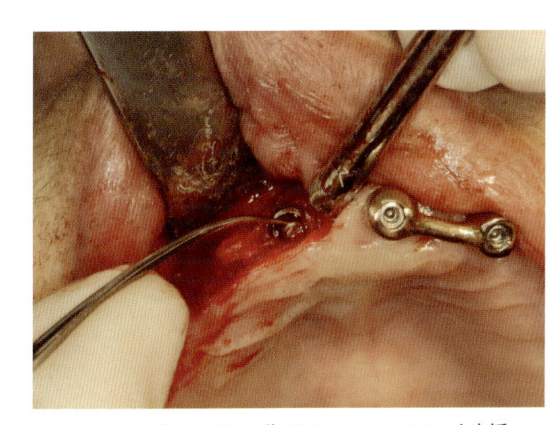

図2-1 アバットメント先のスクリューのみが破折

2 予防

メーカー推奨の適正なトルクを心がける（図2-2）．トルクレンチによっては定期的なメンテナンス（注油）をしないと，適正なトルク値が出ない場合があるので注意する．

また，バネ式のトルクレンチ（図2-3）は，初心者の場合，間違って本体を回して100N以上のトルクをかけてしまうことも考えられるので，メーカーの説明書をしっかり読んで行う．

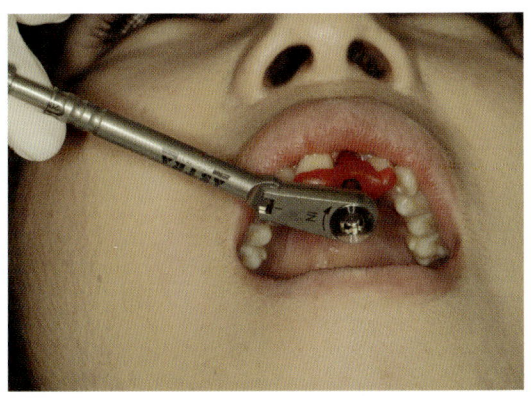

図2-2 折れ曲がるトルクレンチの場合は，注油などのメンテナンスをしっかり行う必要がある

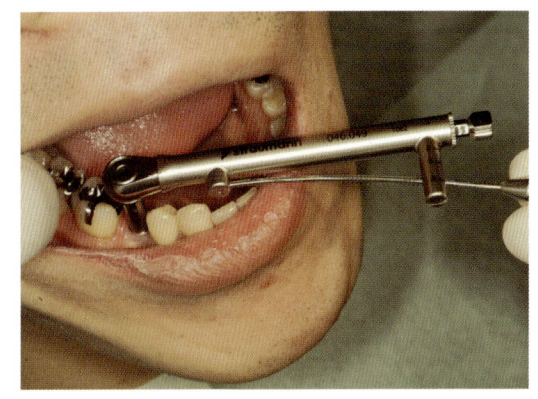

図2-3 バネ式のトルクレンチは，バネ部分を掴んでトルク値のメモリのところまでを回転してトルクをかける

3 印象採得におけるエラー

　インプラント補綴の技工においては"遊び"がない．そのため精度の高い技工技術が要求されるし，施術サイドも注意深く行う必要がある．

1）フィクスチャーレベルでの印象採得エラー（ツーピースインプラント）

　フィクスチャーインプレッションがしっかり入っていない場合は，できあがりのアバットメントが深めに入ってしまうため，プロビジョナルの調整が必要なる．
　回転防止機構が付与されているフィクスチャーの印象においては，しっかりと装着されているかを何度も確認する．

2）アバットメントレベルでの印象採得エラー

　アバットメントのコーピングを印象採得に併用する場合は，マージンの精度は高いが浮き上がりによる完成補綴物の不適合が起こりえる．また，クローズドトレーによる印象採得時にトレーの干渉によるピックアップのずれを生じることがあるので注意する．

3）ポンティックなどのアンダーカットの存在によるトレーの除去困難

　対策：印象採得時にはアンダーカット部にユーティリティーワックスを利用して，印象トレーの撤去を行いやすいようにする．

症例　患者：60歳，男性
　　　状況：試適時に補綴物が動揺する

　最終印象時のコーピングの浮き上がりによる最終補綴物の不適合がみられた（図3-1〜3）ので，補綴物を再製作した（図3-4〜8）．

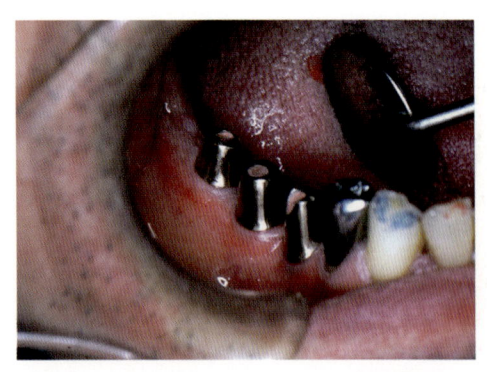

図3-1　プレパブルアバットメント装着時

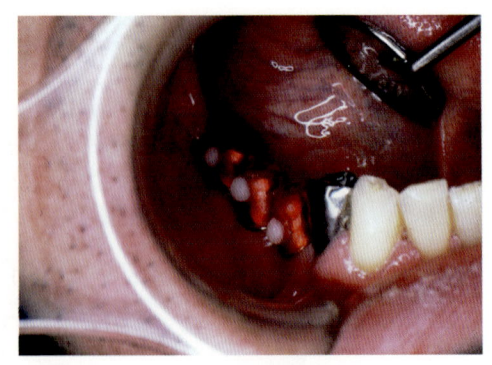

図3-2　アバットメント印象用コーピングを装着

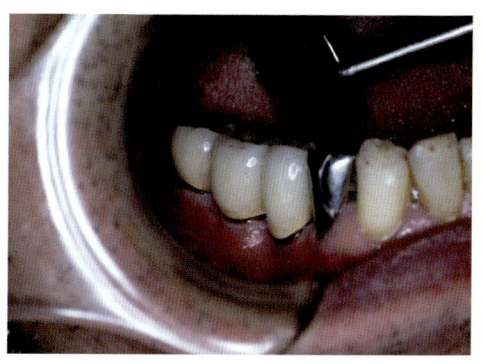

図3-3　上部構造装着時に一部に浮き上がり，がたつきがある

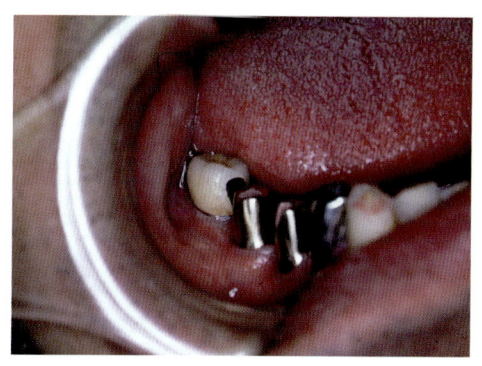

図3-4　チェアーサイドにて最終補綴物を切断する

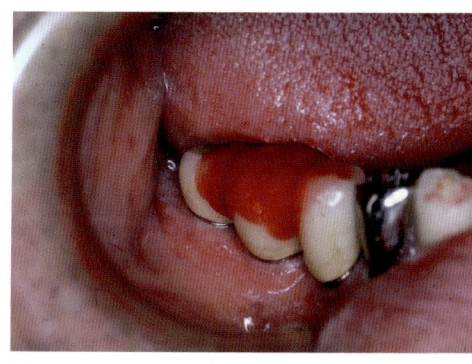

図3-5　しっかり装着したところで，パターンレジンで固定する

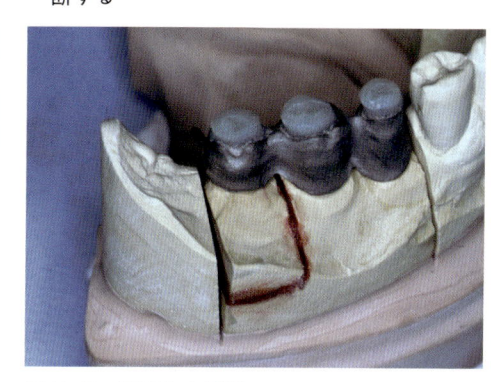

図3-6　修正した模型

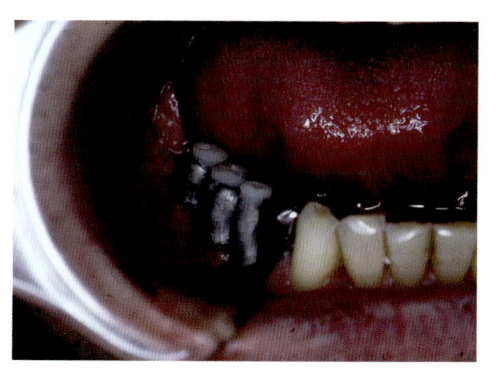

図3-7　再度メタルフレームから試適確認

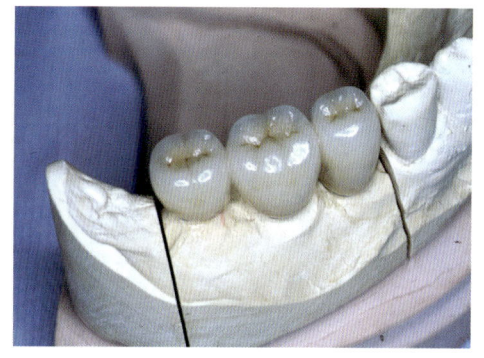

図3-8　最終の上部構造

4　連結したインプラント上部構造におけるスクリュー固定時の疼痛

　ボーンアンカードブリッジで複数のフィクスチャーをスクリューで固定する場合は，セメントによる遊びがないために，かなりの技工精度を要する．図4-1のように，ネジ固定式は上部構造装着時に少しの誤差があっても，固定時に一部応力が集中する．スクリュー固定時に疼痛を感じる場合は，メタルフレームを切断して，再固定を口腔内で行う（図4-2）．
　また，多部位における固定は，車のタイヤ交換と同じように，隣から順に締めていくのではなくて，離れた部位から交互に締めていく（図4-3）．

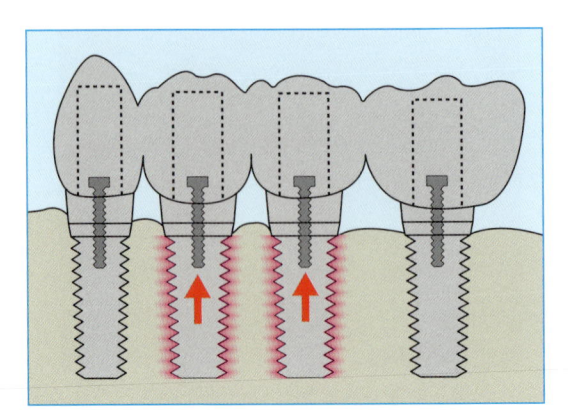

図4-1　ネジ固定時の応力集中（不適合部位）

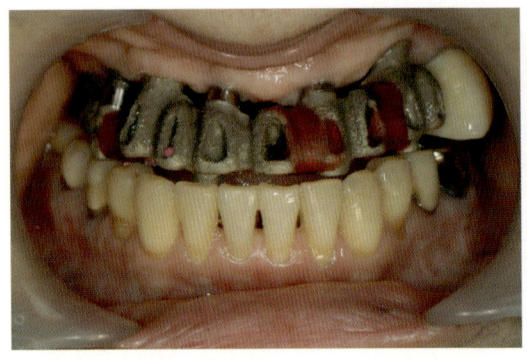

図4-2a　口腔内で試適をを行い，ひずみがある部位は切断しパターンレジンで再度位置決めをする

図4-2b　固定を行う

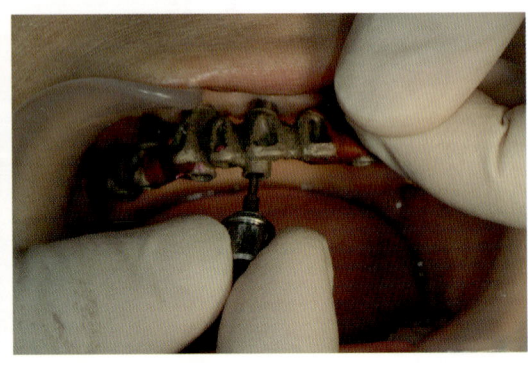

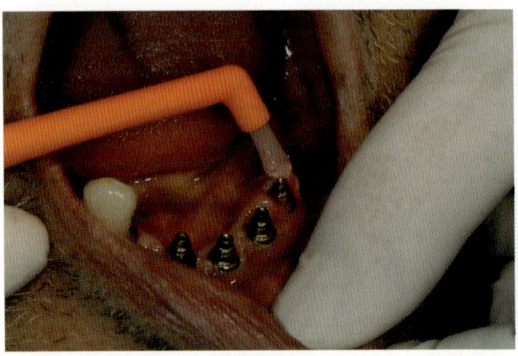

図4-3a　スクリュー固定前に清掃する

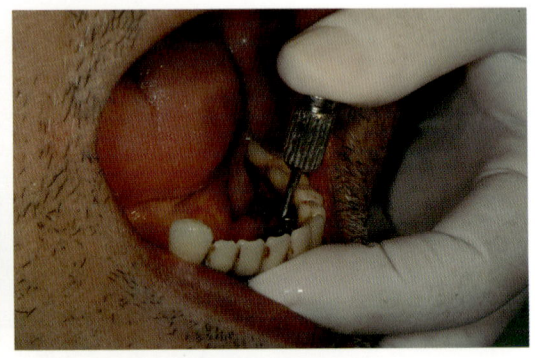

図4-3b　まず左側前歯部を締める

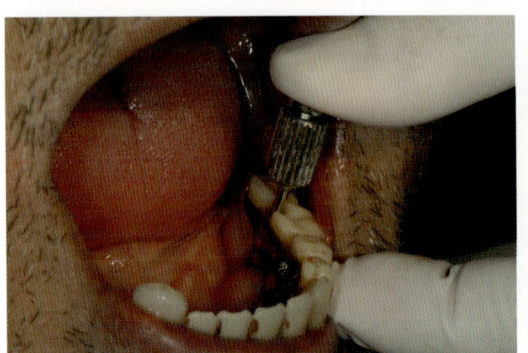

図4-3c　左側最後方臼歯部を軽く締める

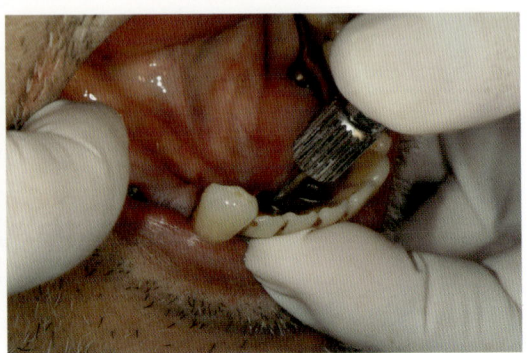

図4-3d　次に右側を行う．スクリュー固定は多数歯の場合は，左右交互に行っていく

5　アバットメント装着時の歯肉疼痛と虚血

1）原　因

　ヒーリングアバットメントを径の細いタイプにすると，実際のアバットメント装着時に歯肉が圧排されることにより，疼痛と歯肉虚血を伴うことがある（**図5-1**）．

　これは，ヒーリングアバットメントと装着するアバットメントのエマージェンスアングル（フィクスチャーからの角度）が違うために起こる．鋳接アバットメントやCAD/CAMなどのカスタムアバットメントを使用する場合にも起こりやすい．

2）予　防

　あらかじめ太いタイプのヒーリングアバットメントを装着する．径の細いヒーリングアバットメントを装着してしまった場合は，通院下で少しずつ太いタイプに交換していくのも1つの方法である．

3）チェアーサイドでの対策

　アバットメント装着時に疼痛を伴う場合は，少しずつ歯肉を広げながら装着する．ヒーリングアバットメントとエマージェンスアングルが少しの角度誤差であれば，ほとんどは問題なく装着できる．表面麻酔は効果がないことが多い．疼痛が強い場合は少量の浸潤麻酔を行い，筆者はNo.11メスにてアバットメントの口蓋側歯肉に1mm程度の縦切開を行うことで，緊張を緩和させている．

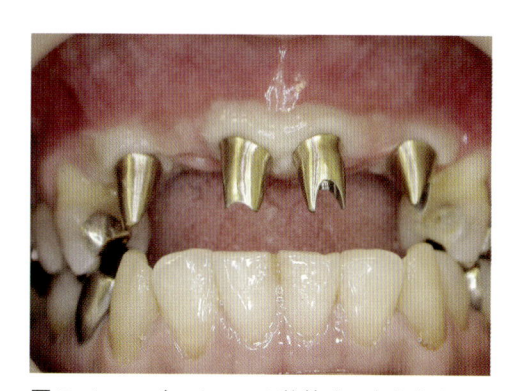

図5-1　アバットメント装着時の歯肉虚血

6 対合歯とのクリアランス不足

　術前診断の時点で，上部構造の治療方針をしっかり確認していれば問題のないことであるが，プランニング模型などによる上部構造の術前設計を怠ると，アバットメント作製時に図6-1～3のような問題点が起こる．埋入床の評価を第一に考えてインプラント治療を行っている場合に多くみられる問題である．

　術前シミュレーションの段階（**図6-4**）で対合歯との間にフィクスチャートップから対合歯まで最低5.0mm以上[7]のクリアランスを考えておかないと，十分に満足のいく上部構造を作製できない場合が多い．

> **症例**
> 患者：64歳，女性
> 主訴：繰り返すインプラント補綴の脱離

　本症例については脱離が起きにくいようにメタルプライマーによるアバットメントの表面処理を行い，レジン系接着セメントにて対処した．

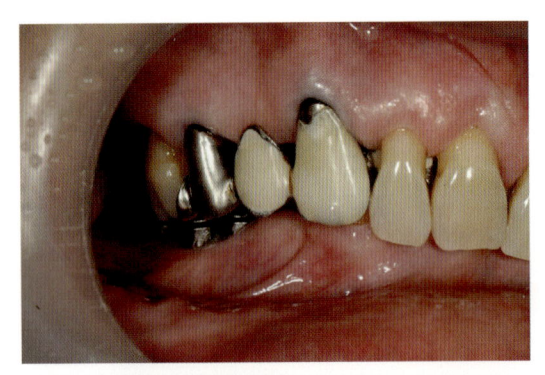

図6-1　来院時口腔内写真

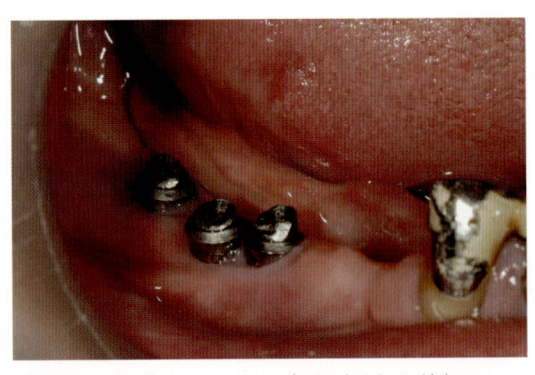

図6-2　アバットメントの高さがほとんどない

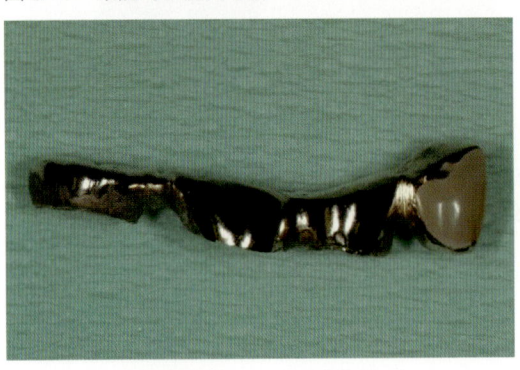

図6-3　大臼歯部はほとんど咬合高径がないため，メタルによる上部構造にせざるをえない

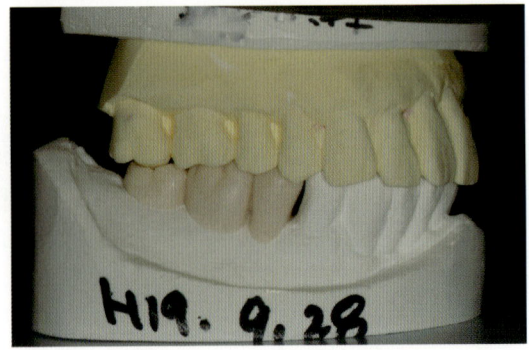

図6-4　術前に対合歯，隣在歯との関係をしっかりと診断用ワックスアップで診査しておく

〈対処法〉
・術前の段階で，対合歯を削合することを患者に十分な説明を行っておく（状況によっては対合歯の抜髄，再補綴を行う可能性について説明しておく）
・歯槽骨整形を行い，クリアランスを確保した深めの埋入設計を行う

・フィクスチャーのプラットフォームを歯槽骨レベルのタイプに選択する
・対合歯の矯正治療（圧下）を併用する

7 顎関節脱臼

1）概　念

顎関節脱臼とは，何らかの原因により下顎頭と関節窩の正常な相対関係が失われ，下顎頭の転位が起こった状態である[8, 9]．

2）インプラント治療における発症

インプラント補綴処置は，通常の歯科処置よりも開口量を求める作業が意外と多い．それはさまざまな印象用パーツを装着する必要があるからである．

術前に開口障害がないことを確認しておかないと，大臼歯部の補綴処置において困難をきわめることがある．

クローズドトレーを使う既製アバットメントでは，ある程度の開口量があれば問題にならないことも多い．しかし，鋳接アバットメントやCAD/CAMアバットメントを選択した場合の印象採得は，フィクスチャー印象用のピックアップを装着しなくてはならない．

処置時の大開口時に顎関節脱臼を起こすこともあり，その整復法について述べる．顎関節脱臼は関節結節を下顎頭が乗り越えて復位できなくなる状態であるが，原因については関節窩–関節結節の関連，咀嚼筋のスパズム，関節円板など諸説がある．

3）症　状

両側性完全脱臼（図7-1）：両側耳前部の陥没，下顎の前下方への伸展
片側性完全脱臼（図7-2）：下顎正中部の健側偏位，患側の耳前部陥没
〈共通の所見〉
片側でも両側でも，閉口不可，流唾，嚥下障害，発音障害，咀嚼障害を伴う．

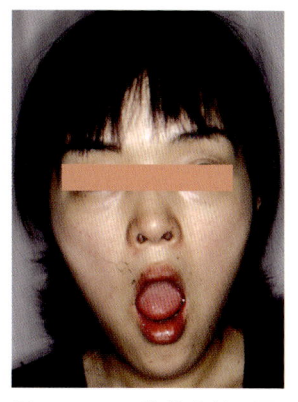

図7-1　20歳代女性．両側性完全脱臼

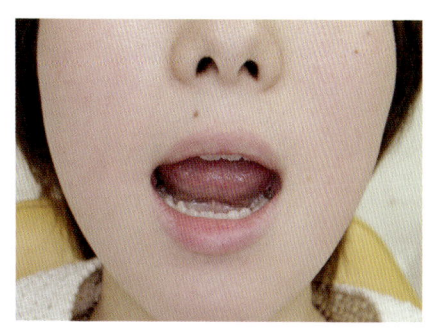

図7-2　20歳代女性．片側性完全脱臼（左側）．下顎正中が右側に偏位している

4）処 置

a. 前方からアプローチするヒポクラテス法（図7-3）

術者はゴム手袋を装着し，親指にガーゼやティッシュペーパーを巻いて保護する．患者の正面に位置し，まずは下顎を上下に動かして咀嚼筋のリラクゼーションを図る．親指の先に力を加え，下顎を下方へ押し，ゆっくりと後方関節窩方向へ押し込む．復位が確認できたら咬合状態をチェックする．

なかなか整復できない場合は，ユニットを倒す（図7-4）か，患者の背を壁につけて後方へ動かないように制御して行うと，入りやすい．

b. 背後からアプローチするボルヘルス法（図7-5）

患者の緊張が強い場合は，前方に立って構えるとより緊張するため，後方から図6-5のように親指を挿入し，前下方に回転させる．ヒポクラテス法で困難な場合に行ってみると，意外と容易に整復できる場合もある．

c. 顎関節に局所麻酔を併用する方法

上記方法で整復できない場合は，関節包周囲にリドカインによる局所麻酔を行ってみるのもよい．それでも整復できない場合は，筆者は上下顎関節腔に局所麻酔を行うか（図7-6），静脈内鎮静法を併用している．

d. 整復後

弾性包帯や三角巾などで固定を行う（図7-7）．なければタオルでもよい．顎関節痛が強い場合は，フェナゾックス®などのNSAIDsを数日処方する．整復後数日間は安静，軟食摂取と開口制限を指導する．

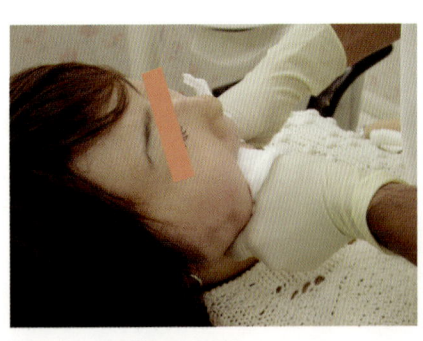

図7-3 ヒポクラテス法

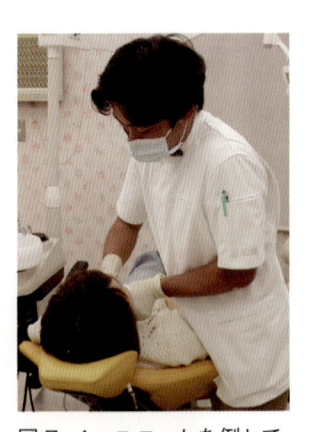

図7-4 ユニットを倒して力をかけてみる

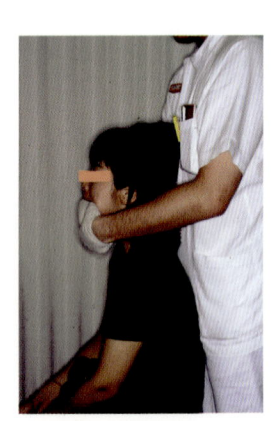

図7-5 ボルヘルス法

図7-6 関節包あるいは関節腔に局所麻酔を行ってみるのも1つの方法である

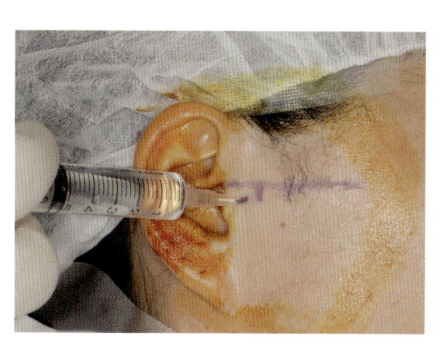

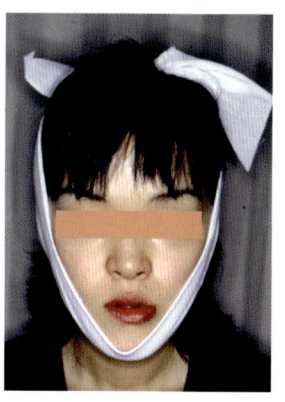

図7-7 三角巾にて固定

Point

アバットメント装着後の歯肉退縮について

　Phillipsらはヒーリングアバットメントと上部構造の形態の違いで，歯肉が根尖側方向に移動するarc concept（図a）を報告している[10]．図b, cのように径の細いヒーリングアバットメントを使用した場合は，アバットメント装着時に歯肉が広げられて根尖側方向に下がる．勝山はヒーリングアバットメント交換した時点から生物学的幅径の形成がスタートすると述べており[11]，本症例は，2次手術後から歯肉のリモデリングが起こり，アバットメント装着時にはすでに退縮していたとも考えられた．またプロビジョナル装着後にリモデリングが活発に起こる[11]と考えるべきである．

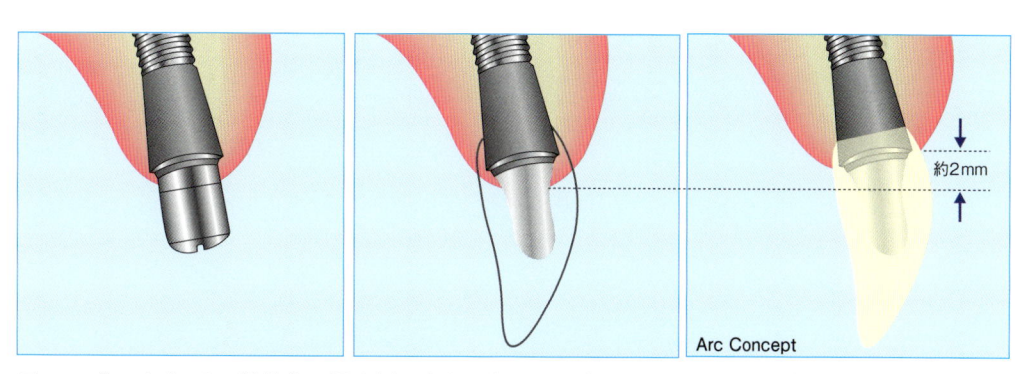

図a　プロビジョナル装着後に根尖側に歯肉が移動する（Phillips Kら，1998[10]より改変）

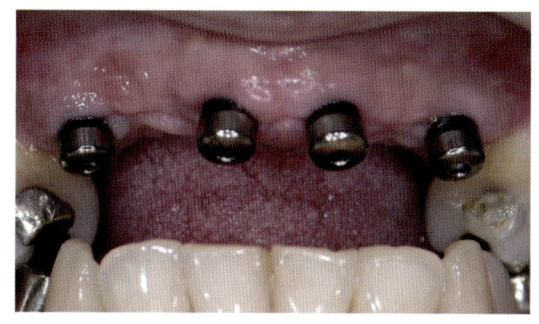

図b　径の細いヒーリングアバットメントを装着

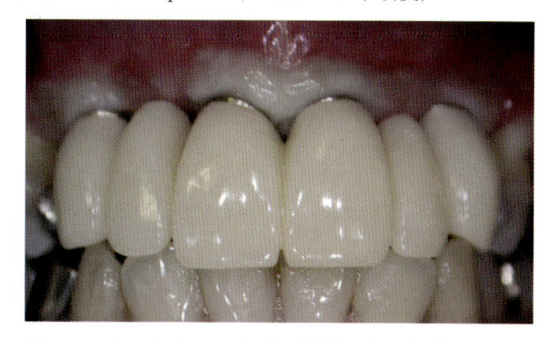

図c　アバットメント＋プロビジョナル装着時

Smallらは63のインプラント（11の患者）を1年にわたり観察し，周囲歯肉の退縮を評価している[12]．退縮の大半は3カ月以内に発現し，80％が頬側であった．また6カ月でほぼ安定しており，アバットメント装着から約1mmの歯肉退縮を考えておく必要があると報告している．つまり審美領域などではプロビジョナル装着後に十分な歯肉観察期間を設け，退縮を考慮したマージン設定を行うべきであろう．

　日高[13]はインプラント治療におけるプロビジョナルレストレーションの役割として，
- 咬合の安定と改善
- 歯周組織の反応と観察
- 清掃性の観察
- 発音および審美性に対する指標
- スプリンティングデザインの指標
- 隣在歯の移動の防止，対合歯の挺出防止

と述べている．

　筆者らも最終補綴を急ぐ患者に対して，プロビジョナルレストレーションの必要性をその都度説明するようにしている．

〈参考文献〉

1) 中村公雄：インプラント治療における咬合の臨床的対応．補綴誌 52:17-24, 2008.
2) Lytle JD, Skurow H：An interdisciplinary classification of restorative dentistry. Int J Periodontics Restorative Dent 7（3）：9, 1997.
3) 山崎長郎：臨床咬合補綴治療の理論と実践；3章治療咬合の確立のための指標．クインテッセンス出版，東京，2003.
4) Priest G：Single-tooth implants and their role in preserving remaining teeth；a 10-year survival study. Int J Oral Maxillofac Implants 14:181-188, 1999.
5) 立木 孝ほか：胃に落下した異物の転帰について．耳喉 53（1）：57-60, 1981.
6) 加我君孝，伊藤壽一：目で見る救急処置マニュアル，耳鼻咽喉科領域編；8. 異物（気管・気管支，食道）．国際医学出版，東京，2002.
7) Thomas G Jr.（内田康也監訳）：ITIインプラント臨床マニュアル；診療計画からメインテナンスまで．クインテッセンス出版，1994, 37.
8) 内田安信，河合 幹ほか：顎口腔外科診断治療体系．講談社，東京，1991.
9) 高須 淳，山本美朗ほか：歯科緊急処置マニュアル．南江堂，東京，1992.
10) Phillips K, Kois JC：Aesthetic Peri-implant Site Deveropment；The Restorative Connection. Dent Clin North Am 1998：42（1）57-70
11) 勝山英明，北條正秋：審美部位におけるインプラント治療のクライテリアとその科学的背景：Part 2. インプラントとアバットメントのインターフェース．Quintessence Dent Implantol 2005：12（2）12-23.
12) Small PN, Tarnow DP：Gingival recession around implants：a 1-year longitudinal prospective study. Int J Oral Maxillofac Implants Jul-Aug；15（4）：527-532, 2000.
13) 日高豊彦：プロビジョナルレストレーションの概念；IMPLANTS. 医歯薬出版，東京，2004, 278-295.

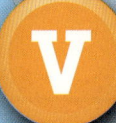

V メンテナンス（維持）期間に起こる併発症

インプラント治療は術者側も患者側も上部構造がセットされれば終わりと思いがちだが，メンテナンスを行い長期間機能することで，初めてインプラント治療の成功といえよう．インプラントは機能負荷させてからが最も大事な期間でもあり，九州インプラント研究会の併発症統計においても8割以上この期間に発生している（Ⅰ章図3-1参照）.

メンテナンス期間にインプラントトラブルを起こさないようにすることは，患者にインプラント治療のよさを知ってもらううえで大変重要なことである．大きな問題なく経過すれば，いかに高額な処置であろうとも満足される患者も多いと思う．

しかし，細菌感染と過大な咬合力という口腔内の劣悪環境で，長期に問題なくインプラントを機能させるのは至難の業である．メンテナンス期間の併発症でよく遭遇するのは，上部構造の破損，フィクスチャーおよびパーツの破損そしてインプラント周囲の炎症である．

メンテナンス期間に伴う併発症は，大きく分類して下記のようになると考えている．

1. ポーセレンやハイブリッドレジンの前装部破損，磨耗
2. フィクスチャー破折，脱落
3. アバットメントおよびスクリューの緩み，破損
4. オーバーデンチャーの破損（アタッチメントなど）や修理時のトラブル
5. インプラント周囲炎，周囲異常臭
6. 歯肉退縮などの審美障害
7. 天然歯-インプラント間の隙間形成，対合歯の破折
8. 歯槽骨および歯肉の過形成
9. 骨折
10. 咬傷
11. インプラント除去後の口腔上顎洞瘻孔

天然歯においても歯冠破折・歯根破折は起こりえるわけで，上部構造，フィクスチャーおよび接合スクリューの破折などは当然起きてくる．またインプラント上部構造装着後からは，費用がかからないと考えている患者も多く，治療前のインフォームドコンセントで，上部構造完成後においても，メンテナンスや修理費用がかかることを事前に詳しく説明しておくことがトラブル回避になると考えられる．

1 ポーセレンやハイブリッドレジンの前装部破損, 磨耗

　インプラント補綴における上部構造の破損はしばしば起こる問題である. 咬合面の破損は, 歯牙, 顎関節, 咀嚼筋など顎口腔系機能の補償の表れともとれる[1]が, 対合歯や隣在歯などの歯列の問題, そして歯根膜を有さないインプラント特有の問題でもある.

　天然歯では咬合性外傷の初期徴候として歯髄充血, エナメル質の咬耗, ストレスライン, 歯頸部楔状欠損などがあるが, インプラントでは現れない[1]. エナメル質が磨耗するということは, 天然歯の咬合が継続的に変化をしているからであり, 当初は上部構造に精密な咬合付与を行っても, 天然歯が変化すれば咬頭干渉の発生が回避できなくなる[1]. ポーセレンやハイブリッドの破損は, フィクスチャーやアバットメントを守るためのセーフ機構なのかもしれない. もちろん上部構造装着時には咬合調整をしっかり行うことはいうまでもない. 咬合関係で喪失した部位に, ただ同じようにインプラント補綴を行っても, よい結果は得られない.

1 原　因

1. 咬合の問題
2. パラファンクションの存在
3. 材料の選択
4. 咬合調整の不備
5. 補綴物のメタルサポート形態

2 対策と予防

1. ナイトガードの作製と励行
2. 衝撃吸収度の高い材質（ハイブリッドなど）の使用（エナメル質より多めに磨耗する材料）
3. 応用の集中する部位へのメタルサポートやジルコニアコーピング（CAD/CAM）の付与
4. セラミックでの補綴の場合は, メタル部面積を大きくする

3 上部構造前装部の補修法[2]

1. 削合および研磨による形態修正
2. 接着による補修（直接法, 間接法）
3. ポーセレン追加焼成（間接法）

当院で行っている接着（レジン）を用いた直接法による補修手順

① マイクロエッチャー2®でサンドブラスト
② リン酸でエッチング, 水洗, 乾燥
③ メタル部分にメタルプライマーを薄く塗布, 乾燥
④ ポーセレン部分にセラミックプライマー®を塗布, 乾燥

⑤ メガボンド®のボンディング剤を塗布して，光照射
⑥ オペークを一層塗布して，光照射
⑦ 通常使うレジンを充塡して付形，光照射，咬合調整，研磨

> **症例**
> 患者：56歳，女性
> 主訴：ポーセレンの破折（図1-1～6）

　本症例は頻回に最後方臼歯のポーセレンが破折した．第一小臼歯の唇側面破損を考えても，ポーセレン修復では注意を要する症例であった．歯列最後方の破折が多いのは応力集中に加え，歯根膜がないことによる被圧変位量が関係していると考えられる．患者の強い希望にてポーセレンによる補綴となっているが，通常，筆者は永田[3]のように最後方臼歯のインプラント補綴をメタルにすることが多い．

　このケースは即時修復を希望されたので，レジンによる修復を行っている．破損箇所があまりにも大きいか多発している場合は，一時預かりにて技工所での修理を行っている．

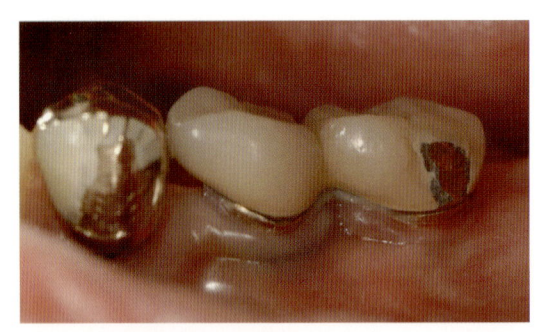

図1-1　ポーセレンの破損

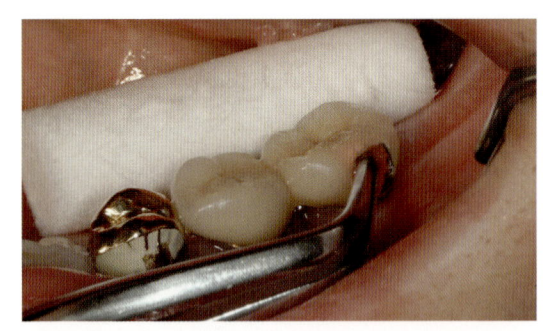

図1-2　エッチング

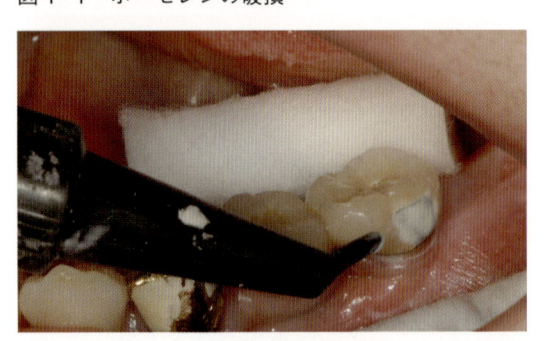

図1-3　オペークを塗布

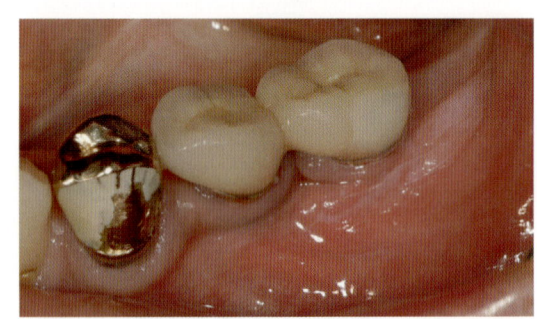

図1-4　レジンによるリペア処置

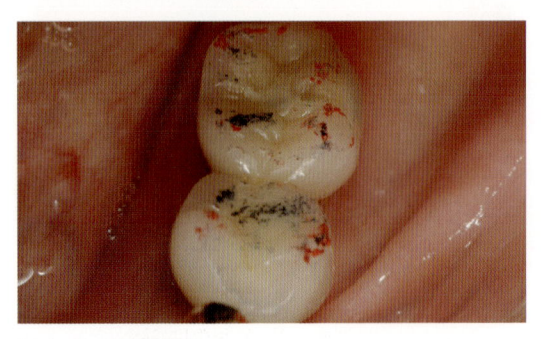

図1-5　6週間後

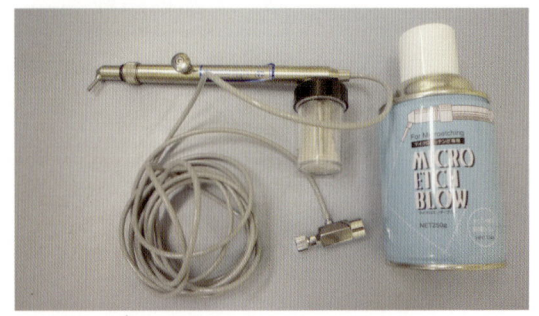

図1-6　当院で使用しているサンドブラスト処理器具（マイクロエッチャー2®；モリムラ）

> **症例**
> 患者：72歳，女性
> 主訴：ポーセレンの破折（図1-7）

　被圧変位量のないフィクスチャーに被変位量の少ないポーセレンを組み合わせると，衝撃の逃げ場を失い破折を起こす．このレベルになると完全に形態を残しておらず，預かって技工所での修理を行っている．

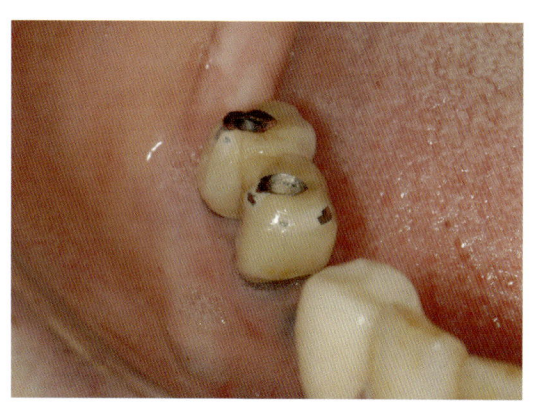

図1-7　ポーセレンの著しい破折（メタルサポートが少ない）

2　フィクスチャーの破折，脱落

　インプラントは金属からできている人工物であるため，当然疲労による破折は起こりえる．永久に機能するものと思っている患者もいるが，車などと同じように故障や修理の必要性，そして金属疲労による寿命がくる可能性についても話しておかなくてはならない．また，機能負荷後のフィクスチャー脱落は，インプラント周囲炎と同様に重大な併発症である．

1　破折の原因

　フィクスチャーの破折には以下のものがあげられる．
1. 無理な補綴設計
2. ブラキシズムなどの悪習癖
3. マージナルボーンロス（フィクスチャー辺縁骨の吸収）による咬合力の負担能力の減少
4. 長期的なインプラント体の金属疲労
5. スクリューやアバットメントが緩んだままの咬合によるくさび作用

1）無理な補綴設計

　少数歯によるボーンアンカードブリッジは，設計を間違うと対合が総義歯でも短期でのインプラント破折を起こす場合がある．特にブレードタイプのインプラントは，ネック部が細い場合もあり，無理な設計を行うと応力に絶えられない．またスクリュー固定でも同様のことがいえると思うが，多数歯欠損の補綴設計は非常に難しい．欠損に対して何本のインプラントが必要かは議論の分かれるところである．筆者の病院では，下顎の骨がしっ

かりしていて直径4mm前後以上のフィクスチャーを埋入することができれば，ブリッジタイプでも十分な予後が見込めると考えてはいるが，エビデンスはない．費用対効果であり，患者との相談にて1歯1本にするか，ブリッジタイプで設計するかを決める．

　下顎無歯顎なら4～6本，上顎無歯顎なら6～8本のフィクスチャーでも，咬合をしっかり設計，管理ができれば長期成功の十分条件になりえると思う．今回は咬合の理論については言及しないが，側方干渉と咬合接触点の調整は最終補綴物セットを行う前の段階（プロビジョナルレストレーション）で十分に行うべきであろう．また，臼歯部を埋入せずに，前歯部のみのインプラント補綴を行っているケースも時折破折してくる．臼歯部の垂直的サポートは重要である．

■ 無理な設計によるフィクスチャーの破折

症例
患者：67歳，男性
主訴：フィクスチャー破折部の摘出（図2-1～3）

　症例は知人の歯科医師にインプラント治療を受けたが数年で破折した．代わりにスクリュー型インプラントを埋入したが，それも脱落してしまったとのことで，別の医院経由で当院に来院となった．対合歯が総義歯なので，このフィクスチャー配置であると長期予後が認められると考えても不思議ではないが，インプラント周囲炎を起こした後に，骨吸収した骨縁下部で破折している．ボーンアンカードブリッジタイプでは，プロビジョナルレストレーションにて何カ月かは咬合調整を行って最終的な咬合平面，顎位などを決めることが推奨されるが，その技術には経験が求められるであろう．天然歯と違ってインプラントは歯根膜がないため，かなり念入りに咬合調整をしないと，ポーセレンの破折やフィクスチャーの破折を起こしてしまう．

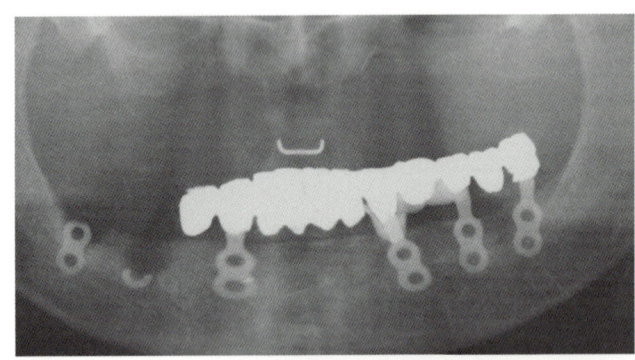

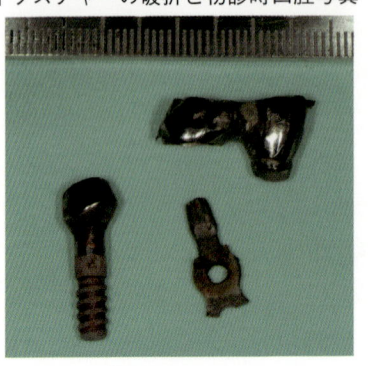

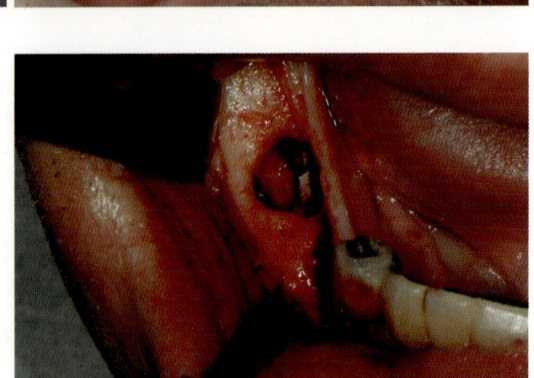

図2-1　ブレード・フィクスチャーの破折と初診時口腔写真

図2-2　初診時持参したインプラント　　図2-3　右インプラントの破折部の摘出

2) ブラキシズムなどの悪習癖と辺縁骨吸収によるフィクスチャーの破折

インプラント補綴を設計するにあたって，図2-4のように歯牙破折が欠損原因の症例が最もハイリスクと考えるべきである．特にブラキシズムなどの習癖をもっている患者については要注意である．プロテクションスプリントを使用していただくことはもちろんであるが，実際には使用していない患者も多い．患者の咬合習癖をよくみてから治療開始をするべきである．

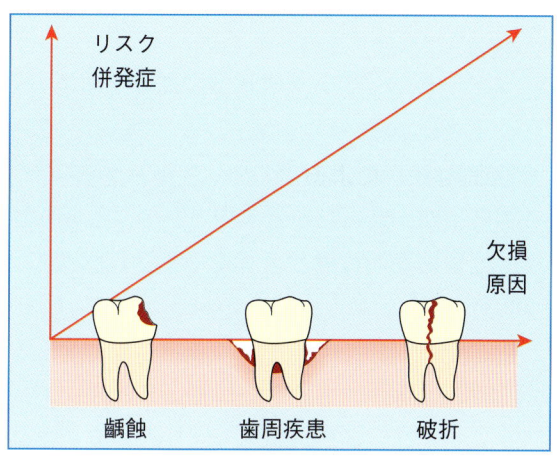

図2-4 インプラント補綴のリスクファクター
(Renouard F, 1999[4] より改変)

症例 患者：69歳，男性　既往歴：脳梗塞
主訴：施術インプラント部の動揺

症例は直径4mmのフィクスチャーを使用し，最終上部構造まで完成していた．キャストによるアバットメントとメタルボンドクラウンである．完成後3年7カ月で破折している（図2-5）．フィクスチャー周辺に骨吸収を認め，骨のサポートもなくなった状態であった．内部接合型インプラントは特にその応力をフィクスチャー本体で受け止めるため，骨サポートがなくなった後の垂直圧，側方圧に対しては十分な注意が必要である．もちろん外部接合型インプラントも同様のことが言及できるが，スクリューのみの破折あるいはアバットメントのみが破折するように設計されている場合もある（フェイルセーフ機構[5]）．

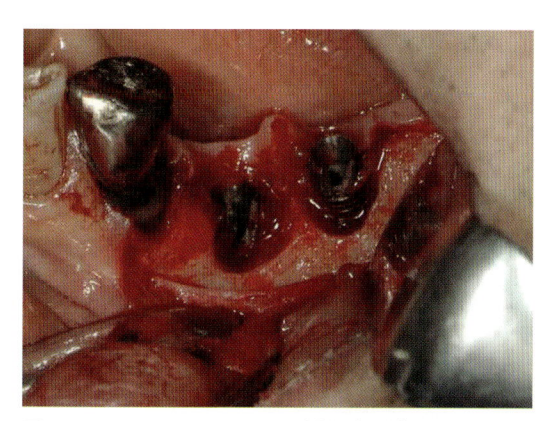

図2-5 フィクスチャーの破折（2本）

3) 長期的な金属疲労

フィクスチャーも所詮は金属である．グレード2種から4種のチタンを使用していることが多いが，バナジウム，アルミニウムを混合したチタン合金でも長期的な金属疲労によるフィクスチャー破折は避けられない．無治療の天然歯でも破折することがあり，毎日数十キロの咬合力という劣悪な口腔環境を考えると，10年以上の長期機能には骨や周囲支持組織の健康な状態が必要不可欠である．

> **症例**
> 患者：70歳，男性
> 主訴：インプラント破折部の撤去（図2-6,7）

この患者は10年でインプラントが破折し，使用できなくなったことに対してかなり怒って来院された．確かに口腔内をみると16本のインプラントが埋入されており，当時はかなりの費用がかかったかと推定される．しかし現時点で破折しているのは2本であり，10年という長期間の機能と今までの生活貢献度の話をすることによって納得された．仮に1本30万円であったとしても1年3万円，1日100円程度である．それで快適に過ごせてきたのだからいかがですか？　という説明をした．やはり施術医が補綴完成時におおよそ長期予後，予知性についても説明をしておく必要がある．

今後このような患者は増大していくことが予想されるが，手術リスクのみではなく，長期のリスク因子についても納得して治療を受けてもらう必要がある．筆者の経験であるが，インプラントの機能期間は10年で納得される患者が多い．

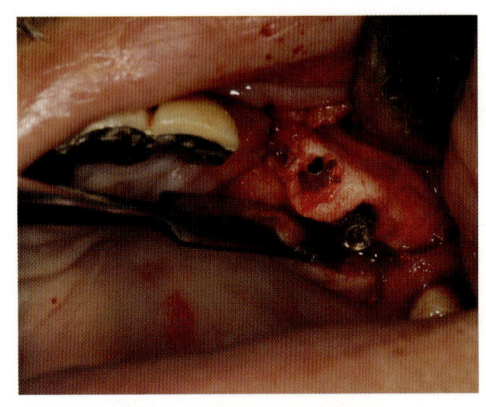

図2-6　破折フィクスチャー除去時 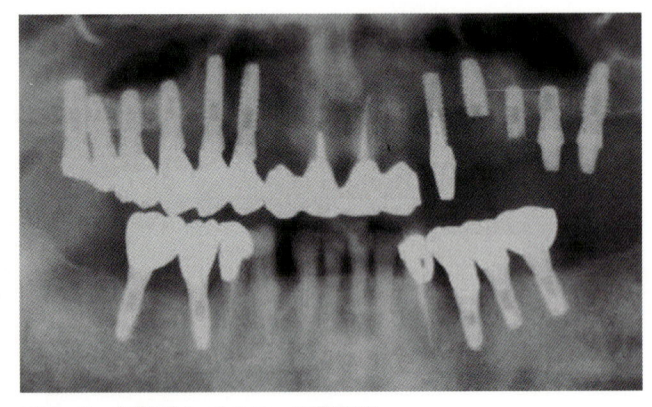　　図2-7　初診時のパノラマX線写真

4) スクリューやアバットメントが緩んだままの咬合

> **症例**
> 患者：45歳，女性
> 主訴：インプラントブリッジの動揺（図2-8～10）

患者はインプラントが動揺したまま，忙しくて来院できずにそのまま食事をしていたとのことである．

また，インプラントによるブリッジは通常行われる処置であるが，この患者は骨隆起なども多く，咬合力が非常に強いと考えられた．辺縁骨が吸収しており，アバットメントが緩んだままの咬合にてフィクスチャー辺縁が過重負担になり，破折を起こしたと考えられる．特にスクリューが入っている位置までの辺縁骨吸収が起こると，もともとフィクス

チャーの厚みがないこの位置で破折を起こす．
　このケースは女性であるが，その部位に歯牙欠損がどうして起こってしまったかをよく考察し，治療計画を立てるべきであったかもしれない．水平的なブラキシズムだけではなく，垂直的なブラキシズムがないか？　あるいは咬合高径がどうか？　前歯部の被蓋関係などは？　など，さまざまな視点から咬合の確認を行う必要がある．
　この場合は，フィクスチャー辺縁の破折にてリムーバブルキットが使用できないこともあり，トレフィンバーにて骨削除を行い，フィクスチャーの除去を行った．歯槽骨が4壁残せた場合は，除去後3カ月程度での再埋入を筆者は行っている．

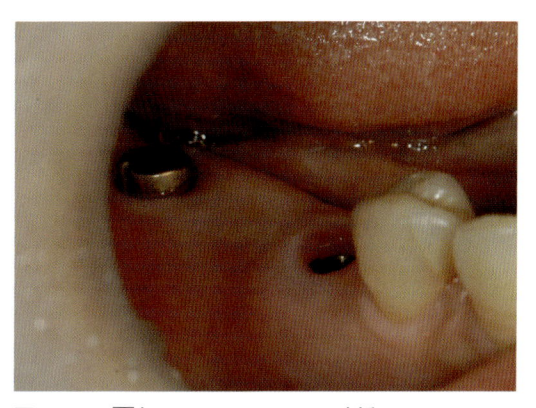

図2-8　5]部のフィクスチャー破折

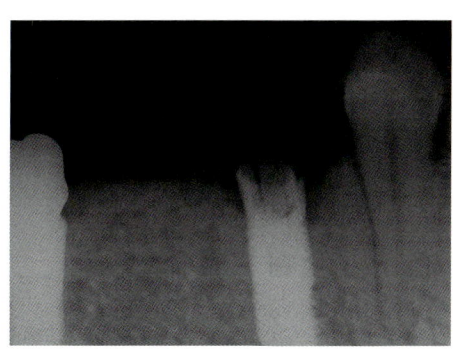

図2-9　破折時のデンタルX線写真 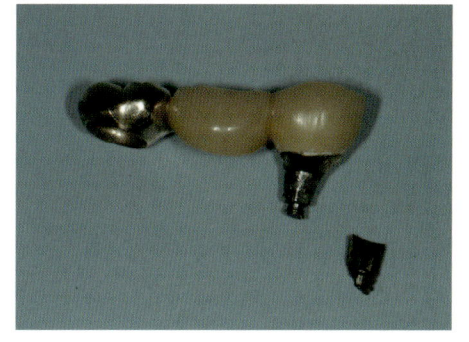　　図2-10　摘出したインプラント

2　脱落の原因

1. 無理な補綴設計によるオッセオインテグレーションの破壊
2. 咬合悪習癖（パラファンクション）
3. マージナルボーンロス（フィクスチャー辺縁骨の吸収）による咬合力の負担能力の減少

が脱落の原因となる．
脱落の最大の要因はインプラント周囲炎に伴う辺縁骨の吸収が最大の要因である．
　また過重負担に伴うオッセオインテグレーションの破壊を起こすことは十分に考えられ，これは無理な補綴設計に起因するところが多い．細川[6]は過去の文献検索にて3編の論文を比較しているが，パラファンクションがインプラントのリスクファクターである

という明確な結論は導いていない．しかし上部構造破損の可能性は増すと考えられる．

当院に来院してくる脱落患者は，無理な咬合設計に伴うオッセオインテグレーションの破壊，歯周病リスクが高い患者のインプラント先端周囲まで骨吸収したことにより自然脱落をしてくるケースが大半である．インプラント周囲炎による症例については辺縁骨の吸収を認めた段階で歯肉剥離掻爬を行い，骨吸収の進行を食い止めることなどを当院では行っている．つまり脱落してくる患者のほとんどが，数年間メンテナンスを行っていない患者が多い．脱落の予防は定期的なリコールと咬合調整，インプラント周囲のクリーニングであると考える．

■ カンチレバーインプラント脱落

症例
患者：78歳，女性
主訴：カンチレバーブリッジを装着して8年経過し痛みがある（図2-11,12）

フィクスチャーの破折ではBalshi[7]が4,045本の5年間機能させたインプラントで検証した結果，後方カンチレバー部が多く，全ての患者にパラファンクションがあったと報告している．このようなケースはフィクスチャー自体には破折は認めないが，カンチレバーによる5部の荷重負担にてオッセオインテグレーションの破壊を起こしてしまったと考えるべきである．Rangert[8]はこの症例のように3歯欠損の配列でのカンチレバーは通常の3本配置の2倍の荷重がカンチレバー部にかかると報告している．このように応力のかかるカンチレバーは長期予後として不安であるが，埋入設計上どうしても行わなければならない場合，筆者は3歯分のフィクスチャーで1本分のダミーを作製するカンチレバーを行っている．

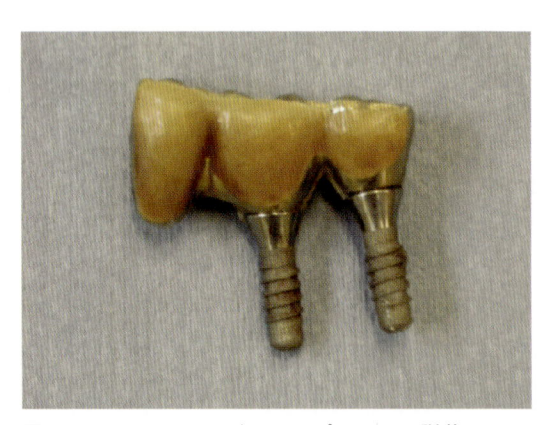

図2-11 カンチレバーインプラントの脱落 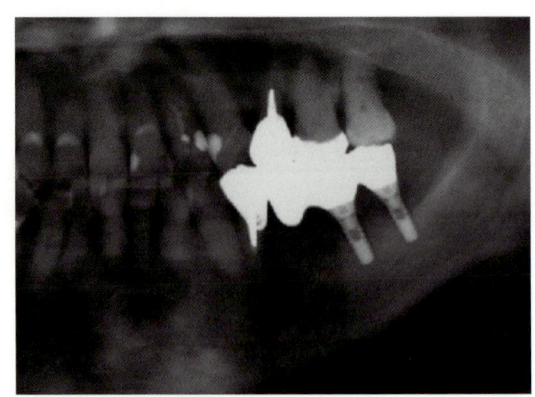　　図2-12 初診時パノラマX線写真

■ 単冠設計

症例
患者：57歳，男性
主訴：上部構造完成後のインプラント動揺（図2-13）

インプラントは，垂直的な力には非常に強いと考えられるが，側方力に対する抵抗性は弱い．

単冠（single standing）の設計は悪いことではない．患者によってはデンタルフロスが入るようにと希望される方も多い．このケースはおそらく補綴完成前（機能前）にすでに

一部のオッセオインテグレーションの破壊があったのかもしれない．筆者は2〜3歯の欠損では患者が特に希望される場合を除いて，基本的には上部構造を連結している．特に上顎においては必ず行っている．しかし，上顎でも継ぎ足しでインプラント補綴を行っている症例においては単冠のインプラントだけが早く脱落するかといえば，一概にそうではないことが多い．

要はプロビジョナルの段階で，どの程度の負荷がかかっているかを診査することも必要である．特に埋入時に骨のコンディションが悪い場合（CT値が低いケース）などは必ず連結をしている．連結することによって，1本あたりにかかる応力を分散している．

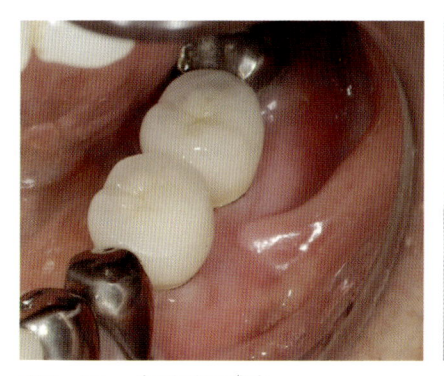

図2-13a 初診時口腔内 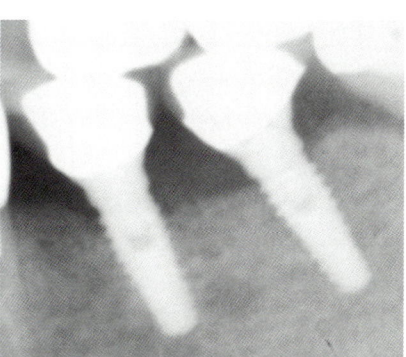　　図2-13b 初診時パノラマX線写真 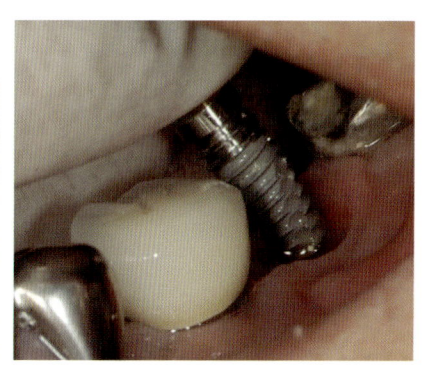　　図2-13c 除去時．抵抗なく除去できた

〈フィクスチャーが破折あるいは脱落した場合の対処法〉（Balshi TJ, 1996[7]より改変）
1. 脱落あるいは破折フィクスチャーの除去後の再埋入を行い，上部構造を再加工する
2. 脱落あるいは破折フィクスチャーをそのままにして，上部構造の再加工する
3. 脱落あるいは破折フィクスチャーの除去部位については，義歯を使用して対処する

〈フィクスチャー破折の予兆〉

筆者の経験したフィクスチャー破折症例では，全例においてプロビジョナルレストレーションの頻繁な脱離，アバットメントスクリューの緩みがあった．このような症状は破折やオッセオインテグレーション破壊の予兆であるため，対合歯も含めた十分な咬合調整を行う必要がある．

3 アバットメントおよびスクリューの緩み，破損

ワンピース以外のインプラントは，フィクスチャーと上部構造の間にアバットメントを介する．アバットメントの形式は，
1. そのままねじ込むタイプ
2. スクリューで固定するタイプ

がある．どちらのタイプもトルクレンチの使用により，緩みの予防が行える．しかし，回転防止機構である六角や八角の構造がないフィクスチャーは，アバットメントあるいはスクリューが緩む可能性が高いことを認識しておく必要がある．もちろん回転防止機構があっても，スクリューの緩みは起こる．セメント固定式で作製した単冠のインプラントは，リムーバブルノブや上部構造にリムーバー用の切れ込みなどを形成しておかないと，スクリューが緩んだ時に上部構造の撤去ができない．適合や色形態がよい上部構造でも，フィクスチャー・アバットメント間での緩みのために壊さなくてはならないことがあり，非常に残念な結果となる．また，患者に補綴費用を負担させることによって，トラブルの原因になることもある．セメント合着時には必ず各メーカーで提唱している適切なトルク値（N）での装着が必要である．

1 原因

- 適正トルクによる締め忘れ
- フィクスチャーの構造（回転防止機構がついていない）
- 早期接触と甘いコンタクト
- 埋入設計と補綴設計

である．傾斜埋入も有用な方法ではあるが，アバットメントおよびスクリューには予想以上の負荷がかかると考えた方がよい．上部構造についてもカンチレバー形態などは，ポンティック側のフィクスチャーに緩みの原因になる負荷がかかりやすい．トルクレンチの使用をせずに手指で締結した時は緩むことが多い．

2 対策と予防

a. プロビジョナルレストレーションによる確認

咬合の崩壊しているケースや過蓋咬合，ブラキシズムなどの習癖がある患者は，最終補綴物までの時間をあけ，プロビジョナルレストレーションにてアバットメントの緩みなどを確認する．患者の咬む癖や方向なども検討してみる．

b. 適正トルクによる締め付け

当院ではアバットメントセット時，最終印象時，最終補綴物セット時の3回にわたり，トルクレンチによる確認を行っている．これにより回転防止構造のないフィクスチャーでもかなりの割合で緩みがなくなった．

c. 最後方歯の補綴には要注意である

最後方歯にはいろいろな方向から応力がかかると考えられるので，可能であればしっか

りとしたトルクをかけ，咬合調整なども十分に行う．

d．セメント固定方式

単冠の場合はリムーバブル構造を付与しておくことが肝心である．ノブでもよいし，舌側下面のメタル部に技工所に切り込みを入れてもらって，セット時はレジンにて被覆しておくなど，さまざまな方法がある．ただし，リムーバブル構造があっても，セメントにて全く外せない場合も多い．最終補綴物のセット時にはセメント量についても考えておく必要があるが，この点を考えると，スクリュー固定方式の方が上部構造のメンテナンスには有利である．

e．歯肉貫通部が長い構造や歯肉のボリューム

アバットメントが歯冠側に押されてしまうような状態も，緩みやすいように感じられる．この場合は，審美ゾーンでなければ，付着歯肉の減量術で改善することを筆者は行っている．

3 症 例

症例
患者：40歳代，女性
主訴：アバットメントスクリューの緩みによる動揺（図3-1,2）

最後方臼歯で，いわゆる回転防止機構（antirotation）が付いていないインプラントを使うと，トルクを適正にかけていても，アバットメントスクリューの緩みによる動揺が起こってしまうことがある．

この症例は，結局最終補綴物を壊して，締め直しをした．最終セット後まだ6カ月で医院負担になった．

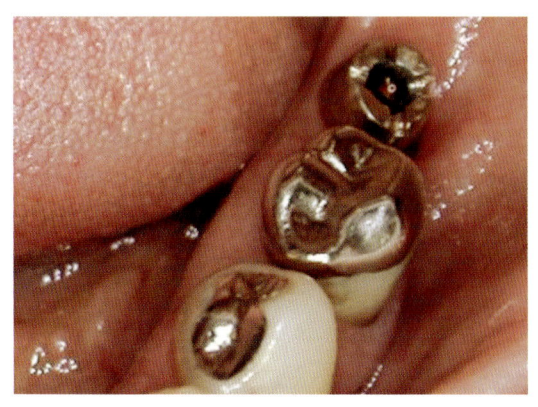

図3-1　アバットメントスクリューの緩みによる動揺 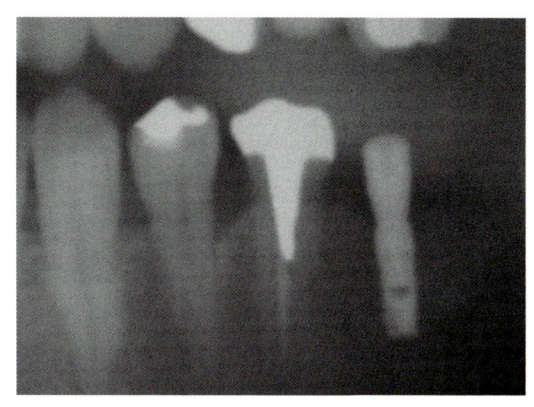　　図3-2　3.5mmのフィクスチャー（回転防止機構なし）

症例
患者：56歳，女性
主訴：補綴物が緩んで回る（図3-3,4）

締め付けを行っても何度も緩んでしまう．一度つくり直してもらったが，再度緩み，施術歯科医院を受診したところ，嫌な顔をされた．もうその歯科医院に行きたくないとのことで，他院より当院に紹介となった．

この症例で，補綴物が緩んで回ってしまう原因として考えられることは，1．右側に咬合を負担できる大臼歯部がない．2．左側上顎も大臼歯がなく，|6遠心カンチレバー部と|6の

インプラント補綴物が接触しており，同部位にかなりの咬合力がかかっている，の2つと考えた．

また，フィクスチャーに回転防止機構の付いていないインプラントで，適正なトルクをかけていても，緩んでしまうのかもしれない．スリップジョイントタイプのインプラントは，微少漏洩が非常に少ないという点においては優れているが，逆に緩みが起こりやすいとも考えられる．この症例の対処法として筆者はまず右側のインプラント補綴を行い，咬合力の分散を付与することとした．

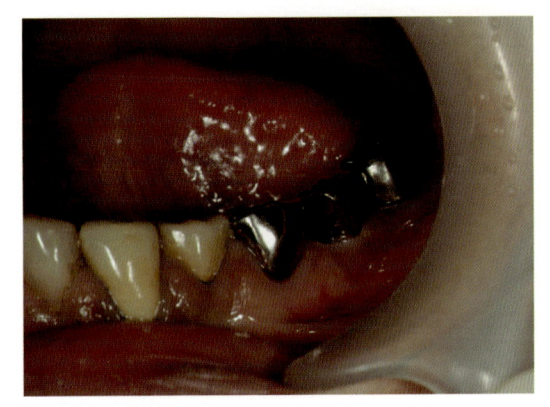

図3-3 補綴物が緩んで回る（⑥）

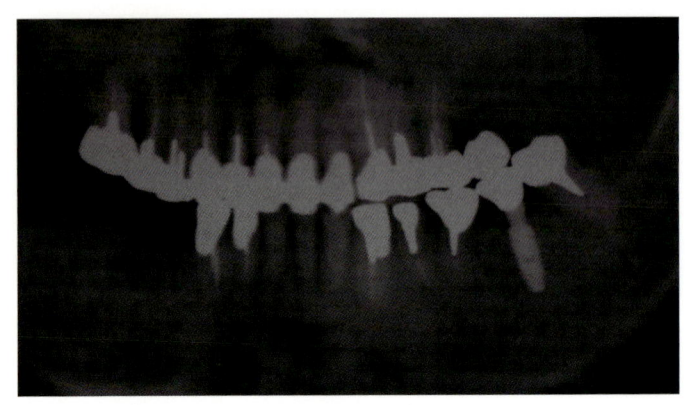

図3-4 初診時パノラマX線写真

■ スクリュー破折症例

症例
患者：71歳，男性
主訴：補綴物の破折

図3-5～7はスクリュー固定のテンポラリーアバットメントで起きたアバットメントスクリューの破折である．患者は脳梗塞の既往と，ブラキシズムが重度で，かなりの力で咬合していることが原因と考えられる．

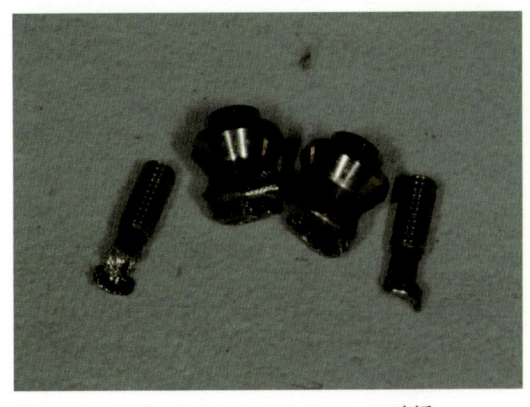

図3-5 アバットメントスクリューの破折

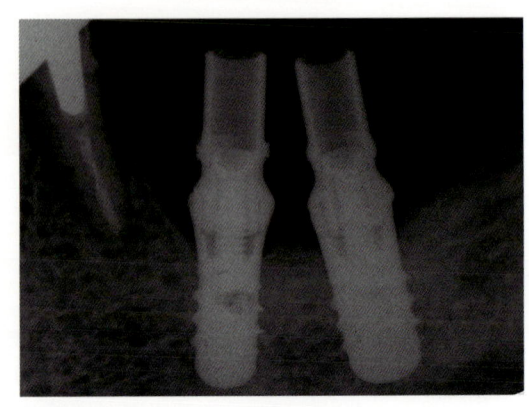

図3-6 同デンタルX線写真

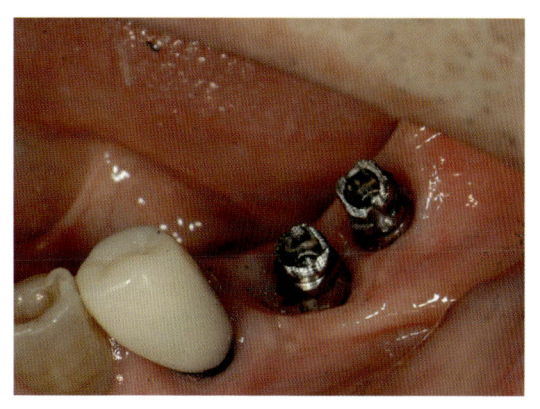

図3-7 同口腔内写真．スクリューの破折は探針やスクリューリムーバーなどの逆回しで除去する

4 オーバーデンチャーの破損（アタッチメントなど）や修理時のトラブル

　インプラントオーバーデンチャー（IOD）は著しく吸収した顎堤に対して，義歯の安定性の向上，患者の満足を考えると非常に有用な方法である．欧米ではすでにスタンダードな治療法であり，日本においても，今後進んでいく高齢化社会でのQOL向上で活躍するに違いない．IODの可撤性支台装置としては，バー，ボール，マグネットの3種類のアタッチメントが主である．インプラント2本維持オーバーデンチャーの全部床義歯に対する咀嚼運動の安定は大変優れており[9]，今後ますます普及していくものと考えられる．

　Waltonら[10]の報告でバーとボールを比較した時に，調整回数は変わらないが，修理回数においてはボールの方が多く必要であったと報告している．Naertら[11]は三者を比較し，粘膜異常の発生率については同程度であったが，バーは粘膜炎，ボールは線維症，マグネットは褥瘡性潰瘍が多く発症したと報告している．

　筆者はどの方法も行っているが，数が比較できるほど多くはないので併発症についての詳細な言及はできない．経験からだと，バーはインプラント周囲の粘膜炎の発症が多いが維持力には優れている．ボールは維持力もあり，適正なトルクをかけて締めれば支台装置はそれほど緩んではこない．マグネットは一番作製が行いやすく，費用面では患者には有益であるが，時間の経過と共に維持力が弱くなる印象がある．

　筆者が一番苦労したIODの併発症は，レジン部のリベース時にバーの下側にレジンが入り込んで，IODを壊さざるをえなかったことである．

1　レジンの入り込むによる撤去不能例

症例
患者：62歳，男性
主訴：8年前に作製したオーバーデンチャーのがたつき（図4-1,2）

　この症例は，ERA アタッチメント（ナイロンキャップ型アタッチメント）とバーを組み合わせた IOD である．IOD はフィクスチャー周囲の骨は維持されているが，粘膜部分はどうしても圧迫による骨の吸収を起こすために，定期的なレジン添加が必要になる．バー周囲のアンダーカットにワックスによる被覆を行わずにリベースを行った．結果としてバーの下にレジンが入り込んで外れなくなってしまった．一部を壊して外した後に修理をしたのであるが，患者からは「義歯の調整に慣れていない部下に治療を行わせた」と，相当厳しいお怒りを受けた．外来前に貼ってあるインフォームドコンセントの看板を外せといわれて外したが，作製10年後にも十分機能している IOD の調整を行った時に信頼回復をえて，再度看板を貼り直したことがあった．

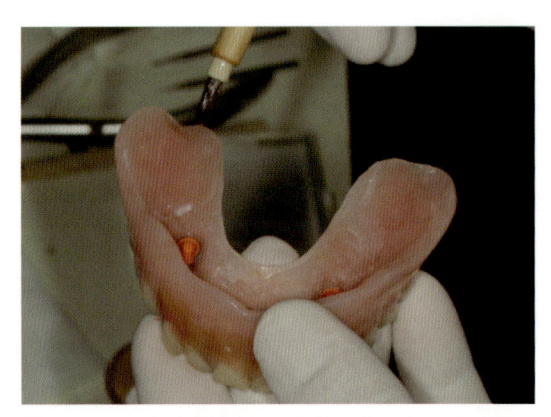

図4-1　レジン添加時には十分に注意をする．筆者はつぎはぎになるが，少量ずつ添加している

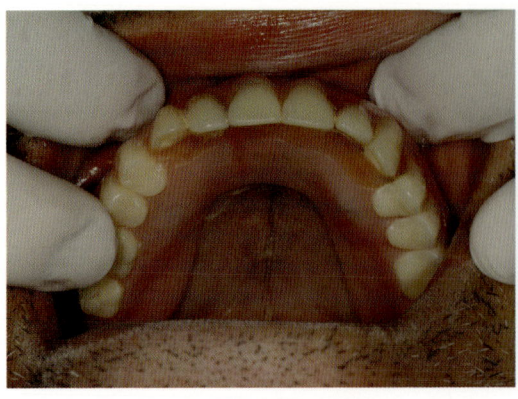

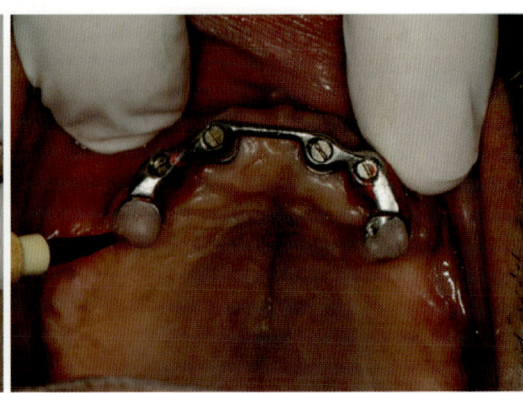

図4-2　必ずレジンが入り混む位置のバーの下はワックスで塞ぐ

2 オーバーデンチャーのバーを支持するアバットメント破折症例

　IOD は固定源であるインプラント支台装置と粘膜負担部という2つの要因で維持をしているため，粘膜面の定期的な調整や咬合関係を考えた設計を行わないと，過重負担になってしまう．

> **症例**
> 患者：57歳，女性
> 主訴：オーバーデンチャーのバーアタッチメントが動く

　本症例はバーを支えているアバットメントの破折症例である．まずバーを取って，破折したアバットメントを除去する．次に破折したアバットメントから残留しているスクリューの長さを推定する．探針にてまずは反時計回りに回してみる．あるいはメーカーから発売されている，除去キット（先の鋭利なマイナスドライバー）などにて除去を試みる．大抵のスクリューはフィクスチャーと咬み込んでいる以外は根気よく回しているととれてくるものである（図4-3〜8）．

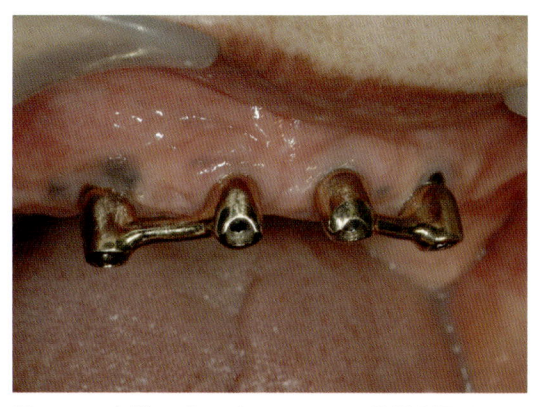

図4-3　右側のバーアタッチメントに動揺を認める

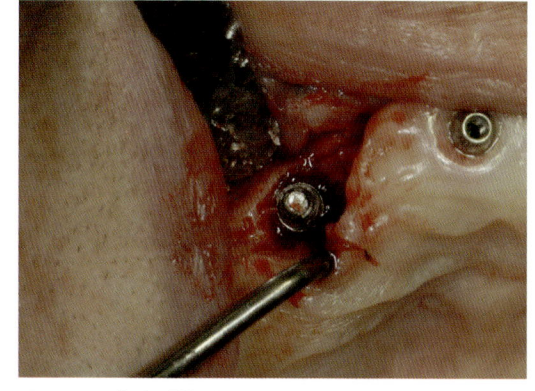

図4-4　歯肉剥離所見

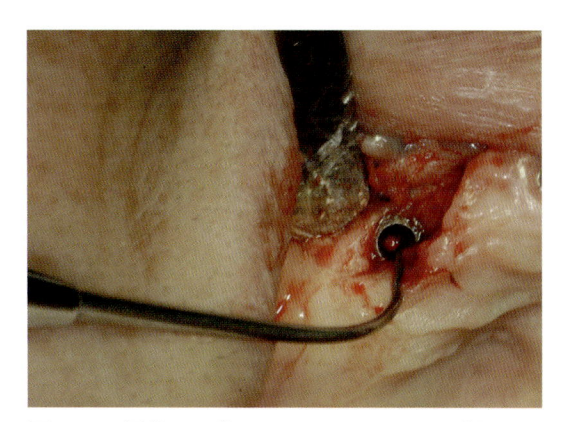

図4-5　深針にて残っているスクリューを確認

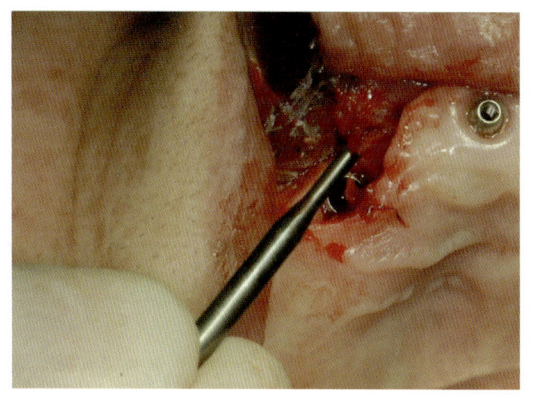

図4-6　スクリュー除去ツールを挿入し，反時計方向に回す

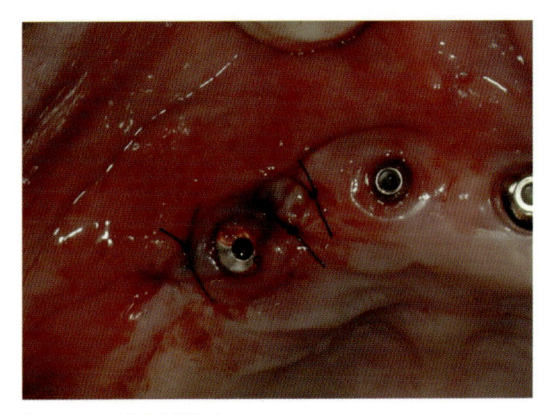

図4-7 縫合時所見

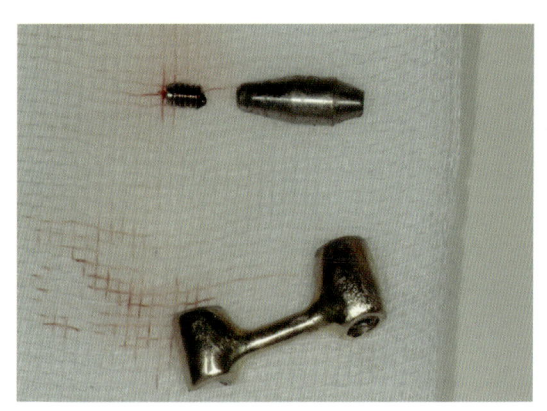

図4-8 破折したアバットメント

5 インプラント周囲炎，周囲異常臭

インプラント周囲に生じる炎症性病変にはインプラント周囲炎と周囲粘膜炎がある(European Federation of Periodontology, Ittingen 1993)[12]．

1 インプラント周囲炎の定義

インプラント周囲炎（peri-implantitis）：インプラント周囲支持骨骨の喪失を伴う炎症
インプラント周囲粘膜炎（peri-implant mucositis）：インプラント周囲軟組織の可逆性炎症
JovanovicとSpiekermannは[12]，インプラント周囲炎を4つのステージに分類した（図5-1）．

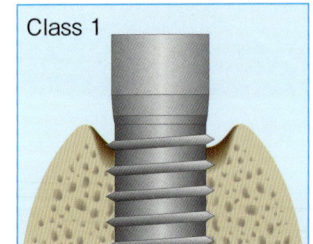

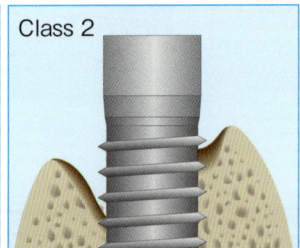

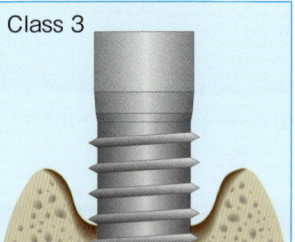

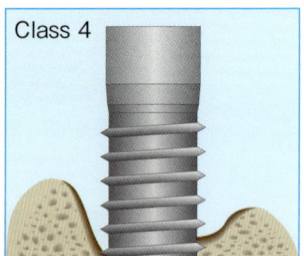

図5-1 インプラント周囲炎の4つのステージ．Class 1：最小限のインプラント周囲骨欠損を伴った少量の水平的ボーンロス．Class 2：孤立した垂直的骨欠損を伴った中等度の水平的ボーンロス．Class 3：広く周囲を取り囲んだ骨欠損を伴った中等度から進行した水平的ボーンロス．Class 4：口腔前庭の骨壁の欠損だけでなく広く周囲の垂直的骨欠損を伴った進行したボーンロス

筆者の治療法であるが，以下のように行っている．
Class 1：グルコン酸クロルヘキシジンのイリゲーションとプラスチックスケーラーによる清掃
Class 2，3：歯肉剥離掻爬術とインプラントサーフェスのクリーニング
Class 4：一度は上記処置を行うが再発性の周囲炎についてはフィクスチャー除去を行う

2 インプラント周囲炎のリスクファクター[13]

1. 歯周疾患の既往
2. 糖尿病
3. 遺伝形質
4. 喫　煙
5. アルコール摂取
6. 口腔衛生状態
7. 角化粘膜の存在
8. インプラント表面性状
9. 合着セメントの残留（セメント固定法の場合）

がある．このうち患者に我々から指導ができるものは，4.～6.である．嗜好習慣はなかなか徹底できないが，インプラント治療のリスク因子としては十分に説明を行う必要がある．また，1.については術前に十分な治療を行うことである程度の予防ができる．2.についてはかかりつけ医に対診を行い，空腹時血糖を200以下，HbA1cを7.0未満にしてもらう．8.については，現在販売されているフィクスチャーがほとんどラフサーフェスという現状もあり，ラフ面への細菌感染を起こさせないためには，いかに初期のマージナルボーンロスを起こさないようにするかであろう．感染した場合は後述するようにラフサーフェスを研磨するという方法もある．9.については我々サイドで十分に注意することによって防ぐことができる．

3 インプラント周囲炎へのアプローチ法

1）定期的なリコールとメンテナンス

図5-2は当院で使用しているメンテナンス器材である．グルコン酸クロルヘキシジンを用い，インプラント周囲の清掃を指導している．また，インプラント表面を傷つけないように，プラスチックプローブで定期的なプロービングを行う．

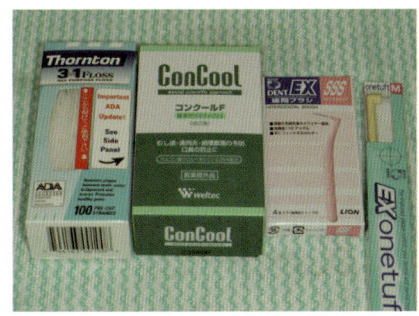

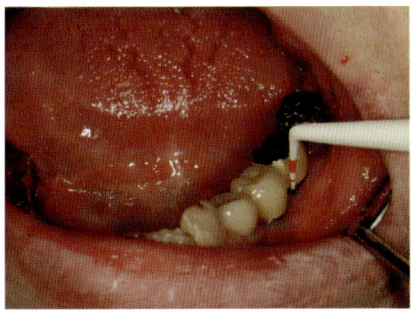

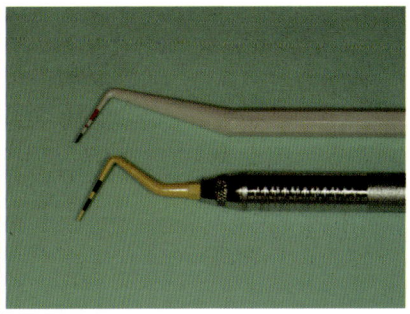

図5-2　当院ですすめているインプラントメンテナンス器材

2）機械的なメンテナンス（図5-3〜5）
1. ミニウムシリンジなどを用いたイリゲーション（グルコン酸クロルヘキシジン溶液）
2. プラスチックスケーラーによるセメント残留の除去と歯石除去

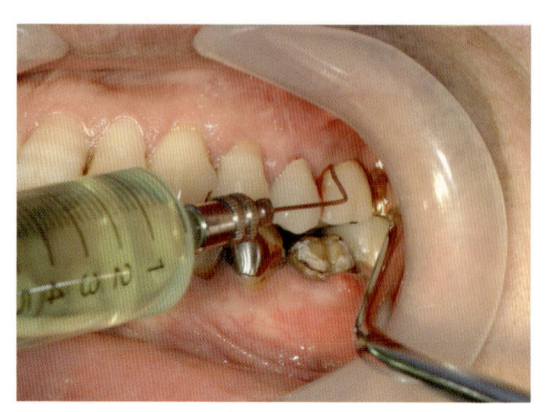

図5-3　インプラント周囲炎に対するグルコン酸クロルヘキシジンのイリゲーション

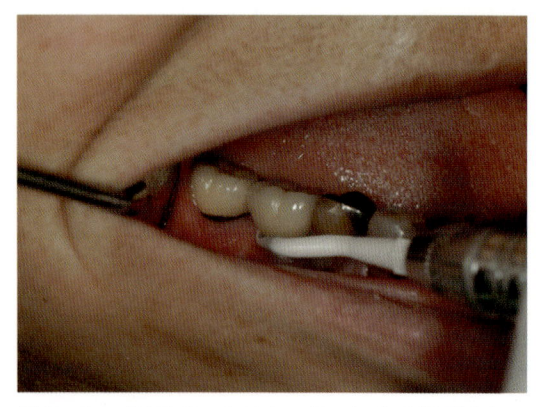

図5-4　プラスチックスケーラーによる歯石除去

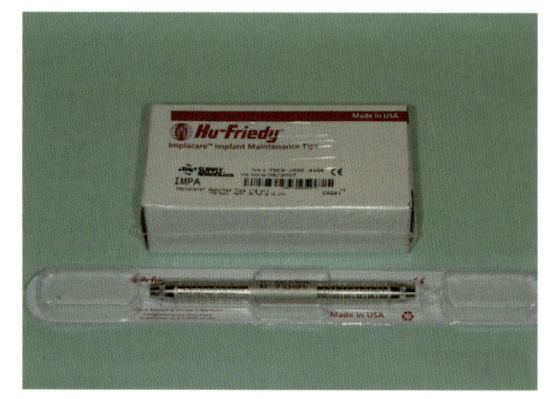

図5-5　プラスチックスケーラー（インプラケア® Hu-Friedy社製）

3）フラップ手術（歯肉剥離掻爬術）による外科的なデブライドメントと表面研磨

上記による処置にて炎症が治まらない場合は，エアアブレーションやレーザーなどの方法もある[13]が，当院では外科的に掻爬することを積極的に行っている．しかし，審美ゾーンにおいては外科手技によって歯肉退縮が起こり，審美障害をきたす可能性が高い．筆者は臼歯部の対処法として主に行っている．

4　症　例

症例
患者：48歳，女性
主訴：アバットメント装着後の感染（図5-6,7）

診断：インプラント周囲炎（Class 3）

症例は歯周疾患のリスク因子が非常に高い．アバットメントとプロビジョナルを装着したまま来院されなくなった．図5-6のように感染した状態での来院となった．

インプラント周囲炎，周囲異常臭 | **147**

ラフサーフェス部の感染を起こし，排膿している場合は早期に十分なデブライドメントを行う必要がある（**図5-8**）．

図5-6　アバットメント装着後の感染

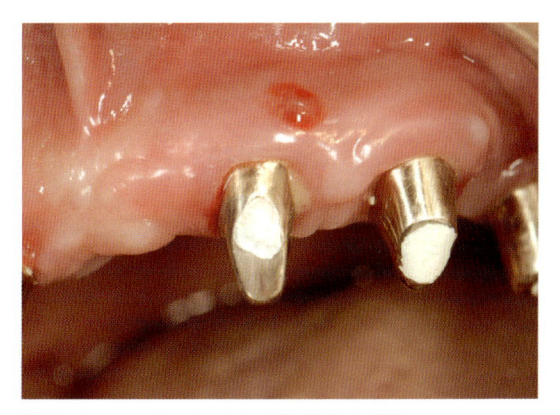

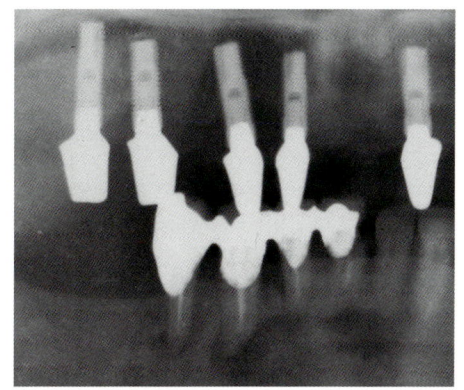

図5-7　X線写真

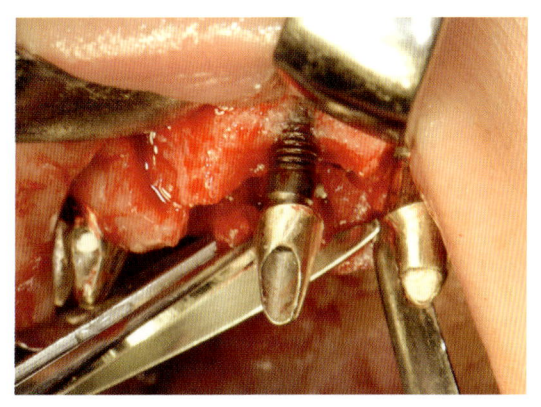

図5-8　デブライドメント

症例
患者：56歳，男性
主訴：インプラント周囲炎（6年前に埋入処置）（図5-9〜11）

診断：インプラント周囲炎（Class 3）

症例はインプラントオーバーデンチャーのバー部分のインプラント周囲炎と歯肉過形成である．1回目は剥離搔爬術を行ったが，再発するため，2回目はラフサーフェスの研磨を行った．それ以降は落ち着いている．

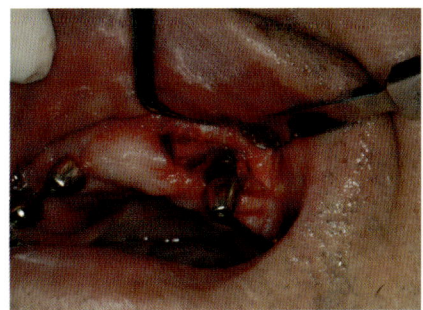

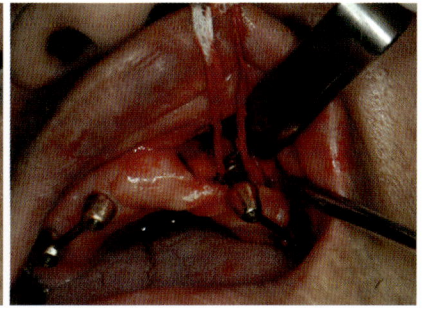

図5-9　周囲支持骨の吸収を伴った繰り返すインプラント周囲炎については，早期にデブライドメントを行っている

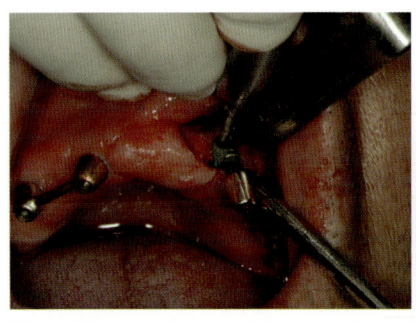

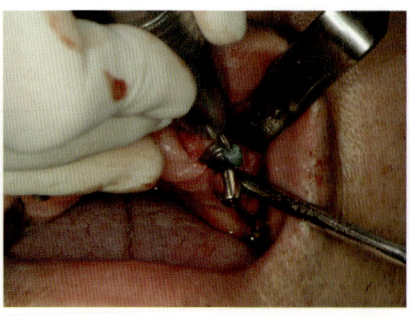

図5-10 ラフサーフェスについては，何度も繰り返している炎症症例では当院では研磨を行っている

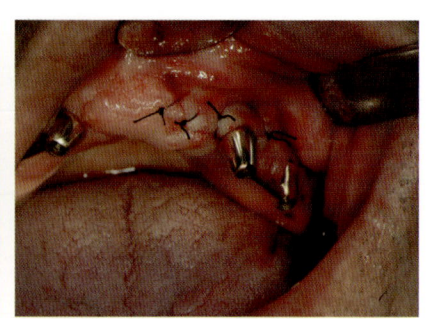

図5-11 しっかりと閉創する

> **症例**
> 患者：61歳，男性
> 主訴：繰り返すインプラント周囲炎．上部構造完成は4年前（図5-12～18）
> 診断：インプラント周囲炎（6̄ Class 2，7̄ Class 4）
> 対処法：剥離掻爬術とフィクスチャー表面の清掃，付着歯肉のダウンサイジング

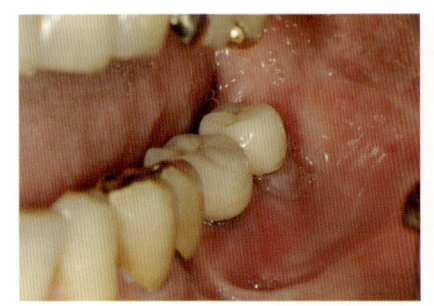

図5-12 術前所見．排膿を繰り返している

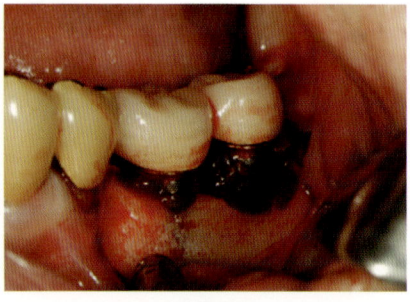

図5-13 歯肉を剥離すると不良肉芽がフィクスチャー周囲に絡みついている

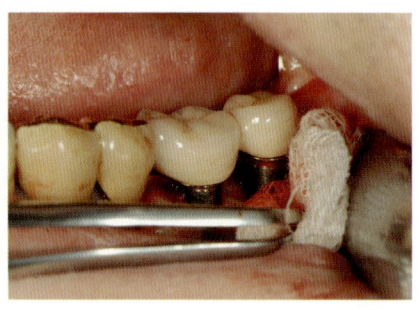

図5-14 ガーゼでラフサーフェス表面を徹底的にこする．この時にグルコン酸クロルヘキシジンや塩化ベンゼトニウム液にてよく洗浄する

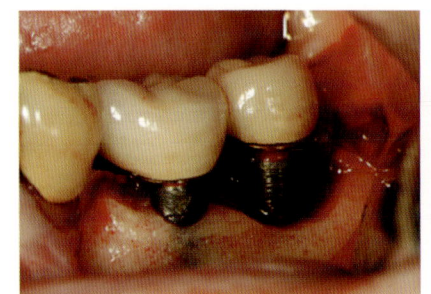

図5-15 清掃後のフィクスチャー

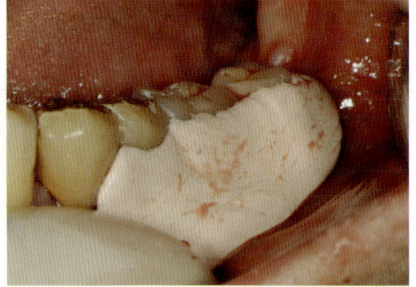

図5-16 歯肉をダウンサイジングして歯周包帯を併用する

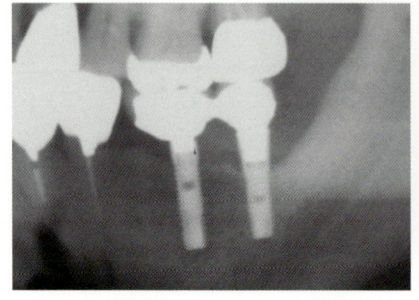

図5-17 掻爬5カ月後のX線写真

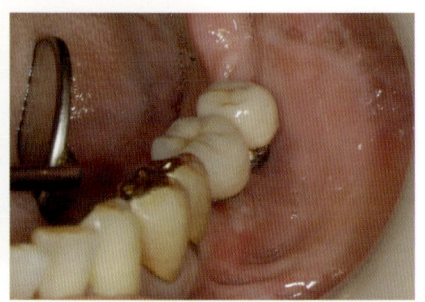

図5-18 掻爬1年後

> **症例**
> 患者：88歳，女性
> 状況：ビスフォスフォネート内服患者のインプラント周囲炎

ビスフォスフォネート製剤（以下BP製剤）内服および注射をしている患者が，難治性骨露出や顎骨炎を起こして来院してくることが最近多くなった（図5-19）．米国口腔外科学会もその注意項目としてデンタルインプラントをあげている[3]．

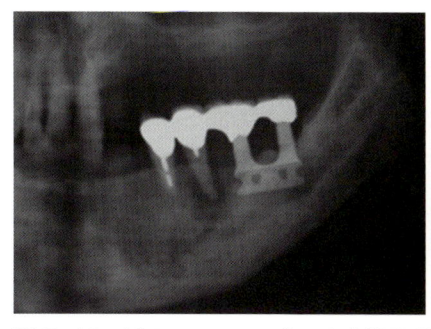

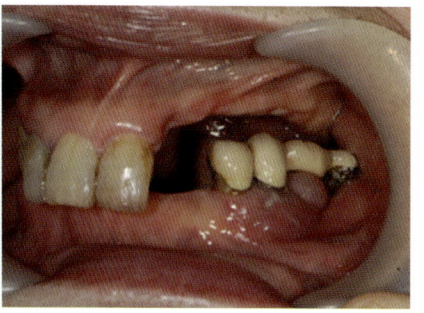

図5-19 ビスフォスフォネート内服患者のブレードインプラント周囲炎

BP製剤を内服している患者に対してのインプラント治療は慎重に行うべきである．また上部構造が完成した後でも炎症，骨壊死を起こし脱落している症例もある．またBP剤をインプラント治療後から投薬されることもあり，骨吸収を伴うような周囲炎については十分に注意をする必要がある．

ビスフォスフォネート（Bisphosphonates）製剤使用患者の局所危険因子には歯槽骨手術（図5-20a），局所解剖（図5-20b），付随する口腔疾患（図5-20c）がある（米国口腔顎顔面外科学会ポジションペーパー 2009[14]）．

〈歯槽骨手術〉
1. 抜歯
2. 歯科インプラント埋入
3. 歯根尖切除術
4. 歯周外科（骨侵襲のある）

〈局所解剖〉
下顎　　　上顎
舌側骨隆起　口蓋隆起
顎舌骨筋線

〈付随する口腔疾患〉
炎症性歯科疾患（歯周および歯性膿瘍など）の既往歴をもつ静注ビスフォスフォネート投与癌患者は，7倍のハイリスク

図5-20a BP製剤服用患者の局所的危険因子
図5-20b BP製剤服用患者の局所解剖的危険因子
図5-20c BP製剤服用患者の付随する口腔疾患の危険因子

ビスフォスフォネート関連顎骨壊死に対する日本の学会によるポジションペーパー[15]では，骨のリモデリングを考慮し，抜歯などの手術前は3カ月以上の休薬，そして再開は，骨性治癒を考えて手術後2〜3カ月が望ましいと述べている．

筆者の病院では，ゾメタ®などの点滴剤使用患者は，インプラント治療の適応外と考えており，窒素含有BP内服製剤は，術前に6カ月の休薬としている．内服期間の長い（3年以上）患者にはこれでも不十分な休薬期間かもしれない．

■ ブレードインプラントの沈下による感染（上顎洞炎）

症例
患者：69歳，女性
状況：7年前に埋入したブレードインプラントの周囲の感染．骨吸収から上顎洞炎を併発

診断：インプラント周囲炎（Class 4）

初診時パノラマX線写真（図5-21a）

パノラマX線写真では上顎洞の不透過性については左右差がなく所見に乏しい．しかしWaters法（図5-21b）やX線CT（図5-21c）所見では明らかな上顎洞炎を示しており，洞粘膜の肥厚に伴って自然孔が閉鎖している．外来局所麻酔下にて歯肉の粘膜骨膜弁を剝離形成し，ブレードインプラントのネック部を確認してから，上顎洞内に迷入させないように骨削除を丁寧に行って摘出した．摘出後は生理食塩水にて何度も上顎洞内を洗浄する．インプラント周囲部の不良肉芽をよく搔爬し丁寧に閉創する（図5-21d～f）．塩酸セフカペンピボキシルを5日分，クラリスロマイシンを12日分処方し上顎洞炎は改善した（図5-21g）．

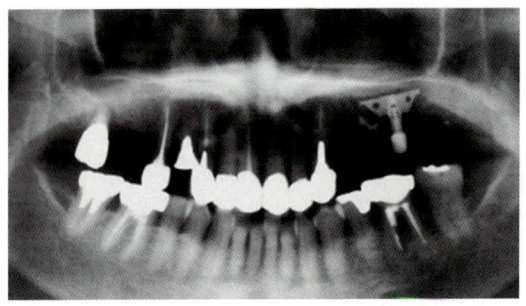

図5-21a 初診時パノラマX線写真．フィクスチャーは破損しており周囲骨は病的に吸収している

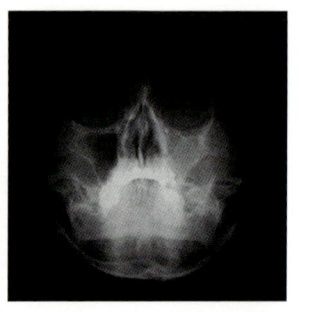

図5-21b ブレードインプラントの沈下による感染→インプラント性上顎洞炎

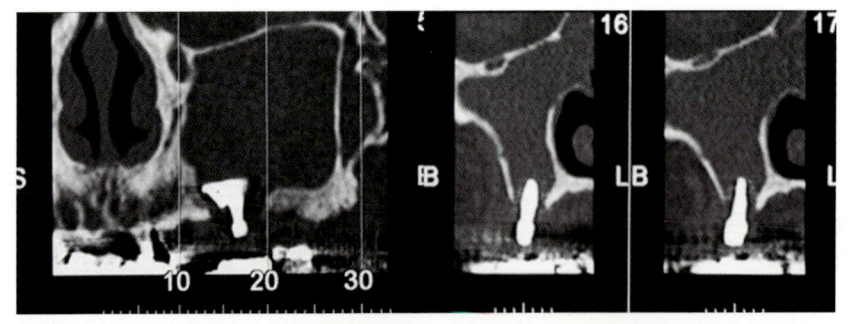

図5-21c CT（MPR）にて上顎洞が炎症で充満している所見がみられる

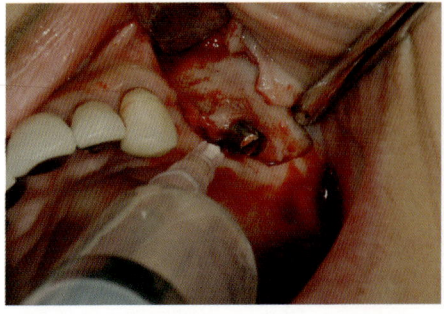

図5-21d 粘膜骨膜弁を形成し，膿を吸引する

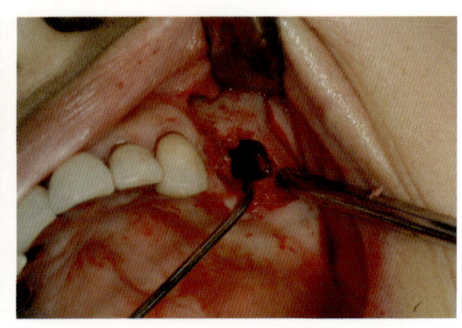

図5-21e フィクスチャーを除去して不良肉芽を搔爬している

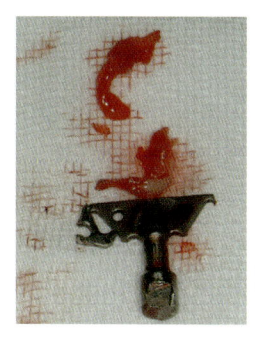

図5-21f 摘出したインプラント

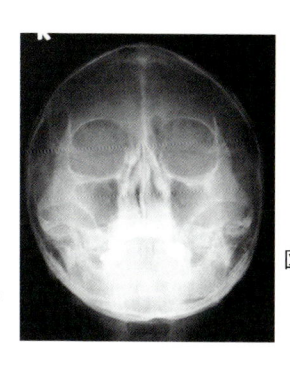

図5-21g 7週間後の Waters X線像，上顎洞炎改善の確認はしておいた方がよい．瘻孔は認めない

　ブレードインプラントに限らず，スクリュータイプなどにおいてもインプラントによって起因する上顎洞炎は十分な観察が必要である．筆者もソケットリフト後にパノラマX線写真のみにて経過観察を行い，熱や疼痛などの症状が全くなかったために2年間も見逃していた上顎洞炎を経験している．

　術中の感染あるいはオッセオインテグレーションの破壊からの感染にて起こす上顎洞炎を常に念頭に置いておく必要があろう．X線写真のみではなく臨床所見から上顎洞炎を早期に診断できる目をもつことも必要である．

■ 瘻孔形成をする場合

症例
患者：74歳，女性
主訴：インプラント周囲の疼痛と排膿（図5-22）

診断：インプラント周囲炎（Class 4）
臨床所見：瘻孔をつくっており，疼痛，歯肉発赤や腫脹を認める

　骨吸収が進行し，炎症が波及すると強い疼痛を伴うことが多い．たとえ動揺がなくともフィクスチャー先端にまで感染が波及し，瘻孔を形成した場合はフィクスチャーの除去をしなくてはならない．抗菌剤内服などでいたずらに経過をみていると骨髄炎などになりかねない．重度の骨吸収は除去決断のタイミングである．

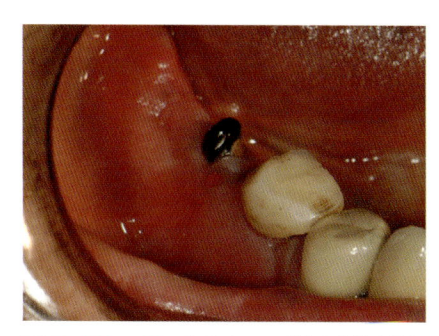

図5-22a フィクスチャー部に感染が波及したインプラント周囲炎

図5-22b 歯肉剥離所見．骨が吸収している

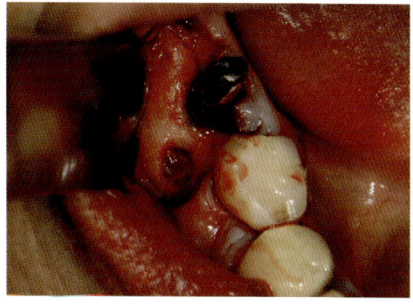

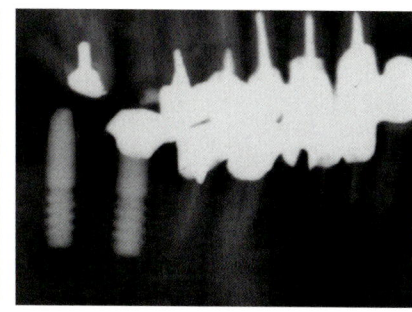

図5-22c 同一患者のパノラマX線写真

Point

セメントの残留によるインプラント周囲炎には注意

　Wilson[16]は，インプラント周囲炎の症状が，洗浄やデブライドメントでも1カ月改善しない患者39名のうち，約80.95％においてアバットメントへの余剰セメント（歯科用内視鏡検査）が認められたと報告している．確認された場合は歯科医師あるいは歯科衛生士によってハンドスケーラー，超音波スケーラーにて除去を行い，1カ月後に73.5％が改善している．また使用したセメントは，27名がレジンモディファイドグラスアイオノマーセメント，7名がリン酸亜鉛セメント，4名がレジンセメント，1名がグラスアイオノマーセメント（3名は不明）であった．セメントの種類とインプラント周囲疾病との関連が認められなかったとのことであるが，数が少ないので判断は難しい．

　セメントの除去を考えた時，除去しやすいセメントにするべきである．萩原[17]は，金属製アバットメントに対するセメントの維持力は，天然歯に類似した傾向を示し，リン酸セメントとレジンセメントが比較的高い維持力を発揮し，レジンモディファイドグラスアイオノマーは50〜75％，グラスアイオノマーは17〜38％程度と述べている．

　筆者はレジン系セメントをほとんど使用していない．なぜならアバットメント下に入り込んだ場合は除去が困難だからである．またグラスアイオノマーセメントも使用していない．10年前から合着用はリン酸亜鉛セメント，仮着用はカルボキシレートセメントであるが，上部構造とアバットメント間に変形による緩みができた場合はレジンセメントを使用することがある．

one point !

　上部構造装着後の違和感や粘膜炎の継続は，アバットメント下にセメントが付着や残留している可能性も考える．

症例
患者：59歳，女性
主訴：インプラント部の違和感

診断：インプラント周囲炎（Class 1）

　症例は当院でフィクスチャー埋入とアバットメント＋プロビジョナルまで作製していた患者である．違和感がどうしてもとれないとのことで，経過をみていたが，その後他院へ転院された．繰り返しプロビジョナルが脱離していたことによる再装着でセメントが縁下に残留し，炎症を起こしたものと考えられる．

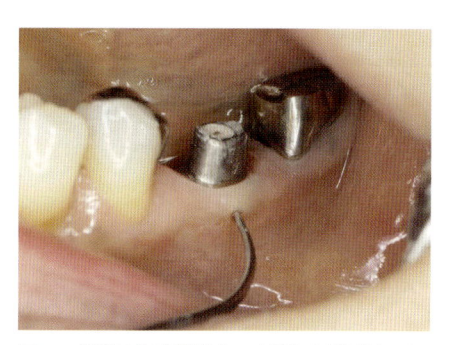

図a 違和感が継続し，瘻孔も形成してきた（山下修先生のご好意による．以下 b〜d 同様）

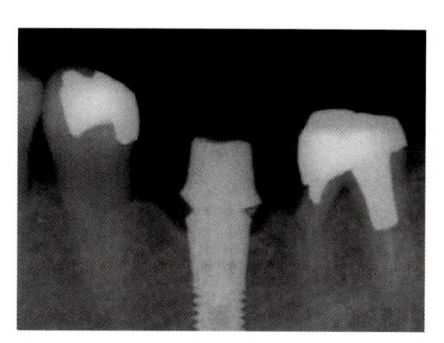

図b デンタルX線写真にて，軽度の辺縁骨吸収を認める

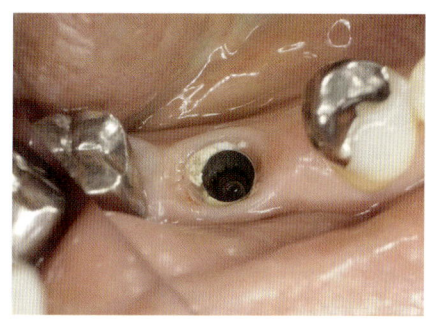

図c アバットメント除去時に余剰セメントを認めた

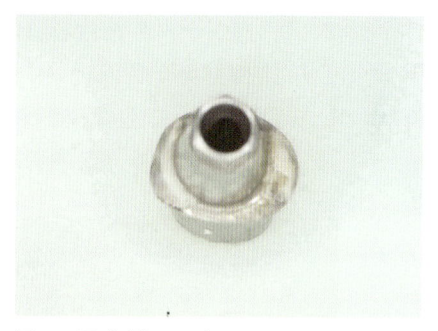

図d 同症例のアバットメント．アバットメント下面にセメントが付着している

Agar JRら[18]は「いかなる除去器具を用いてもセメントの残留は認められ，同時にアバットメントへの損傷は避けえない」と述べているが，セメント残留はセメント固定法を選択した時の重要な問題でもある．

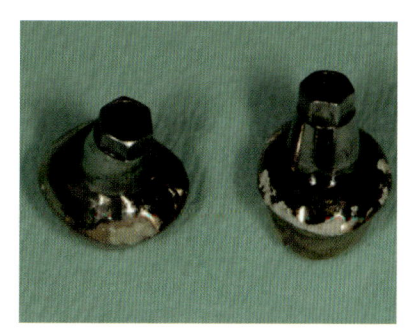

図e アバットメントの形態によっては十分に除去したものと考えていても，外してみると このように余剰セメントが付着していることがある

5 インプラントからの異常臭

インプラント周囲からの異常臭を訴えてくる患者もまれにいる．バットジョイントタイプのインプラントで，トルクレンチがなかった頃は多く見受けられた．フィクスチャー，アバットメント間での微小動揺（マイクロモーション）による微少漏洩（マイクロリーケージ）により細菌の繁殖，プラークの停留などによって起こる．また無理な上部構造による清掃不良でも起こりえる．

■ 清掃困難なインプラント補綴周囲からの腐敗臭

症例
患者：20歳，女性
主訴：異常臭がする

埋入や補綴は問題なく施されていた（図5-23, 24）が，破折歯の抜歯後すぐの埋入であったために，骨の回復がなく深い位置からの埋入になっている．そのためポケットが深くなり，プラークや細菌繁殖による臭いの発生があったと考えられる．

清掃指導を数回行い，クリーニングも行ったが改善がないため，インプラント除去とGBRによる骨造成および埋入と補綴を行った（図5-25〜29）．図5-29が再製作後である．異常臭はなくなり，患者は満足されていた．

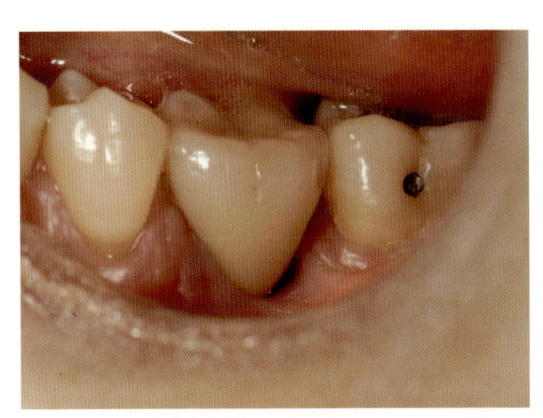

図5-23　初診時口腔内．食べ物がつまり，腐敗臭がありストレスになる

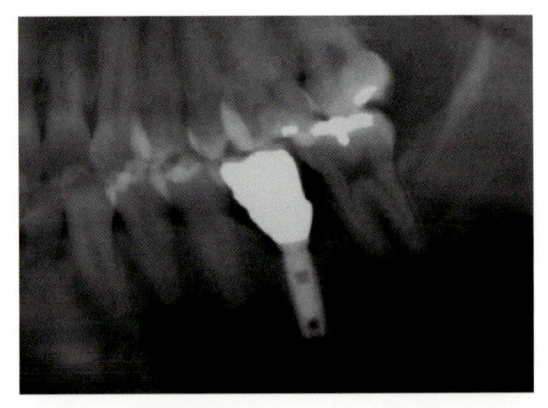

図5-24　X線写真でもアバットメントの立ち上がりが深い

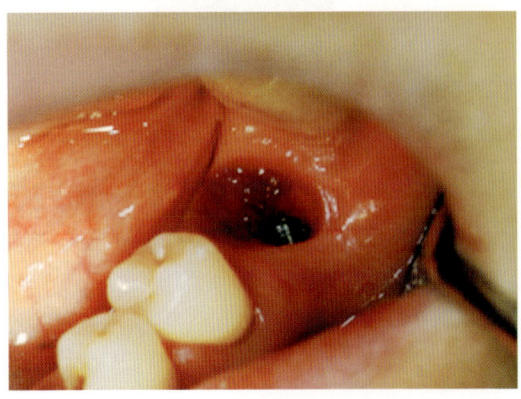

図5-25　アバットメント除去時．重度のインプラント周囲粘膜炎である

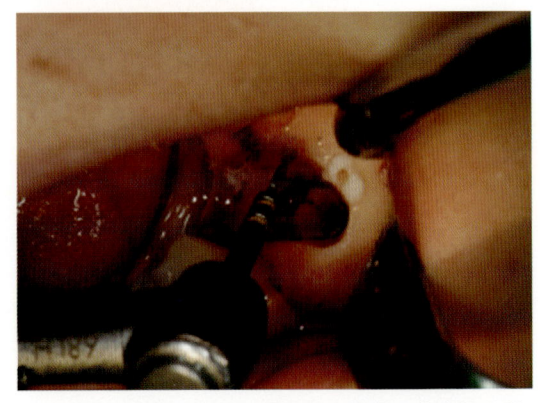

図5-26　除去と同時に骨穿孔を行い，自家骨を移植した

インプラント周囲炎，周囲異常臭など　155

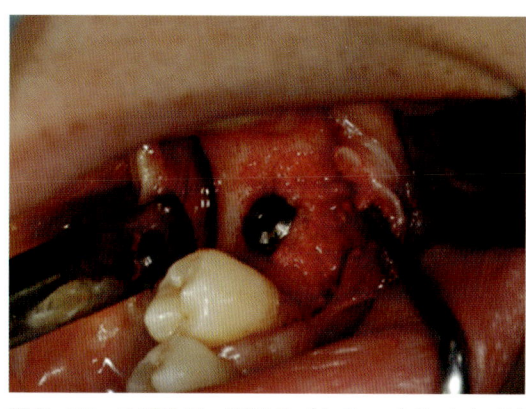

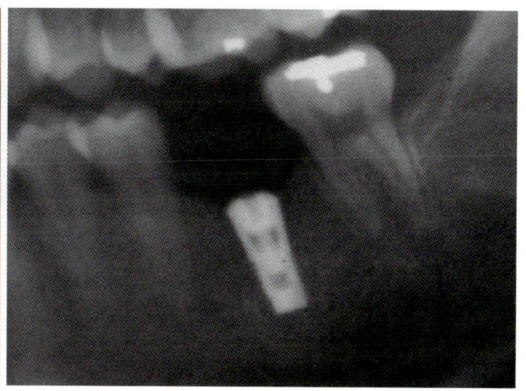

図5-27　再埋入時．削除骨（トラップボーン）の補填も行った

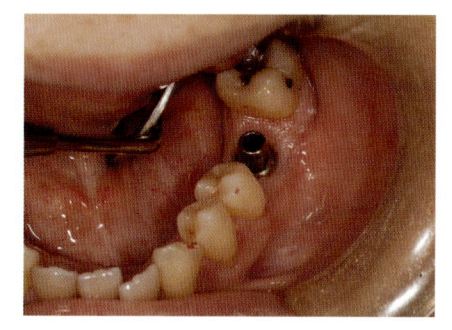

図5-28　既製アバットメント装着．歯肉マージンラインは生理的範囲である

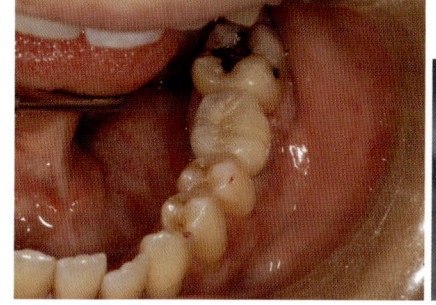

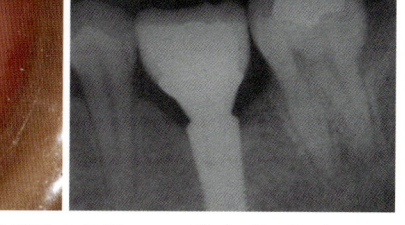

図5-29　最終補綴物完成時．やや深めの骨縁レベルだが，物がつまることは改善した

> **症例**
> 患者：93歳，男性
> 主訴：インプラント周囲の腐敗臭と疼痛（図5-30, 31）

施設に入所中にてヘルパーが連れて来院された．自分で清掃できる能力がなく，周囲炎による炎症性の疼痛と腐敗臭がある．患者のADL（日常生活動作：Activities of Daily Living）が落ちても，スリーピング（粘膜下に埋め込んでしまう）対応ができるようなシステムが望ましい．ワンピースタイプのインプラントは除去という手段しかない．

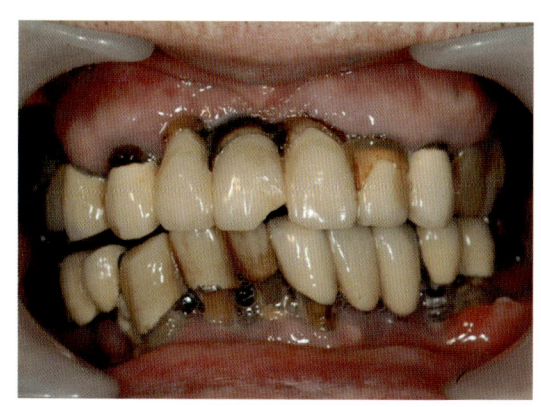

図5-30　初診時口腔内写真

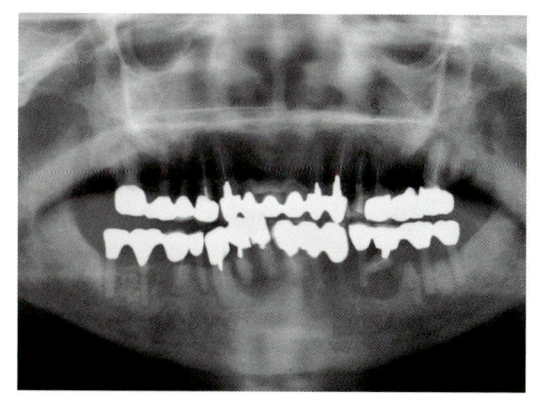

図5-31　初診時パノラマX線写真．上下顎とも臼歯部に多数埋入されている

6 歯肉退縮などの審美障害

1 隣在歯根の露出

症例
患者：42 歳，女性
状況：インプラント処置を行った隣在歯の歯根露出（図6-1〜3）

|2部のインプラント治療を行った．もともと歯周病による骨吸収が|1部にあり，|2埋入時に唇側の骨がないため，Gore-Tex®によるGBRを併用した．インプラントのインテグレーションは非常によく，また骨も良好にできていたが，隣在歯の歯肉が退縮してしまったケースである．

歯肉退縮の予防としては審美ゾーンに切開ラインを行わず小臼歯まで剥離を大きくする方法もあるが，術後の腫脹と疼痛は大きくなる．歯肉縁切開でも退縮は起こる場合があり，失活歯の歯周病罹患歯に剥離操作が及ぶ場合は術前にその可能性の説明が必要であると考えられる．

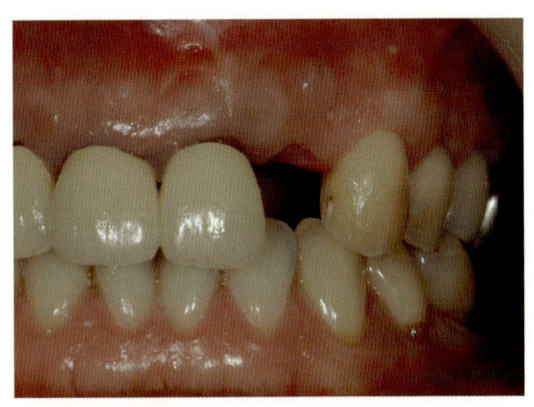

図6-1 術前

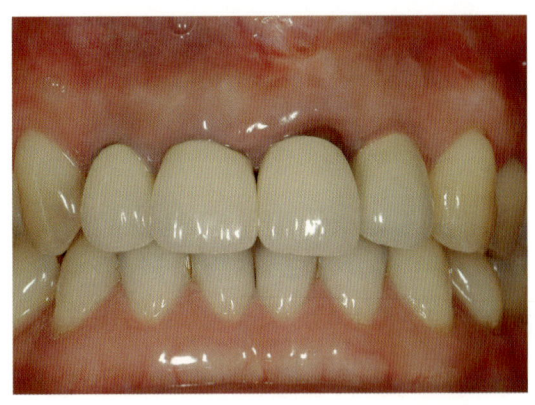

図6-2 |2インプラント補綴後．|1の歯根露出を認められる

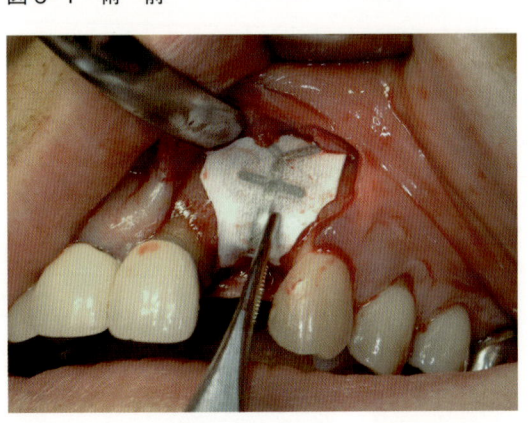

図6-3 術中の切開デザイン

歯肉退縮などの審美障害 ■ 157

> 症例
> 患者：48歳，女性
> 主訴：埋入後に隣在生活歯の歯肉が退縮してしまった（図6-4,5）

　埋入部の骨が少ない場合は予期せず隣在歯の歯肉退縮が起こることがある．これは隣在歯の歯槽骨も一部下がっているからで，リカバリーはかなり難しい．隣在歯が生活歯の場合は知覚過敏を伴うことも多い．歯肉弁を移動する手術を行っても再度退縮してしまう．

　注意点：歯肉の薄い患者においては，埋入手術時に縦切開を行わない．
　　　　　縦切開の位置を審美ゾーンから外す．
　　　　　口蓋側に埋入することによって唇側骨の吸収を防ぐ．

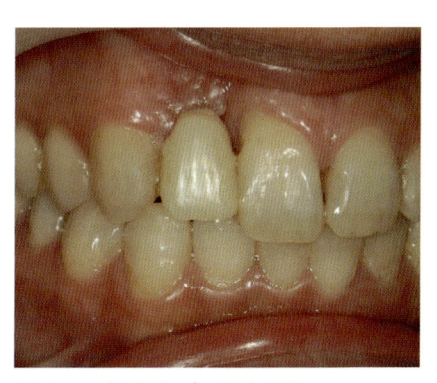

図6-4　隣在歯1|の歯肉退縮 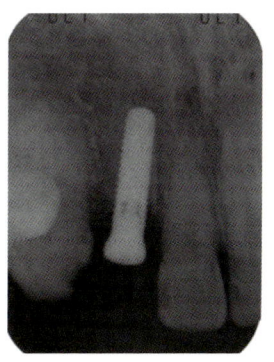　　図6-5　インプラント部と隣在歯の状態

2 埋入位置の考慮

> 症例
> 患者：26歳，女性
> 状況：プロビジョナルレストレーションが左右均等に作製できない（図6-6,7）

　ステントを使用した埋入を行っているが，わずかに唇側に埋入位置がずれただけで，最終補綴が非常に難しくなってしまう．上顎前歯多数歯欠損は全部位に埋入するのではなく，審美的考慮を行った埋入設計が必要である．

　例えば中切歯を埋入せずに側切歯2本埋入でのブリッジにするか，側切歯が埋入できない骨幅であれば，中切歯埋入でのカンチレバーになる．その場合はやや口蓋側より深めに埋入することで補綴の自由度は上がる．しかし唇側に対するカンチレバーのような形態になってしまう．

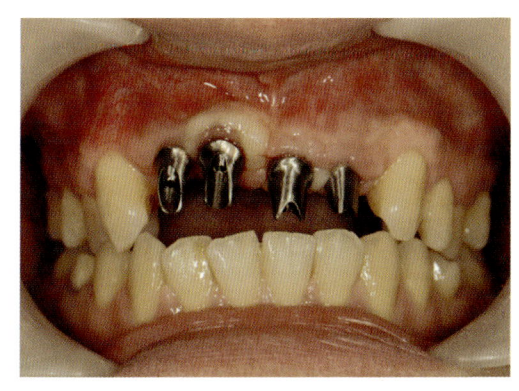

図6-6　埋入位置のずれによる歯冠修復は困難である 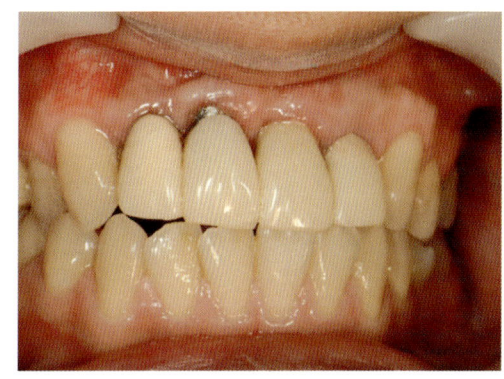　　図6-7　プロビジョナル装着時

3 唇側フィクスチャーの露出

症例
患者：27歳，女性
主訴：唇側のフィクスチャー露出

フィクスチャー露出の原因には，1.唇側骨との間に十分な骨幅を残していないと血流不全によって吸収をしてしまうことがある．2.インプラント周囲炎に伴う骨吸収を起こすことがある．

フィクスチャー露出の対処法として，1.結合組織移植＆歯肉弁歯槽頂移動術．2.骨移植を併用したリカバリー．3.フィクスチャー除去と再埋入（深めに），などである．

この症例は，最終補綴物完成後数年で唇側の骨が吸収してきたために，歯肉退縮およびフィクスチャー，アバットメントの露出を認めた（**図6-8**）．

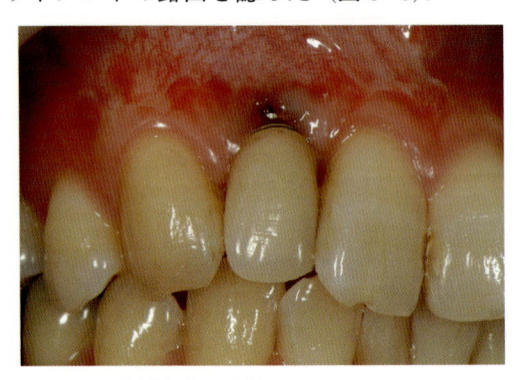

図6-8　唇側歯肉の退縮

7　天然歯-インプラント間の隙間（オープンコンタクト）形成，対合歯の破折

インプラントと天然歯が混合している口腔内の長期的な管理は難しい．乳歯から永久歯への混合歯列期と違って，症例によっては何十年にも及ぶからである．当然常に動いていく天然歯と，全く動かないインプラントが混在しているわけである．次の症例のように，天然歯との間に間隙が形成されて，食物残渣がつまるようになった，という訴えで来院する患者もある．これについてはインプラントと天然歯との相違について，理論的に説明してあげれば，納得していただけることがほとんどである．もちろん改善法は補綴の再製作か，MTM（小矯正）しかない．

また，インプラント補綴を行った対合歯が壊れてしまうこともしばしば直面する．歯根膜のないインプラント補綴によって，対合の処置歯（特に無髄歯）が破壊されてしまうことがある．最終セット時の咬合調整には特に気をつけるべきであるし，筆者も対合歯の診断をかならず術前計画時に行っており，患者には説明するようにしている．**図7-1**のように対合のポンティック部を避けた補綴設計にするのもよいのではないか．

症例
患者：62歳，女性
状況：天然歯との間に隙間を形成した（オープンコンタクト）

左側下顎小臼歯-大臼歯間でオープンコンタクトが形成されている（**図7-1**）．

天然歯-インプラント間の隙間形成，対合歯の破折 | 159

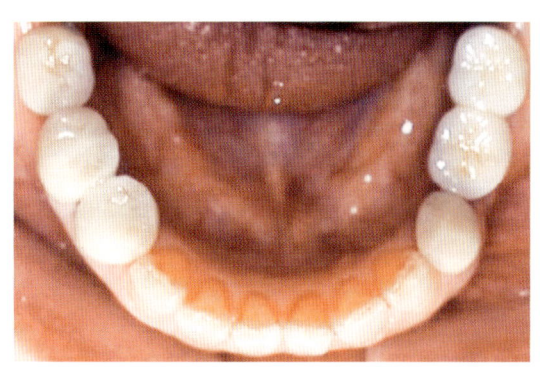

図7-1a 補綴完成時

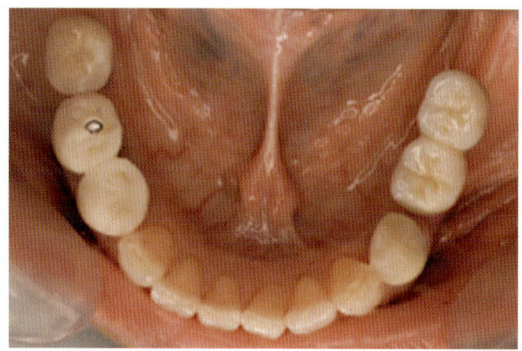

図7-1b 補綴5年後
（たかしな歯科：小島章広先生のご好意による）

〈オープンコンタクト形成時の対処〉
1. インプラント上部構造のリペアー
2. 清掃指導による経過観察
3. 隣在歯に叢生がある場合はMTM

症例
患者：72歳，女性
主訴：上部構造完成後2年にて対合歯が破折した（図7-2）

インプラント補綴は，歯根膜がないため対合歯の診断と咬合調整は十分に行っておく必要がある．

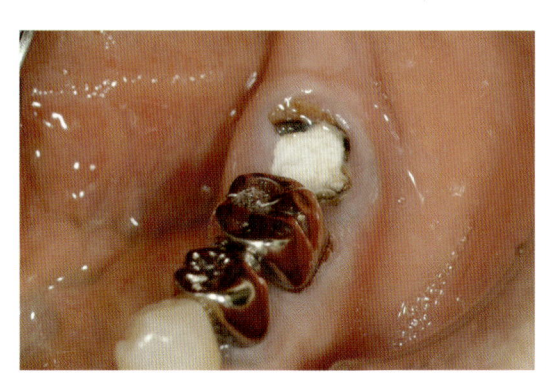

図7-2a ７|の歯冠破折

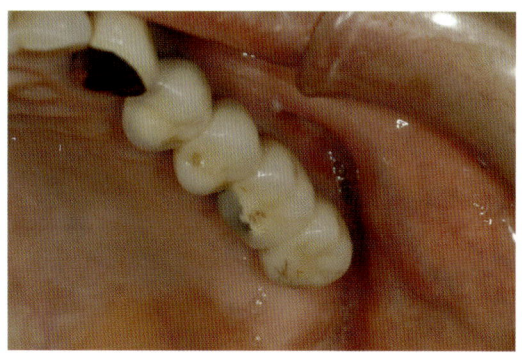

図7-2b 上顎の上部構造（|67インプラント）．|6の舌側ポーセレンがチップしている．強い力で咬合していることが推測される

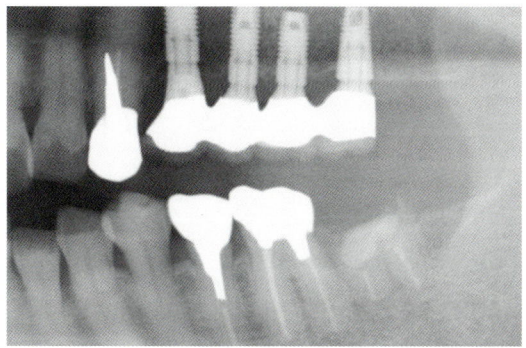

図7-2c 破折時X線写真

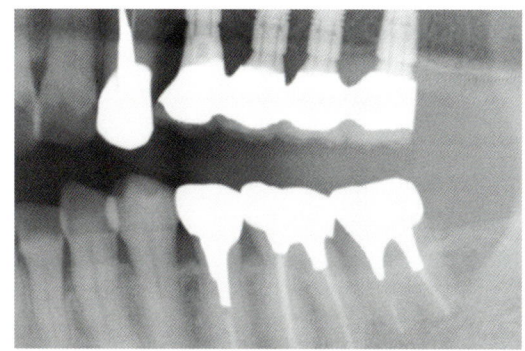

図7-2d 上部構造完成時

> **症例**
> 患者：58歳，女性
> 主訴：インプラント補綴による咬合回復の希望

3本という費用の制約の中で，対合歯の咬合力による破損を考え，下顎のインプラントは6̄ではなくブリッジによる7̄への配置を行った（図7-3）．しかし，ブリッジという1つの補綴物として対合歯と接触するため，このフィクスチャーの配置がどこまで効果があるかは不明である．

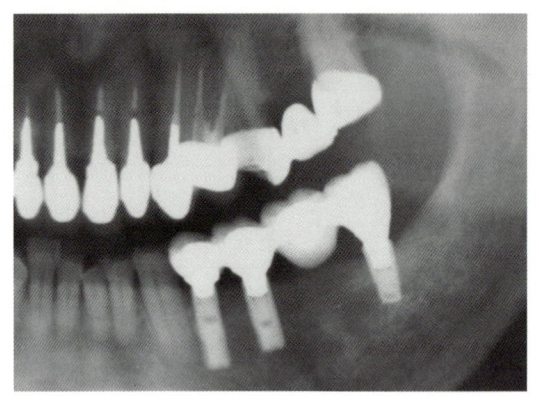

図7-3　対合歯の咬合力を考えたインプラントブリッジの設計

8　歯槽骨および歯肉の過形成

1）歯槽骨過形成

メンテナンス期間においてマージナルボーンロスが起こらないように注意をしてみていることがほとんどであるが，逆に歯槽骨が隆起してくることによって歯肉が上方に押し上げられて，違和感や歯間ブラシによる清掃ができなくなったという訴えもある．

図8-1はWolffの法則であるが，通常の骨ストレスであると，骨の正常な維持を行うが，通常よりも高く，かつ生物学的限界を超えない骨ストレスであれば，骨は増大してくるといわれている．垂直的あるいは水平的ブラキシズムなどで，必要以上の骨ストレスがインプラント周囲にかかっている患者では，骨のビルドアップに伴う問題が生じてくるわけである．しかし時間的には長い期間をかけて発症するわけであるので，急に起こる問題ではない．

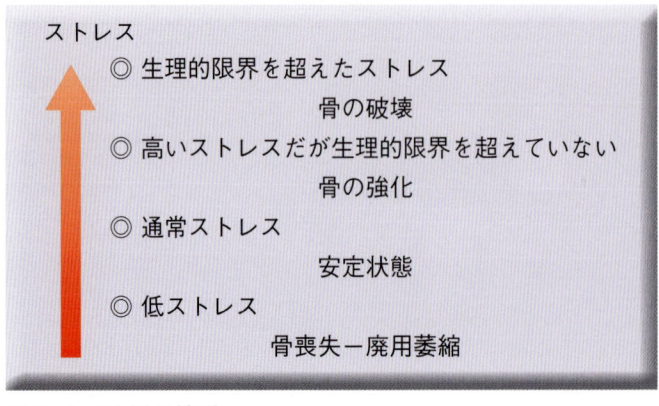

図8-1　Wolffの法則

歯槽骨および歯肉の過形成 ■ 161

症例
患者：68歳，女性
主訴：歯間ブラシが最近通らなくなってきた（図8-2）

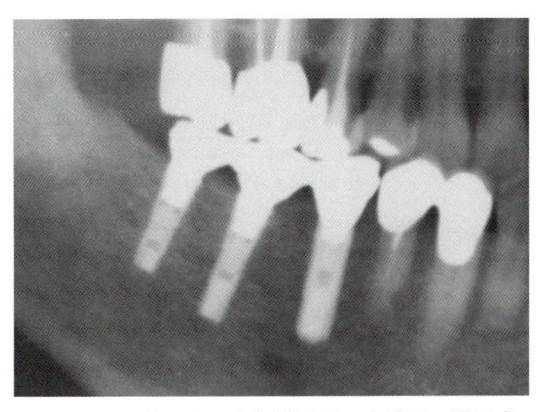

図8-2a　X線写真．上部構造間の歯槽骨は過形成を起こしている

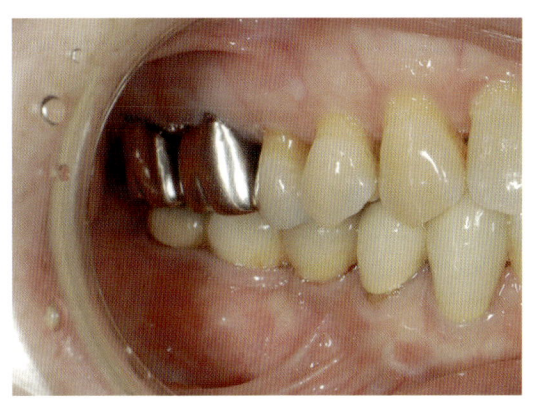

図8-2b　口腔内写真．鼓形空隙はほとんどない

対処法：患者に状況を説明の上，歯肉を剥離掻爬してラウンドバーあるいはダイヤモンドバーにて歯間部の歯槽骨整形を行っている．

2）歯肉歯槽粘膜の過形成

可動粘膜に配置する状況のインプラントは歯槽粘膜の可動と炎症などによって，過形成を起こしてしまうことがある．インプラントがみえる状況であれば，ブラッシング指導などによる炎症の改善を行うこともよい．インプラントが完全に被覆されている場合は，局所麻酔下にて掻爬を行い，再度ヘッドを露出するように縫合する．

症例
患者：43歳，女性
主訴：矯正用インプラントの表面が埋もれてしまった（図8-3）

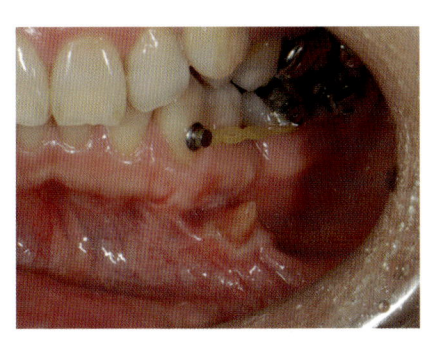

図8-3a　来院時口腔内写真．歯槽粘膜の過形成を起こしている

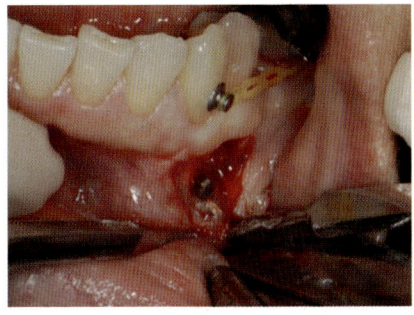

図8-3b　剥離を行い，不良肉芽を掻爬する

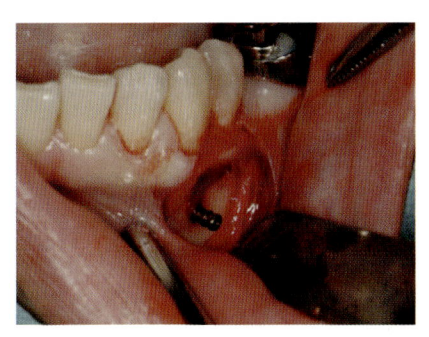

図8-3c　スクリュー周囲をよく清掃する

9 骨折

■ **インプラント周囲骨の吸収による骨折**

症例
患者：70歳，男性
状況：下顎インプラント埋入後，オーバーデンチャーを装着（図9-1）

　近隣歯科医院よりお借りしたパノラマX線写真である．某大学病院にて以前に下顎インプラント埋入後，オーバーデンチャーを装着していたとのことである．

　歯科医院に受診中に，インプラントが原因の骨折が疑われた．当院救急外来への連絡をいただいた．

　骨のなくなった顎堤へのIODは有用であるが，骨吸収を起こしてしまうと骨折の原因になってしまうことがある．また，バイコーティカルサポート（フィクスチャーのネック部と先端部を皮質骨にとどまるようにする）は現在ほとんど行われなくなったテクニックであるが，顎堤高がないために下縁皮質骨近くまで埋入せざるをえない症例も多い．難症例へのアプローチは，責任をもってしっかりとフォローアップしてもらいたい．

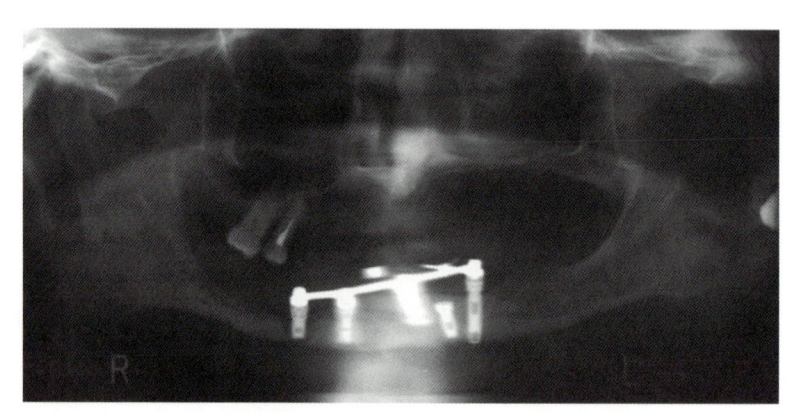

図9-1　インプラント周囲骨の吸収による骨折
（有吉仁朗先生のご好意による）

　過去の報告[19,20]から骨折が起こる要素として，
　　1. 萎縮した下顎骨に埋入している
　　2. インプラント周囲に骨吸収が起きて，骨の強度が落ちる
があげられる．

　Goodacreらのレビューによると，下顎骨骨折は0.3%（4/1523）であった[21]．

　下顎骨骨折を起こす部位は，犬歯部，智歯部，下顎頸部が多いのであるが，頸部を除けば歯根と下顎骨縁との距離が短い場所で骨折をしているわけである．そういう点を考慮すると，下縁に及ぶような長いフィクスチャーを埋入することは十分に診断をして処置をしなくてはならない．当院に来院される顎堤が高度に吸収した高齢者の骨折の手術は非常に難しい．

10　咬　傷

　大臼歯部のインプラント処置を希望される患者は，義歯が全く使用できないという理由もかなり多い．つまり義歯を作製しても使用していないことが多いので，インプラントによる咀嚼能率の向上には大変感謝される．しかし，今まで歯牙がなかったことによる頬粘膜や舌の入り込みなどが原因なのか，上部構造完成後に頬粘膜や舌を咬傷してしまう症例を時々認める．

　対処法としては，プロビジョナルレストレーションにて大臼歯部の上部構造の最終確認を行ってみる．2～3カ月経過をみると，慣れてきて咬傷が起こらなくなることがほとんどである．しかし継続する場合は，咬傷が起こらない形態にプロビジョナルを調整し，その状態での副模型を作製し，技工所に最終補綴物の指示を行う．

症例
患者：60歳，女性
主訴：最終補綴後の頬貼膜咬傷（図10-1）

　プロビジョナルレストレーションを使用せずに，最終補綴物をセットすると予期せぬ頬粘膜の咬傷に出会うことがある．第二大臼歯まで咬合付与をする場合は，プロビジョナルレストレーションなどで何度も咬合状態を確認してからの完成が望ましい．場合によって最終補綴物を小さめに作成するか第一大臼歯までの咬合とするのも1つの手段であろう．

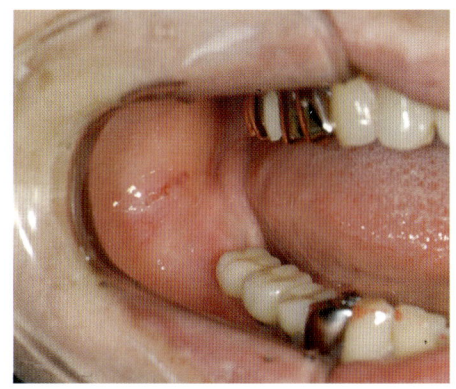

図10-1a　右頬粘膜の咬傷
図10-1b　咬合時の所見．クロスバイトも要因かもしれない 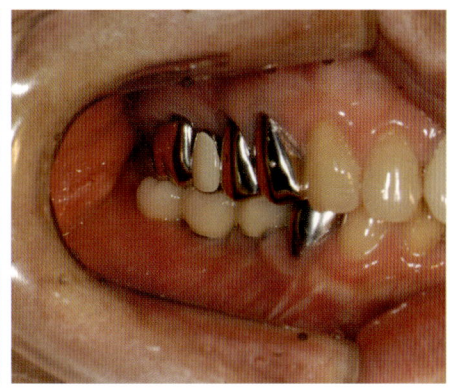
図10-1c　同症例のX線写真 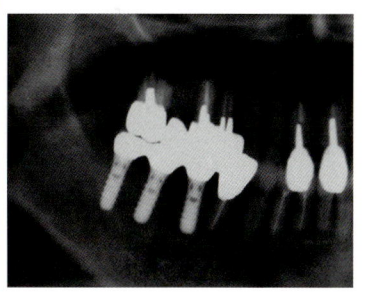

症例
患者：86歳，女性
主訴：口唇，舌にすれて痛くて我慢ができない

　インプラント埋入4年後に脳梗塞を起こしてしまった．74歳の頃に埋入して，4年間は問題なく使えたそうである．結局寝たきりになってしまい，清掃も十分にできず，またオーラルディスキネジアがあった．また認知症が強く，通常の手術ができない．

　図10-2が初診時で，常に口唇と舌を傷つけていた．静脈内鎮静法を併用してアバットメントを除去し，カバースクリューに交換した．封鎖スクリューに交換したことで口唇の損傷等は軽減され，疼痛がなくなった．

　インプラントは除去する方が埋入よりもはるかに大変である．オッセオインテグレー

ションがフィクスチャーの一部に残っていればトレフィンバーやフィクスチャーリムーバーキッド®などを使用しなくてはならなくなる．

　寝たきりになり，清掃がままならない状況になってしまうことを想定すると，そのような場合はワンピースタイプのインプラントよりも，カバースクリューによって骨上にてスリープさせることができるツーピースタイプのインプラントの方が有利であると筆者は考えている．

　この患者は重度認知症であり，なかなか口の中をみさせてくれず，タービンで削合しようとしたときも手で払いのけられるためにとても処置ができる状況ではなかった．封鎖スクリューに交換するだけでも，手術室で静脈内鎮静法を併用することになった．

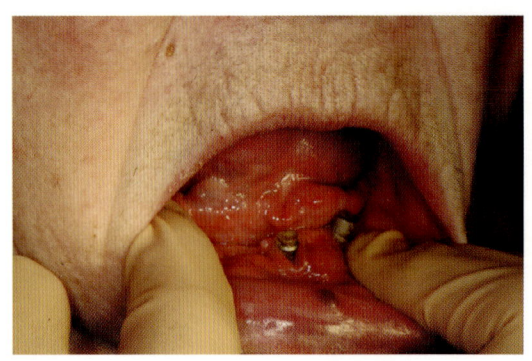

図10-2a　口唇，舌にすれて痛くて我慢できない．インプラント埋入4年後に脳梗塞を起こしてしまった

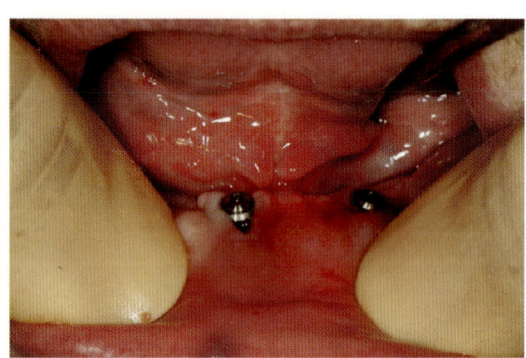

図10-2b　封鎖スクリューに交換

　超高齢社会が到来する日本では，今後増大してくる症例とも考えられる．自分の埋入したインプラント患者が認知症や脳梗塞などで寝たきりになり，自己清掃が不可能になることも十分に考えなくてはならない．いつか歯科医師会で講演をさせて頂いた時に，ある先生が「私は以前インプラント治療をよく行っていましたが，最近はやめました．その理由として自分のインプラント施術患者が将来寝たきりになった時に，責任が持てないからです」と言われたが，確かに一理あると思う．

　1回法インプラントでも，2回法インプラントでもカバースクリューに交換することによって，清掃性の向上と異物感はある程度なくなる．顎堤も保持できる長所はあると考えるが，フィクスチャー周囲の感染，骨吸収に伴う骨折などを併発する可能性がないわけではない．またワンピースインプラントはスリーピング（インプラントを粘膜下に眠らせること）ができるわけではないので，症例の選択を十分に考えていく必要がある．

11　インプラント除去後の口腔上顎洞瘻孔

　上顎臼歯は上顎洞に近接しており，抜歯処置において口腔上顎洞瘻孔（oroantral fistula）を形成することがしばしばある．筆者の経験だと，通常5mm以下の瘻孔であれば自然に閉鎖することがほとんどであるが，根尖病巣の大きな残根抜歯後には，難治性の

瘻孔を形成することが多いと考える．現在インプラント治療法の進歩によって，抜歯後に重度吸収した上顎顎堤に対して，傾斜埋入やショートインプラント，上顎洞挙上器具併用による埋入症例がますます増大していくと考えられる．残存骨の無い状態でのインプラント周囲炎併発に伴うフィクスチャー抜去は，周囲骨がないため，口腔上顎洞瘻孔を形成する可能性が高い．

症例
患者：67歳，女性
主訴：10年以上前にインプラントを除去したが，いまだに食事中に水がもれる

　この症例（図11-1～4）は骨膜下インプラントを除去後に口腔上顎洞瘻孔を形成したが，主治医はそのうち治る，の一点張りにて10年以上が経過したことに怒って来院となった．手術を行った施設に対して，何度も閉鎖処置を望んだが，紹介もしてくれず毎日の食事がストレスだったとのことである．施術医の責任として，自分で併発症の対処ができない場合は高次医療機関に紹介するべきである．

　外来で行える口腔上顎洞瘻孔閉鎖手術には，
　　1. 頰側歯肉骨膜弁閉鎖法
　　2. 口蓋側粘膜骨膜弁閉鎖法
　　3. 粘膜筋肉弁閉鎖法
　　4. 口腔前庭閉鎖法
　　5. 舌粘膜弁閉鎖法
などがある[22]．

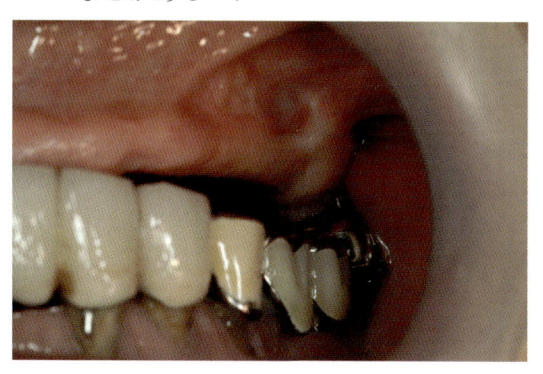

図11-1　初診時口腔内所見

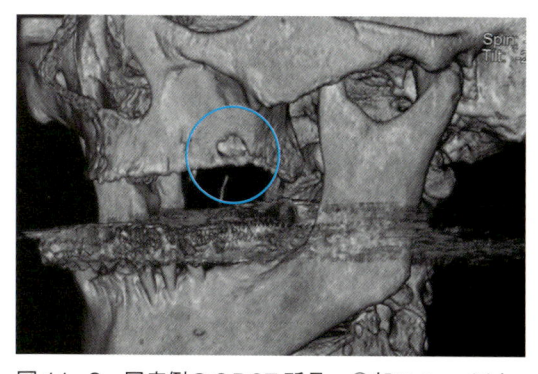

図11-2　同症例の3DCT所見．○部に1cm以上の瘻孔を認める

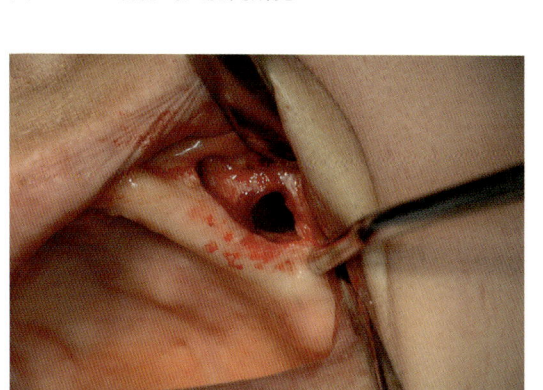

図11-3　切開剥離所見（頰側歯肉骨膜弁閉鎖法）

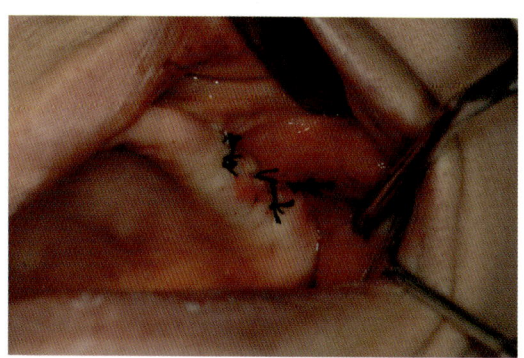

図11-4　骨鋭縁の除去と十分な減張処置を行い，閉創する

12 その他（特殊な症例）

下記の症例は筆者が経験した希有なケースである．このケースはインプラント補綴処置後に発生しているが，大臼歯抜歯後などにもして来院することがある．発症時は二次医療機関などに迅速に紹介する必要がある．

■ インプラント補綴セット後の顔面神経麻痺

症例
患者：67歳，女性
主訴：インプラント補綴セット後の夜に顔面神経麻痺が起きた（図12-1～3）

ベル麻痺は末梢性顔面神経麻痺の中でも原因不明の特発性のものをいう．顔面神経麻痺全体の60％（15～20％はハント症候群）を占めるベル麻痺症例の中の6～7割は単純ヘルペスの再活性化が原因と考えられている[23]．いまだに原因不明な点は多いが，一側の顔面に寒冷刺激が加わった後に発症するともいわれている．

このケースは補綴処置自体で起こったわけではないと考えられるが，何らかの刺激が誘発されたかもしれない．発症した場合は速やかに病院に紹介を行い早期の治療が望ましいと考えられる．ベル麻痺やハント症候群では，麻痺が不完全麻痺に留まった場合は予後良好と判断される[21]．

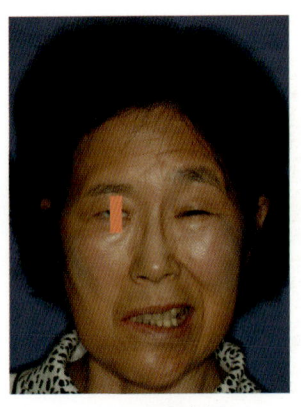

図12-1　ベル麻痺顔

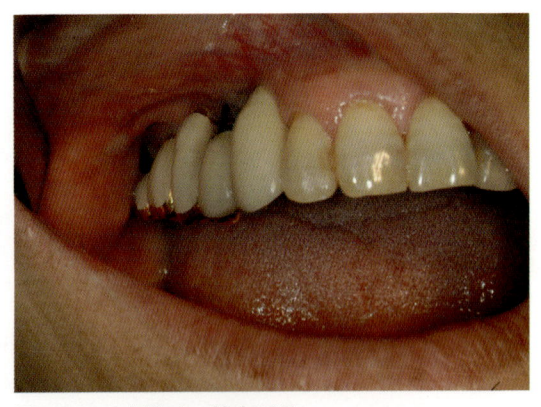

図12-2　来院時口腔内所見

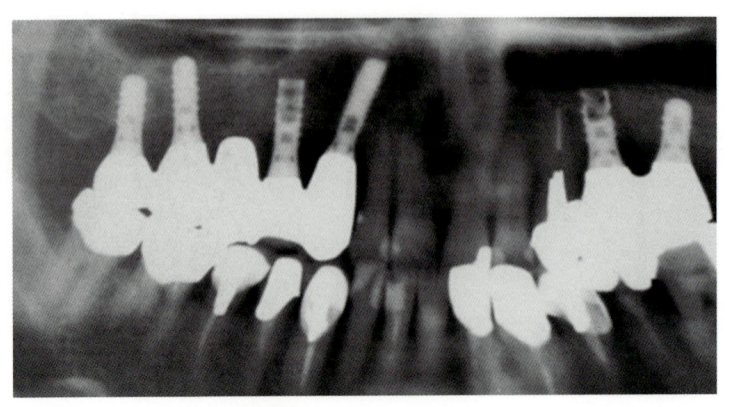

図12-3　パノラマX線写真

〈参考文献〉

1) 保母須弥也, 細山 愃：インプラントの咬合. クインテッセンス出版, 東京, 2006.
2) 平 曜輔, 澤瀬 隆：リペアー；最新インプラント補綴トリートメントガイド-メインテナビリティを考えた設計の実際-（補綴臨床 別冊）. 医歯薬出版, 2010.
3) 永田省蔵：インプラントの咬合；臨床上起こっている問題点. 補綴誌 52：10-16, 2008.
4) Renouard F：Risk Factors in Implant Dentistry. Quintessence, 1999.
5) 矢島安朝, 中川洋一編：インプラントのトラブルシューティング. 永末書店, 京都, 2009.
6) 細川隆司：インプラント臨床における咬合の重要性. 補綴誌 52：25-30, 2008.
7) Balshi TJ：An analysis and management of fractured implants；a clinical report. Int J Oral Maxillofac Implants 11（5）：660, 1996.
8) Rangert BR, Sullivan RM, Jemt TM：Load factor control for implants in the posterior partially edentulous segment. Int J Oral Maxillofac Implants 12（3）：360-370, 1997.
9) 大久保力廣：インプラントデンチャーの現状と将来. Tsurumi Bulletin of Dental Science 25（1）：19-25, 2010.
10) Walton JN：A randomaized clinical trial comparing two mandibular implant overdenture designs；3-year prosthetic outcomes using a six field protocol. Int J Prosthodont 16：255-260, 2003.
11) Naert I, Alsaadi G,Quirynen M：Prosthetic aspects and patients satisfaction with two-implant-retained mandibular overdentures；a 10-year randomized clinical study. Int J Prosthodont 17：401-410, 2004.
12) Spiekermann H, et al：Implantology. Thieme, New York, 1995, 317-326.
13) 和泉雄一, 吉野敏明編：インプラント周囲炎を治療する. 医学情報社, 東京, 2010.
14) Ruggiero SL, Dodson TB, et al：American Association of Oral and Maxillofacial Surgeons Position paper on bisphosphonate-related osteonecrosis of the jaws. J Oral Maxillofac Surg 67（5）：2-12, 2009.
15) Yoneda T, et al：Bisphosphonate-Related Osteonecrosis of the Jaw；Position Paper from the Allied Task Force. Committee of Japanese Society for Bone and Mineral Research, Osteoporosis Society Japan, Japanese Society of Periodontology, Japanese Society for Oral and Maxillofacial Radiology and Japanese Society of Oral and Maxillofacial Surgeons. J Bone Miner Metab 28（4）：365-383, 2010.
16) Wilson TG Jr：The positive relationship between excess cement and peri-implant disease；a prospective clinical endoscopic study. J Periodontol 80（9）：1388-1392, 2009.
17) 萩原芳幸：上部構造におけるネジおよびセメント固定方式の現時点までの変遷；インプラント上部構造の現在 PART 3（QDT 別冊）. クインテッセンス出版, 2002.
18) Agar JR, et al：Cement removal from restorations luted to titanium abutments with simulated subgingival margins. J Prosthet Dent 78（1）：43-47, 1997.
19) Mason ME, Triplett RG, et al：Mandibular fractures through endosseous cylinder implants；report of cases and review. J Oral Maxillofac Surg 48（3）：311-317, 1990.
20) Meijer HJ, Raghoebar GM, et al：Mandibular fracture caused by peri-implant bone loss:report of a case. J Periodontol 74（7）：1067-1070, 2003.
21) Goodacre CJ, et al：Clinical complications with implants and implant prostheses. J Prosthet Dent 90：121-132, 2003.
22) 大谷隆俊, 園山昇, 高橋庄二郎編：図説口腔外科手術学/中巻. 医歯薬出版, 1988, 375-393.
23) 國弘幸伸：顔面神経麻痺評価のコツと問題点は？ JOHNS 24（12）：1790-1792, 2008.

VI 骨造成手技に伴う併発症

1 骨造成における併発症の種類

　インプラント手術の適応拡大に伴って，以前はインプラント手術ができないと断っていたようなケースにおいても骨造成（Ridge Augmentation）を行うことによって埋入が可能になった．その反面，患者にとっては手術侵襲が大きくなり，高度な技術を要する手術などでは，経験不足からくるさまざまな併発症を起こす可能性がある．高度に吸収した顎堤そして萎縮した軟組織に対して，再び同じボリュームを回復することは難しい．

　骨造成手術を行う場合には，起こりえる併発症やその手術を受けるリスクとベネフィットについて，十分なインフォームドコンセントが必要である．また自分が初めてトライする高度な手術には，一枚奥の解剖を熟知することが重要である．その知識がないとトラブルを起こした時に自分で手術の後始末ができない．

　骨の手術は軟組織手術と違って，深度についてはわかりやすい．しかし，深度のわかりにくい上顎洞や口腔底そして頰粘膜部などについては，実際の手術現場や解剖実習コースなどに立ち会うことも必要と思う．

　また，解剖を熟知して手術の卓越した技術をもっていても，感染などの併発症は起こりえる．重篤な感染などを起こした場合に後方支援をしてもらえる病院などを確保しておくことも重要である．

　当院に来院される骨造成の併発症のパターンには，
　　1. 移植骨の感染，移植床部の骨炎
　　2. メンブレン，チタンメッシュの露出
　　3. ソケットリフトに伴う上顎洞迷入・上顎洞炎
　　4. サイナスリフト後の感染
が多い．

2 移植骨および移植床の感染，骨露出，腐骨形成

　移植した骨は血管を付けていない限りは，母骨から離した段階で血流が遮断されている．腸骨海綿骨などは活性が高く，移植した部位においても骨形成を行う可能性が高いが，皮質骨やスクレイパーなどで採取した骨は足場としての役割しかない．細菌の混入などがあり，感染源となった場合は，壊死，吸収そして腐骨となる．

　骨移植は迅速かつ清潔な状態で行う必要がある．人工骨や異種骨などの人工材料は，採骨などに伴う細菌感染のリスクもないため，清潔なコンディションにて移植床に材料をもって行くことが可能ではある．しかし人工材料は，感染した場合に完全に除去しなくてはな

らない．

　Triplettら[1]は外側性のブロック骨移植（Onlay Graft, Veneer Graft, Saddle Graft）は11％が失敗であったと報告している．それは移植床の感染と暫間義歯による骨が成熟する前の負荷ではないかと述べている．また筆者ら[2]のブロック骨移植症例は29.6％に骨露出を認めた．全ての移植床にフィクスチャーの埋入はできているが，経過観察期間に露出した骨は，図2-1の症例のように後から腐骨化をしてくることが多い．またCordaroら[3]は，ブロック骨移植後の吸収について，垂直的骨造成は42％，水平的骨造成は23.5％と報告している．筆者の経験している臨床症例も同レベルの吸収をしていると感じることが多い．吸収を予想した骨造成とフィクスチャー埋入手技が必要である．

　ブロック骨そしてメンブレンやチタンメッシュを使用した骨移植術の成功の鍵として，以下のことがあげられる．

- 術後感染を起こさない
- 創を絶対に哆開させない
- 母床骨からの血流をできる限り確保する
- 骨膜の血流を考えたフラップデザイン
- 骨が成熟する前に義歯などで移植床に負荷をかけない

1 骨の感染，腐骨化

症例
患者：63歳，女性
状況：ブロック骨移植（ベニアグラフト）を施行し，補綴物完成後に移植骨の感染，腐骨化を起こした（図2-1,2）

　歯肉を貫通して骨が露出してくる場合は，生着（正常なリモデリング）をしていないと考えなくてはならない（生着という言葉の使用自体に賛否両論はある）．

　通常一部の骨露出の場合は，骨鋭縁の除去を行うのみでよいが，排膿を伴っている場合は，粘膜骨膜弁を開き骨の状態を十分に確認したうえでの，洗浄と感染骨の除去を行うべきである．掻爬後に減張処置などを併用ししっかりと閉創する．術後数日間の抗菌剤の投与を行う．

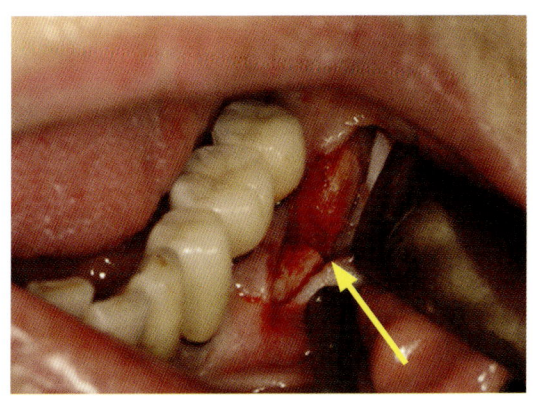

図2-1　補綴物完成後に移植骨の感染．一部吸収不全に伴う鋭縁部の残存

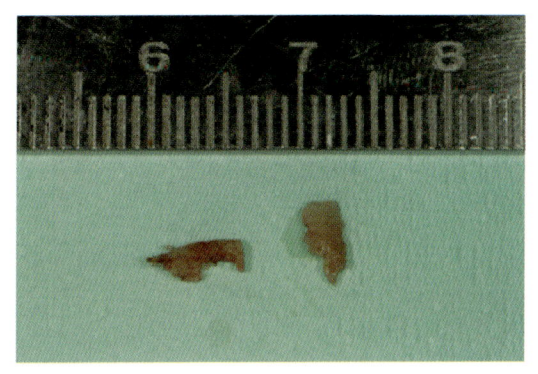

図2-2　除去した骨．腐骨化している

2 骨露出時の対処

■ 移植したブロック骨縁の露出

症例
患者：29歳，男性
状況：ブロック骨移植後3カ月での骨露出（図2-3〜8）

図2-3のようにブロック骨移植の場合は，術後に骨鋭縁が露出することがある．これはいくつかの原因があると考えられ，以下のものがあげられる．

1. 術中の十分な骨鋭縁のトリミング不足
2. 移植骨の腐骨化（血行再建が得られない場合，デコルチケーション不足）
3. 歯肉，歯槽粘膜が薄い
4. 十分な減張切開と縫合ができていない

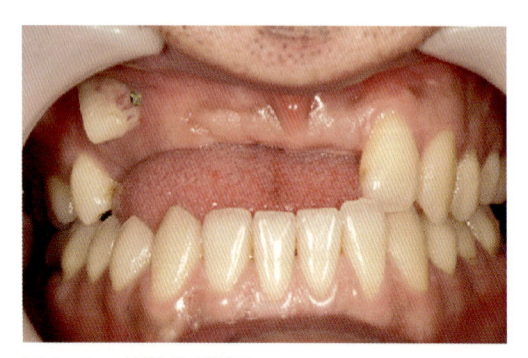

図2-3 骨鋭縁が露出

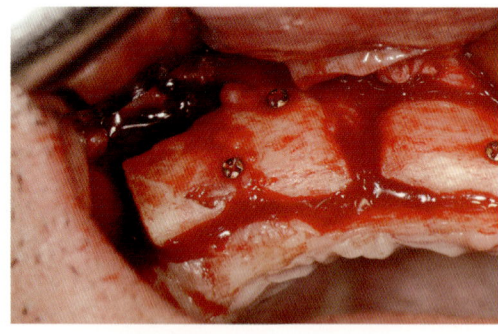

図2-4 粘膜骨膜弁を形成し露出骨部を含めた移植ブロック骨を明示する

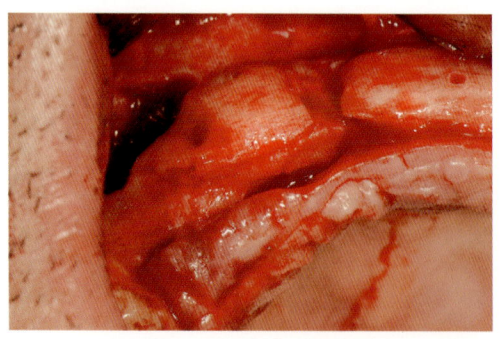

図2-5 ラウンドバーおよび骨ヤスリにて露出した部位を丸める．スクリューは同時に除去

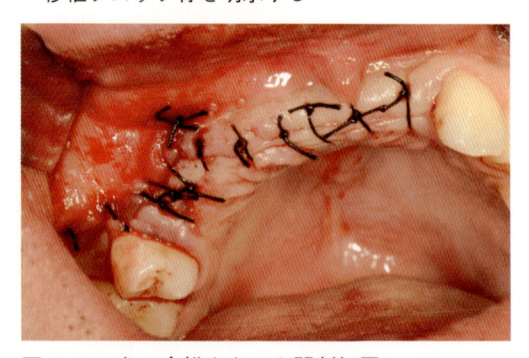

図2-6 弁の余裕をもった閉創処置

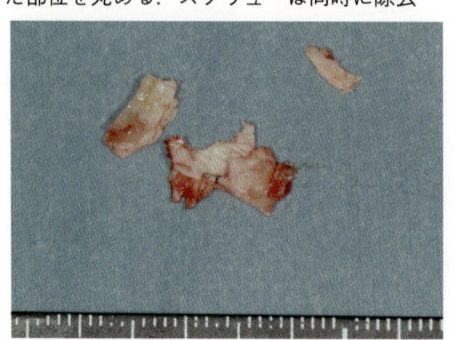

図2-7 削除した骨．一部壊死していると考えられる

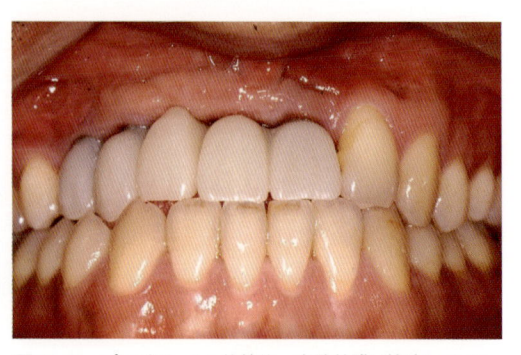

図2-8 プロビジョナル装着後．穿孔粘膜は治癒している

(小島章広先生のご好意による)

3 移植骨の吸収

症例
患者：20歳，男性
状況：外傷性歯牙欠損部にベニアグラフトを行ったが，経過観察期間に吸収してしまった（図2-9）

すべての自家骨移植手技において骨吸収というリスクは伴うと考えられる．この点についても術前のインフォームドコンセントを得ておく必要がある．再手術を行うかは患者とよく相談をする必要がある．

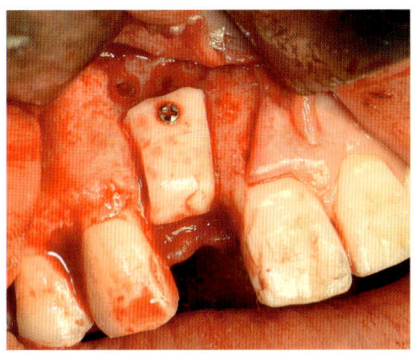

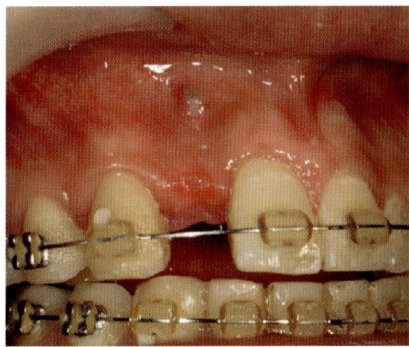

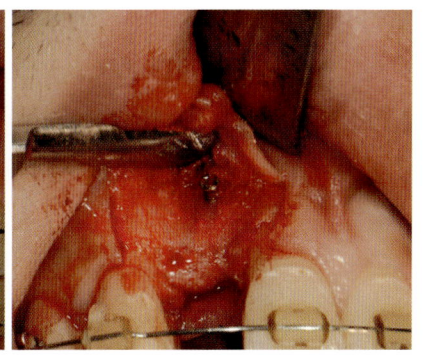

図2-9a　外傷性歯牙欠損部にベニアグラフトを行った

図2-9b　経過観察期間に移植骨が吸収

図2-9c　1mm程度の吸収を認める．スクリュー除去する

3 骨移植関連材料に関する併発症

1 メンブレンやチタンメッシュの露出，感染

骨誘導再生療法（Guided Bone Regeneration）は，組織再生誘導療法（Guided Tissue Regeneration）から発展した外科的再建の手法であり，1990年頃からインプラント治療においてのさらなる適応拡大をもたらした[4]．この治療法はバリアメンブレンという人工材料を使用することによって，スペースメーキングを行い，骨形成の場をつくる．バリアメンブレンは現在さまざまな材料の開発がされており，生体に親和性があり組織反応の少ないものも多く発売されている．またインプラント治療のためのチタンメッシュによる現在のような使用方法が報告されたのは，1995年（英文では1996年）のvon Arx T[5,6]らが最初であろう．メンブレンもチタンメッシュも生体にとっては異物であり，組織と生着するわけではないので，フラップ歯肉の十分な血流確保と減張による余裕をもった創の閉鎖が行われないと，創の哆開につながる．

Chiapascoら[7]は非吸収性メンブレンが20%，吸収性メンブレンが5%露出したとレビューしている．またLouisら[8]はチタンメッシュを使用した骨造成で上顎は43.75%，下顎は55%の部位にメッシュが露出したと報告している．Louisの症例はどれも厳しい症例ばかりであるので，髙橋[9]が述べているようにメンブレンとの単純な比較はできない．筆者らの症例でも当時のメッシュテクニックが劣るとはいえ，36.3%の露出をした[2]．

> **症例**
> 患者：57歳，女性
> 状況：インプラント埋入＋同時GBR後のメンブレン露出（図3-1,2）

症例はGBR後13週にて非吸収性メンブレンの露出を認めた．この場合，排膿が認められるので，早急なメンブレンの除去および骨の洗浄が必要になる．いたずらに洗浄にて経過をみていると露出部の拡大を招き，除去時の閉創には大変苦労を伴う場合が多い．早期の対応であれば，移植骨自体は脱落してしまうが，フィクスチャーのオッセオインテグレーションは破壊されずに済むこともある．一度感染したフィクスチャーのラフサーフェスは，再度の骨補塡ではオッセオインテグレーションを獲得する可能性は低いと考えられ，その点を十分に考慮した埋入設計が必要であると考えられる．

骨欠損が大きな場合は，最初に骨造成術を行い，数カ月後に埋入処置を行うstaged（2次的な）アプローチの方がよい．

本症例の露出原因はさまざまな理由が考えられるが，必要以上に大きなメンブレンを使用したこと，減張切開などの処置が不適切（血流不全を起こす）な場合，術後の義歯調整ミスなどが考えられる．

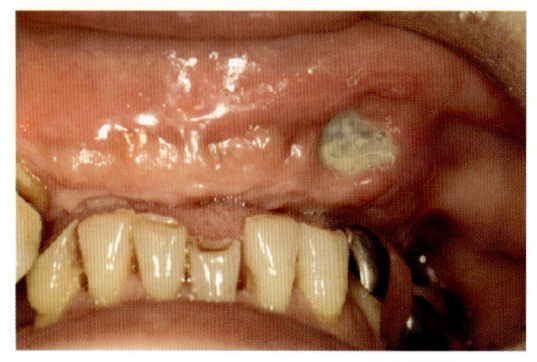

図3-1　バリアメンブレンの露出が術後早期に起こっている

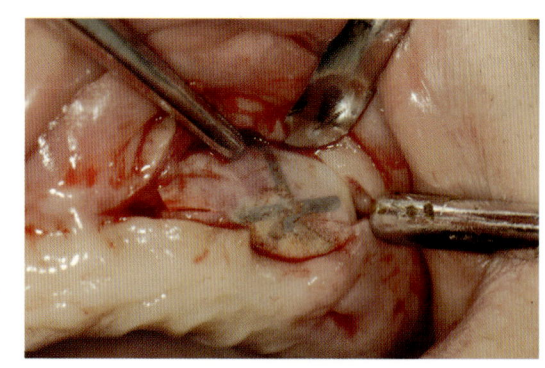

図3-2　丁寧に剥離し除去を行う

> **症例**
> 患者：67歳，女性
> 状況：粉砕骨による垂直的骨造成＋チタンメッシュによる骨造成後のメッシュ露出（図3-3）

本症例は術中に十分な減張切開を施行したにも関わらず，術後3カ月でチタンメッシュが露出した．メッシュ除去時には結合組織がメッシュ内側に張り付いており，直接骨の露

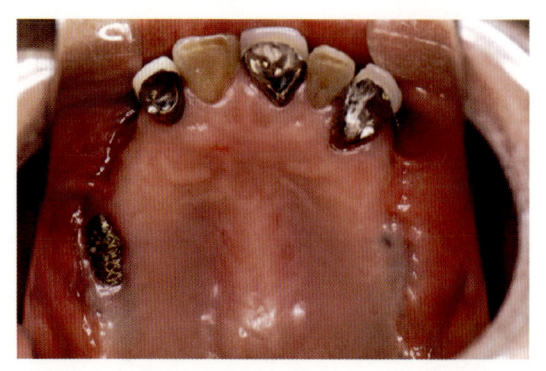

図3-3　十分な減張切開を施行したが，術後数カ月でチタンメッシュが露出

出と感染はなかった．

　von Arx T[10]はこの結合組織をPseudoperiosteum（仮性骨膜）とよんでいるが，実際に組織学的検査を行っても骨膜ではない．しかしvon Arx Tがいうように感染の防御にはなっていると考えられる症例が多い．つまり1カ月を経過して露出してきたチタンメッシュ症例は結合組織が形成されており，比較的予後がよいように感じられる．もちろん排膿があった場合は早期にメッシュ除去を行う．

> **症例**
> 患者：54歳，男性
> 状況：ブロック骨移植併用による水平的垂直的骨造成＋チタンメッシュによる自家細片骨移植後のチタンメッシュ露出（図3-4〜6）

　チタンメッシュが露出して来院された場合，筆者はまずグルコン酸クロルヘキシジン希釈液でよく洗浄を行う．次に経口抗菌薬の投薬を行う．創縁部の炎症所見がかなり強ければ，まず抗菌剤を内服投与し，1週間以内に除去手術を行う．経験上であるが，5mm以上の裂開の場合は，減張切開を行っても再閉創がかなり難しい．閉創できる状態であれば同日に行う．

　しかし，一度口腔内細菌で感染を起こしたチタンメッシュは，速やかに除去を行うべきである．

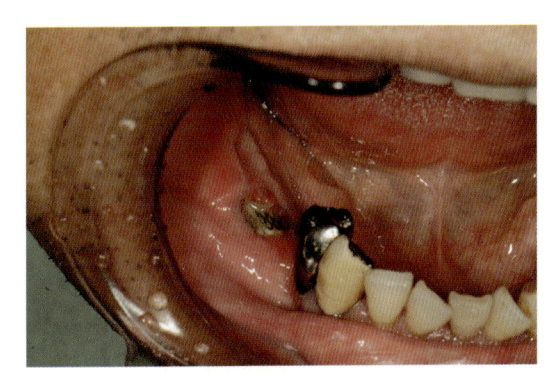

図3-4　メッシュ露出周囲に不良肉芽組織の確認

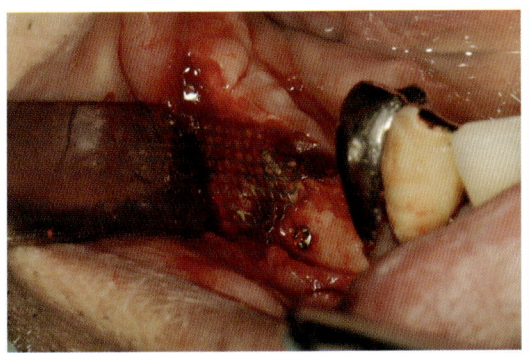

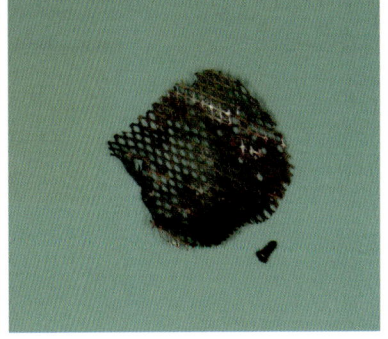

図3-5　感染を起こしていると考え，メッシュの除去を行った方がよい．除去したメッシュ(右)

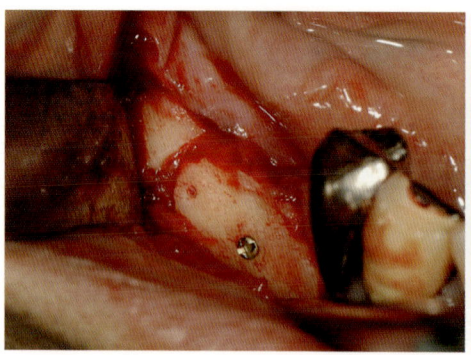

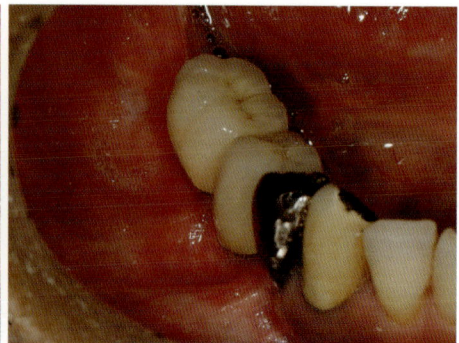

図3-6 ブロック骨は感染しておらず，洗浄してそのまま閉創する．補綴完成後（右）

> **症例**
> 患者：64歳，男性
> 状況：フィクスチャー埋入＋同時GBR後のチタンメンブレン露出（図3-7）

　他院でのGBR数日後に炎症と激しい疼痛と炎症を起こして急患来院となった．チタン系のバリアメンブレンであるが，創の哆開後に歯肉の創縁に金属部があたり，さらに疼痛が強くなったようである．メッシュやメンブレンを用いた処置の場合は，一度創が哆開してしまうと，追加減張切開を行ってもなかなか閉創できないことが多い．何度も処置を繰り返すうちに，歯肉や粘膜自体のボリュームをなくしてしまう危険性がある．

　また感染したメンブレンを残しておくことによって，再感染や歯槽骨炎を引き起こす可能性もあり，早期の撤退も1つの良策である．

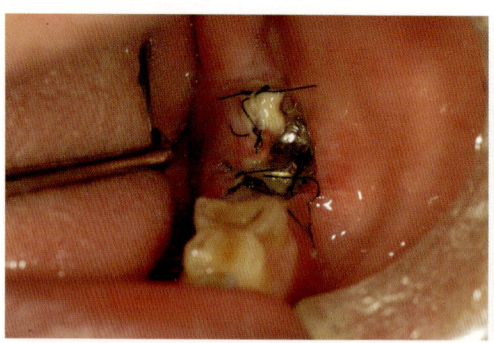

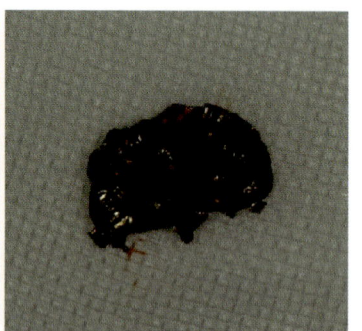

図3-7 初診時口腔内写真．摘出したメンブレン（右）

2 人工骨の感染，脱落

> **症例**
> 患者：70歳，女性
> 状況：抜歯後疼痛の継続（図3-8）

　6⏌の抜歯後のソケットプリザベーションのためにβ-TCPを使用したが，その後に疼痛が継続した．当院には疼痛が解消せず処置後5カ月目に来院され，抗菌剤などで対処したが改善なく掻爬術を行っている．疼痛を認める場合は歯槽骨炎が考えられるため，早期に原因物の掻爬術をした方がよい．

　移植人工骨は感染した場合，速やかに除去する必要がある．異物となって残存させておくことによって骨の治癒不全や骨炎などを起こしかねない．

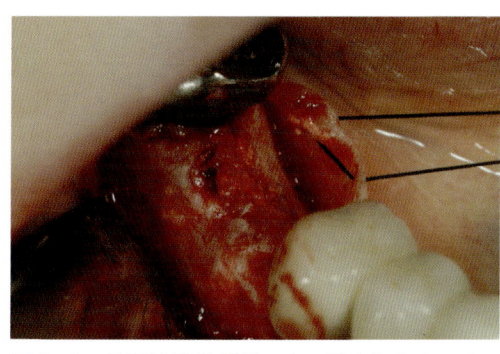

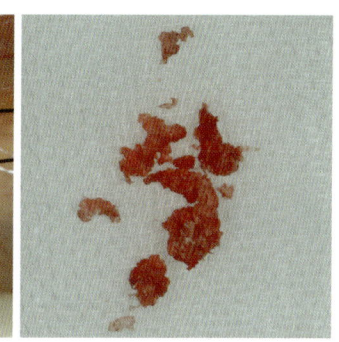

図3-8 粘膜骨膜弁剥離．右：除去したβ-TCP

3 バーなどの器具の破損

　骨造成術は通常のインプラント埋入術に加えて特殊な器具を使用することも多い．骨造成の手術は，特殊な施設でなければ毎週行っているわけではないので，特殊器具に慣れていないことも多い．骨採取や骨整形に伴うバー類や，スクリュー固定に伴うドリル類の破損や迷入，誤嚥などに注意を払う必要がある．

■ 採骨時のフィッシャーバー破折

症例
患者：58歳，女性
状況：採骨時にフィッシャーバーが破折（図3-9）

　下顎枝の骨は比較的硬く，採骨時の力のかけ具合には十分に注意をする必要がある．このような場合は，破折片を創の中に落とさないように術者および手術介助者は，最大限慎重に行う必要がある．
　除去法であるが，破折したバーの前後をワンサイズ太いフィッシャーバーにて骨削除を行い，先端の細いピンセットで摘出する．

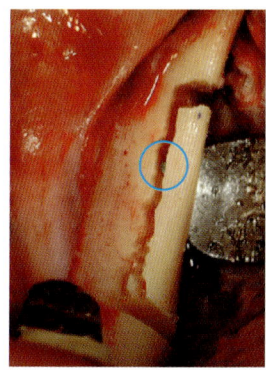

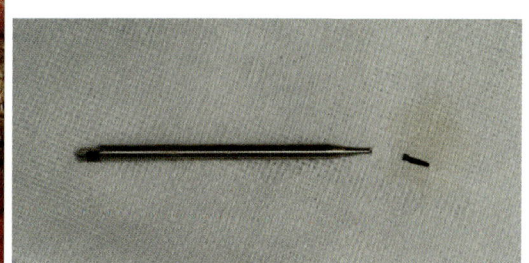

図3-9 下顎枝採骨時のバー破折．右：採骨時のフィッシャーバーの破折．下顎枝採骨にはもう少し太いバーがよい

■ ゼクリアバーの破折，口腔底迷入

症例
患者：24歳，女性
状況：X線写真に異物が写る（図3-10〜15）

　数年前に智歯を7|に移植する手術を受けた．自覚症状はない．

今回摘出希望にて来院された．症例はインプラント手術ではなく歯牙移植手術で起こった併発症である．ゼクリアバーは切削能力の高いバーであるが，無理な力を加えると折れてしまうことがある．筆者もかなり注意を払って使用していたが，何本も破折させたことがある．そのため現在ではほとんど使用していない．

迷入直後であると除去は比較的簡単であるが，数年経過しており位置が不明なため，全身麻酔下での摘出を行った．

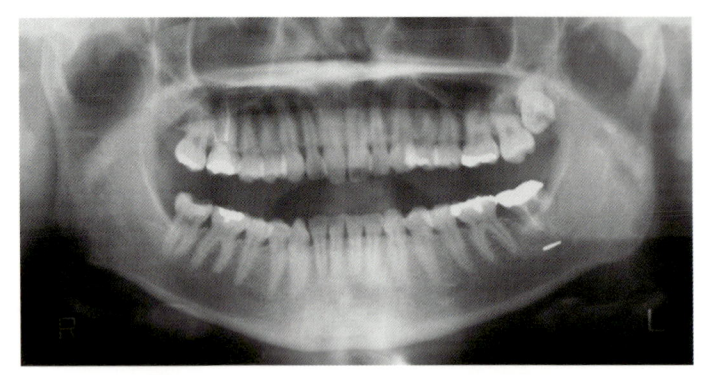

図3-10 初診時パノラマX線写真．⎿7部口腔底相当に破折したゼクリアバーと考えられる不透過像を認める

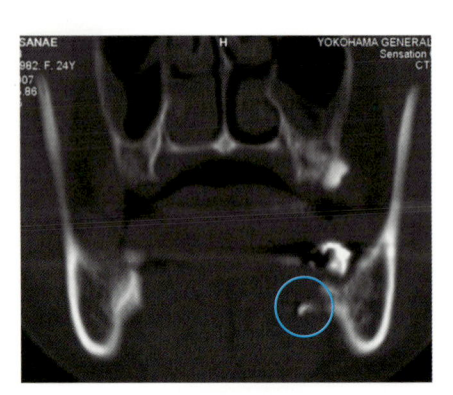

図3-11 CTにて頬舌側および下顎骨内側縁からの深さを予想する

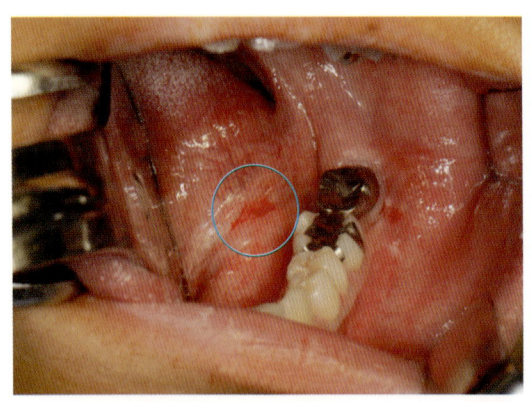

図3-12 経過が経っている場合は，瘢痕がわかりにくい．しかし迷入部位の瘢痕をみつけて，そこからアプローチをする

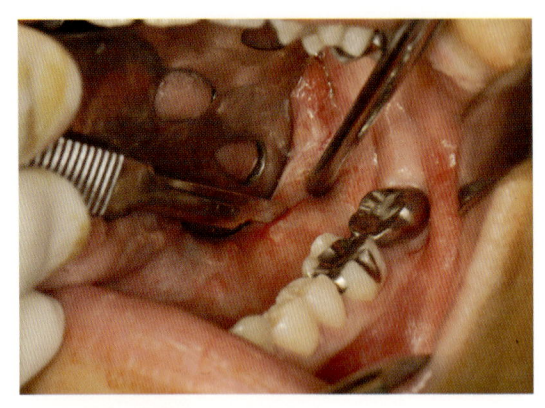

図3-13 粘膜一層を切開する

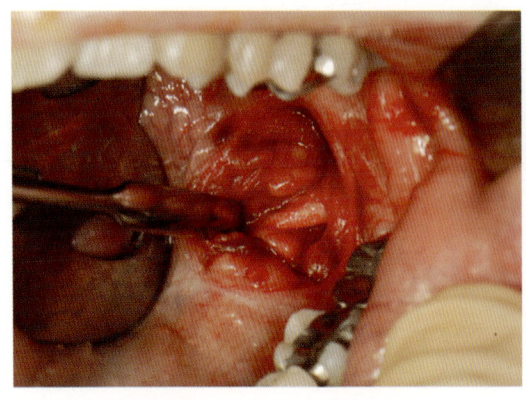

図3-14 舌神経とワルトン管を確認する．血管テープなどをかけておくのもよい

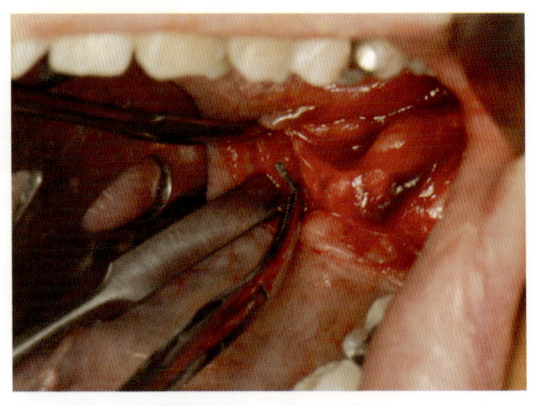

図3-15 粘膜剝離子にて周囲組織をよけながら，丁寧にバーを摘出する

4 上顎洞底挙上術に伴う併発症

1 オステオトームテクニックに伴う併発症

Summers RB[11]によって1994年に報告されたオステオトームテクニック（ソケットリフト）は，盲目的処置ではあるが，低侵襲で簡便な手術のために臨床家の間で広まった．近年ではさまざまな上顎洞底挙上ドリルなども開発され，オステオトームテクニックを行っている臨床家も減少傾向にあると思われるが，非常に簡便で有用性の高い手術である．

1）良性発作性頭位眩暈（めまい）症

オステオトームテクニックの主な併発症は，オステオトームの併発症の1つに眩暈（benign paroxysmal positional vertigo：BPPV）がある．筆者は100例以上のオステオトームテクニックを併用してフィクスチャー埋入術を行っているが，術後に患者サイドから眩暈の訴えを受けたことはない．オステオトームテクニックで起こる眩暈は海外の報告[12~15]によると，術後すぐチェアーを起こした時に発症しており，術後数日から3カ月程度で症状は改善している．エプリー法などを併用している場合もある．エプリー法は頭位を動かすことによって半規管の浮遊耳石を正しい位置に移動させる手法[16]であるが，耳鼻咽喉科医の正しい診断のもと治療を受けるべきである．重症化するわけではないので，しっかりとしたフォローアップを行えばよい．

■ 予防法

オステオトームで槌打する場合は強い力で行わない．カンカン音をならせてオステオトームテクニックを行う先生がおられるが，内耳の前庭にある耳石をはがさないように強打はしない．もし強打しないとオステオトームが進まない状況であれば，もう一度ドリリングステップに戻るべきである．硬い骨の場合はファイナルドリルまで使用したうえで，挙上のみをオステオトームにて行った方がよい．残存骨高がある症例ほどファイナルドリルのドリリング深さが不適切になりやすく，手術が難しいように思える．

症例
患者：48歳，女性
状況：オステオトームテクニックを併用した埋入（図4-1, 2）

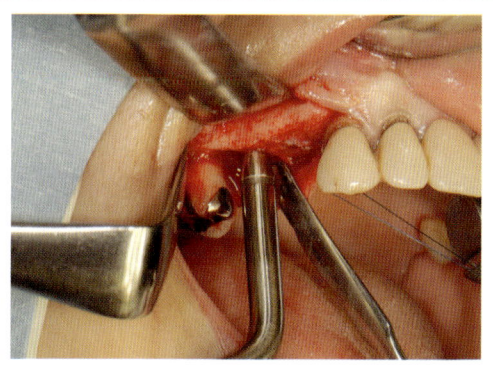

図4-1 ファイナルのオステオトームを使用したが，皮質骨が硬い

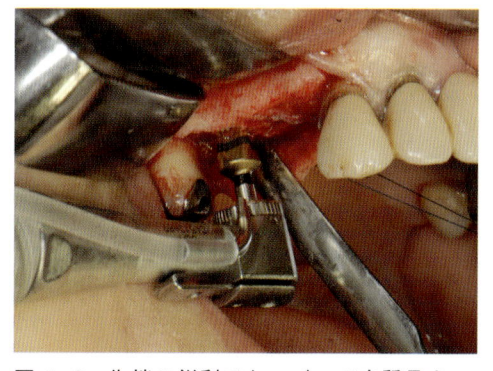

図4-2 先端の鋭利でないバーで皮質骨を一部削るとよい

2) インプラント迷入

オステオトームテクニックは盲目的手術であるので，上顎洞に迷入させてしまう可能性がある．残存骨高の距離を正確に計測するために，CT は必須である．また，迷入させてしまう可能性があるような症例（残存骨が少ない症例，骨が粗造である症例）などは，テーパーのついたフィクスチャーにした方が安全である．

> **症例**
> 患者：50 歳代，女性
> 状況：手術中にフィクスチャーが上顎洞内に迷入し，上顎洞炎を併発した（図 4-3, 4）

この症例は当院には再手術が可能かという依頼で来院した．ソケットリフトに 1 回法を用いても問題はないと考えるが，初期固定（primary stability）が得られていることが必要条件である．既存骨に十分な高さがなく，初期固定が得られない症例については 2 回法を選択した方がよい．

このような症例については，犬歯窩などの上顎洞前壁の薄いところから開洞を行いフィクスチャーの摘出をする．

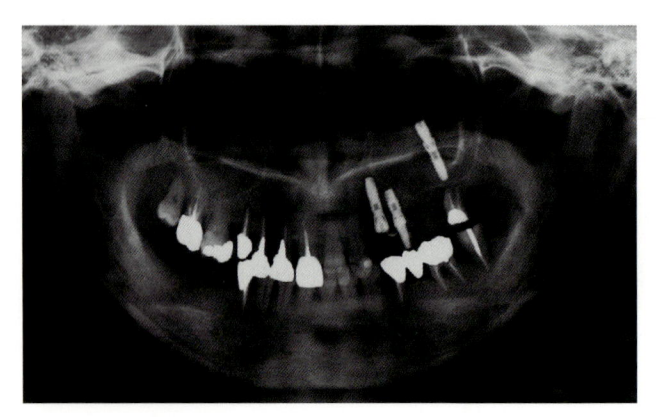

図 4-3　上顎洞迷入．ソケットリフト手術中にフィクスチャーが上顎洞内に迷入した（亀井和利先生のご好意による）

図 4-4　上顎洞炎を起こしている（亀井和利先生のご好意による）

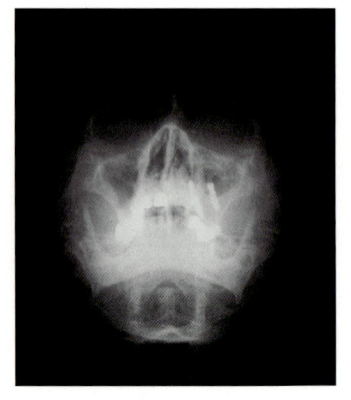

残存歯根のように小さなものであると上顎洞粘膜を破らずに粘膜下に残っている場合もあるが，フィクスチャーのように大きな場合は，ほとんどが上顎洞粘膜を破って迷入している．これは抜歯では挺子で歯根を介して力を加え押し込むことがほとんどで，歯根先端部も鈍であるためである．逆にインプラント手術はドリリングやオステオトーム操作による粘膜損傷のためすでに破れているのであろう．そのため，はっとした隙に視界から消えているということになるわけである．

上顎洞迷入時の摘出アプローチであるが，
　1. 迷入したドリリング窩より骨削除を行い，開大して除去する
　2. 上顎洞頬側を開窓してアプローチをする

方法があると考える．1. は抜歯窩など歯槽頂において十分なアプローチをしやすい状況があればいいが，形成窩などは大きくても 4〜5mm にて，その直径から摘出できるまで

の穴を作製するのは大変な作業である．また将来的にショートインプラントを行う場合もあるので，できるだけ歯槽骨にダメージを与えたくない．そこで当院では頰側からのアプローチを第一に選択している．

> **症例**
> 患者：56歳，女性
> 状況：ソケットリフト時の上顎洞迷入

　図4-5は，ソケットリフトでの迷入症例である．摘出術式としては小臼歯部〜大臼歯部の頰側を開窓する（図4-6a〜g）．この時に後上歯槽動脈（Ⅱ章「出血」を参照）に注意をする．

　予想される位置を基準に弧状切開を行い，骨ノミあるいはラウンドバーにて上顎洞を開窓する．骨ノミの使用に慣れていない歯科医師はバーの方がよいであろう．開窓後の骨窓の開大には骨パンチ（ケリソン骨パンチ®図4-6d）なども非常に有効な器具である．注水をしなくて済むために，手術中のむせなどもない．

　フィクスチャーを確認できる大きさに骨窓を作成して，上顎洞後方に押し込まないように丁寧に摘出する．この場合は先の細いピンセットでもよいし，吸引力の強い吸引管でもよい．

　除去後は生理食塩水にて上顎洞をよく洗浄して閉創する．この症例は静脈内鎮静法併用下での局所麻酔で行った．

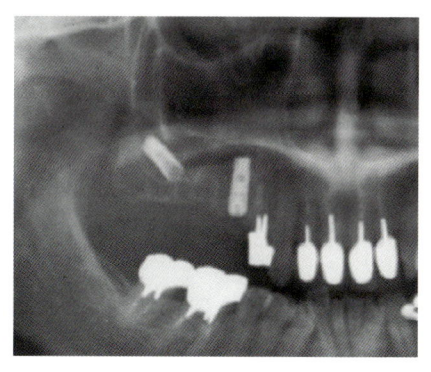

図4-5　ソケットリフトでの上顎洞迷入症例

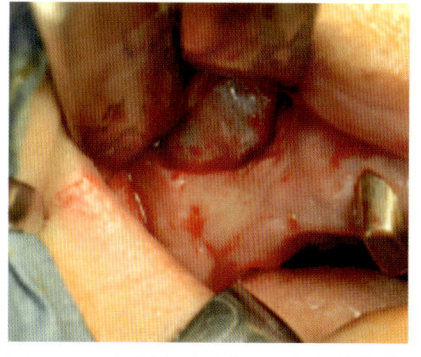

図4-6a　局所麻酔の後切開および粘膜骨膜弁を形成する

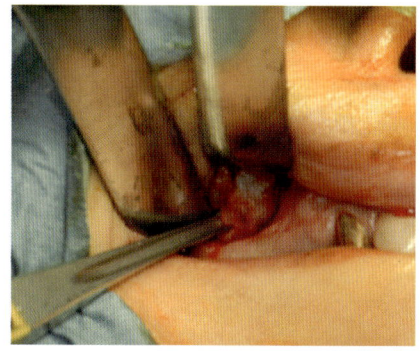

図4-6b　曲（溝）の骨ノミにて丁寧に骨削除を行う

図4-6c　スタンツェにて骨窓の開大

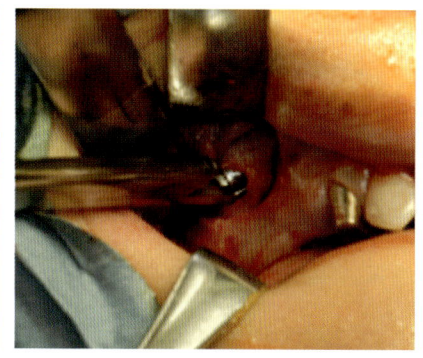

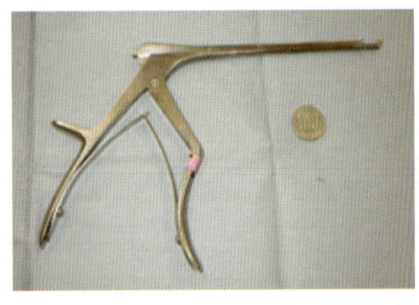

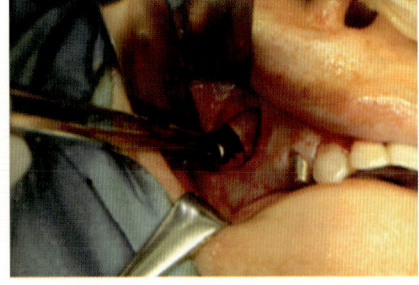

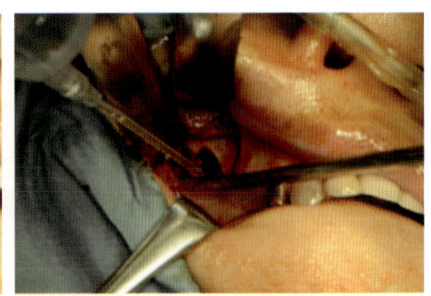

図4-6d　ケリソン骨パンチ®(瑞穂医科)　　図4-6e　フィクスチャーの確認と摘出　　図4-6f　異物が残らないように十分に生理食塩水で洗浄する．この時，強圧で洗浄すると自然孔より鼻腔後方に食塩水が流れるためにむせてしまうので注意する

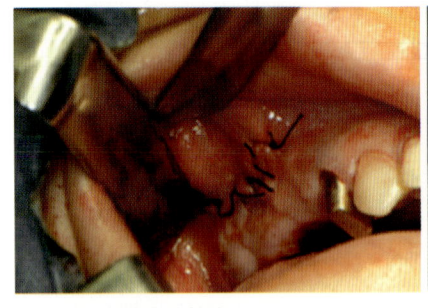

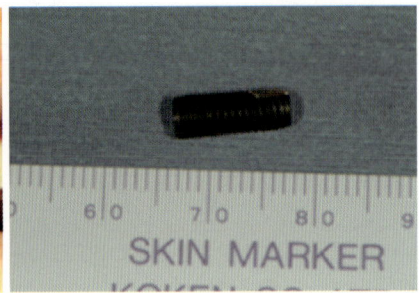

図4-6g　縫合と摘出したフィクスチャー

〈フィクスチャーが上顎洞に迷入した時の治療法〉
・上顎洞前壁を開洞して摘出する方法（耳鼻咽喉科，歯科口腔外科での対処）
・埋入窩を骨開削にて広げて摘出する方法（歯科口腔外科での対処）
・内視鏡による経鼻的な摘出方法（耳鼻咽喉科での対処）

がある．内視鏡による経鼻からの摘出であれば，洞底周囲粘膜に対しては一番低侵襲であるため，再度上顎洞底挙上術により骨造成ができる可能性が高い．しかし経鼻アプローチによる摘出は局所麻酔下では厳しいかもしれない．

■ 初期固定不良

残存骨高の少ないオステオトームテクニックでは初期固定が得られない場合がある．
対策は，図4-7のようにカバースクリューをワイドインプラント用に変更することも1つの手である．
上顎洞粘膜を穿孔させてしまっている場合は，閉創し手術の仕切り直しをする．

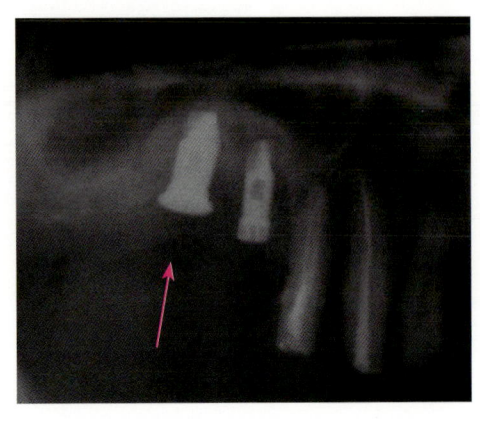

図4-7　6|部のカバースクリューはフィクスチャーを上顎洞に迷入させないためにワイドタイプを使用
（新川崎歯科医院：横井和弘先生のご好意による）

3）ソケットリフト後の上顎洞炎，骨髄炎

症例 患者：42歳，女性
状況：ソケットリフト後に上顎洞炎が発症した（図4-8,9）

　この症例は紹介来院時に炎症が重度にて，すぐに抗菌剤の点滴を開始した．しかし，1週間後には上顎骨骨髄とともにフィクスチャーが脱落した（図4-10,11）．かなり広範囲な欠損を伴ったため再手術は不可能かと考えていたが，除去後2年後にインプラント治療を希望して再来院され，手術シミューレーションソフト（10DR®）（図4-12）にて解析を行い，骨と上顎洞粘膜の十分な回復が予想されたため再埋入を行った（図4-13）．
　本症例の挙上量はわずかであったが，多めに骨を補填し上顎洞粘膜が破れたことと，骨採取を同一手術野の上顎結節から行ったため内出血による血腫→創縁からの感染→フィクスチャー感染という経過と考えられた．感染は手術をどんなに完璧に行ったと考えていても起こるものである．迅速な対応と，骨の回復力があったことが再埋入できた要因と考えられる．

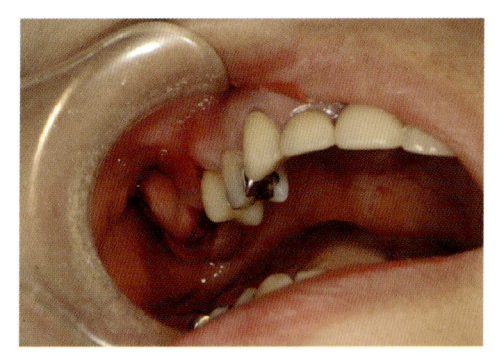

図4-8　ソケットリフトによる上顎洞炎，骨髄炎

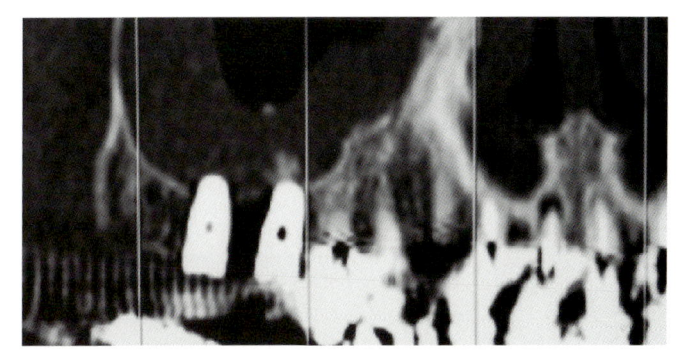

図4-9　CT所見

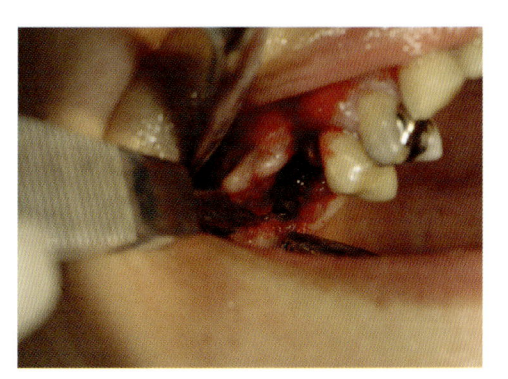

図4-10　1週間後に歯肉を剥離したが，海綿骨梁まで感染しており，フィクスチャーが脱落した

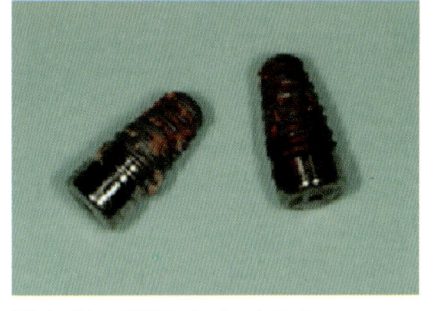

図4-11　脱落したフィクスチャー

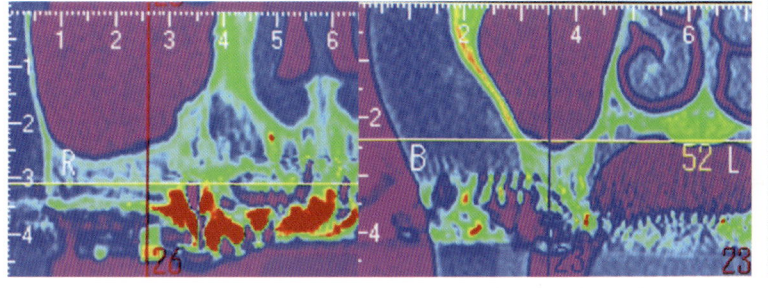

図4-12　フィクスチャー．除去2年後のCT解析所見（10DR）

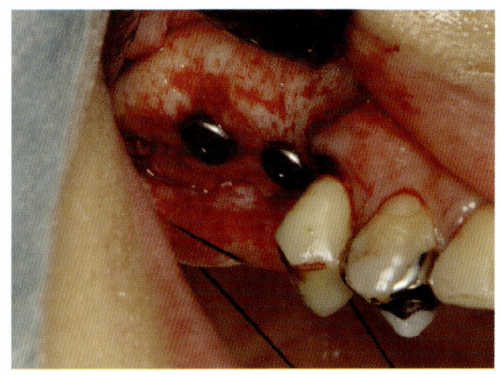

図4-13　再埋入．歯槽骨は完全に回復していた

ソケットリフト後の上顎洞炎

症例
患者：56歳，女性
状況：ソケットリフト後の上顎洞炎（図4-14,15）

　隣在歯の第二大臼歯に根尖性歯周炎などがある場合は，手術処置により隣在歯から感染ということも起こりえる．このケースは抗菌剤の点滴と内服にて原因となったインプラントを除去しなくとも炎症は軽減し，そのままフィクスチャーが使用できた．しかしオッセオインテグレーションの獲得は，このような初期感染の場合は得られないことが多い．

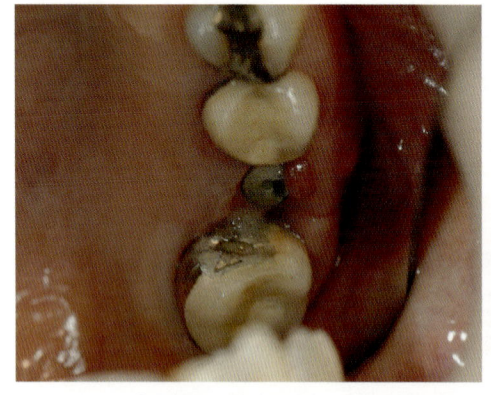

図4-14a　初診時口腔内所見．炎症性肉芽組織の増殖を認める

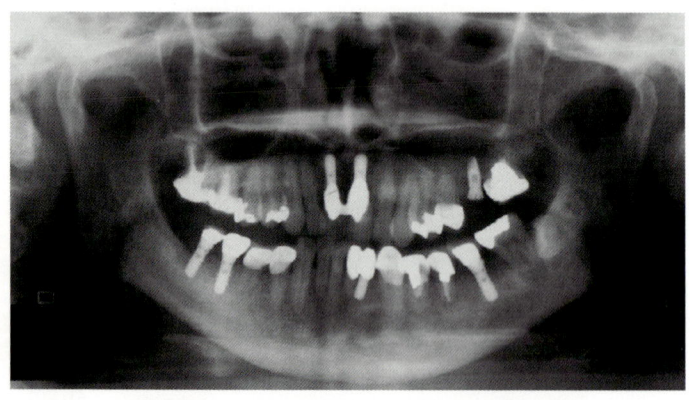

図4-14b　初診時パノラマX線写真．隣在歯の根尖病巣も原因の1つかもしれない

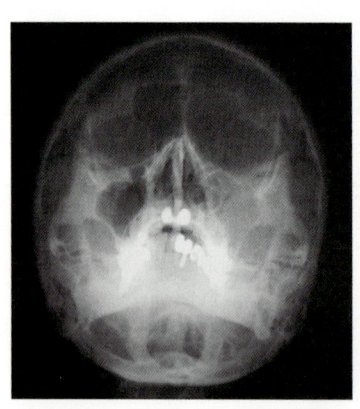

図4-14c　初診時Waters法画像

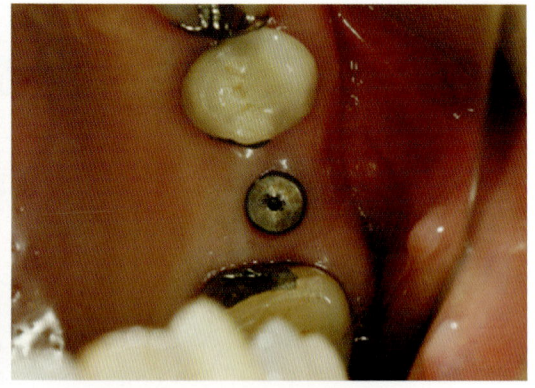

図4-14d　6カ月後の口腔内所見

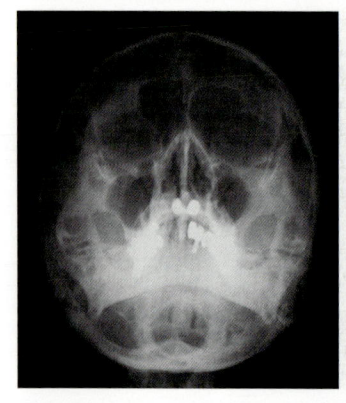

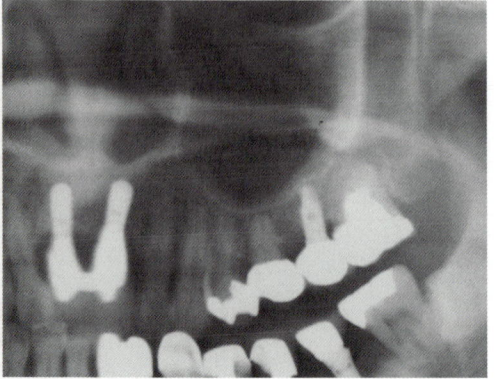

図4-15　6カ月後のWaters法画像．最終補綴装着後（右）

（パノラマX線写真は，轟木徹先生のご好意による）

4）術後鼻出血

オステオトームテクニックによる上顎洞粘膜損傷の報告は多い．Reiserら[17]が新鮮屍体で行った研究でも6/25（24％）の穿孔を認めている．筆者らが以前学会報告した[18]時は46上顎洞で2症例（4.3％）の術後鼻出血を認めた．鼻出血といっても翌日少量の鼻血が下を向いた時に出る程度である．その後経験した症例で一例のみ術直後に鼻出血を認め，綿栓を鼻前庭部に詰めてもらって帰宅させたことがあった．

オステオトームテクニックでは重篤な出血を起こすことはなく，通常は綿栓やティッシュペーパーで押さえることで十分である．ただし，術後1週間鼻を強くかまないように指導しておく必要がある．筆者は術後に鼻出血を認めた患者は上顎洞粘膜の穿孔を起こしていると考え，上顎洞粘膜の状態改善のためマクロライド系抗菌剤（クラリシッド®，クラリス®）などを1週間追加投与している．

2 ラテラルアプローチに伴う併発症

1）上顎洞粘膜穿孔

上顎洞粘膜の穿孔は術中に起こりえる併発症で最も多い．患者には術前に粘膜穿孔の可能性について十分に説明しておく必要がある．

〈上顎洞粘膜穿孔の危険因子〉
1. 上顎洞隔壁の存在
2. 菲薄している上顎洞粘膜
3. 上顎洞底の形態
4. 抜歯時の穿孔による上顎洞粘膜の欠損または扁平上皮化生による瘢痕
5. 不適切な上顎洞挙上器具
6. 喫煙（ヘビースモーカー）

が考えられる．上顎洞隔壁は，Kim MJ[19]によると26.5％にみられたと報告している．上顎洞隔壁症例については，かなりの高率で粘膜穿孔を起こす可能性を考えなくてはならない．またCTにおいて，全く上顎洞粘膜が確認できない症例も粘膜の菲薄が考えられ穿孔の危険性が高い．筆者の経験では隔壁の穿孔は局所的であることが多いが，全体的に薄い上顎洞粘膜を穿孔させた場合は大きな穴になってしまう場合がある．また，上顎洞底の形態から，近遠心の立ち上がり部位での穿孔の危険性が高い．これは洞底部の粘膜を剥離する場合と違って，一部に応力の集中を起こすためと考えている．

抜歯時に洞粘膜を穿孔している場合や，炎症性の歯槽骨吸収が洞底までに及んでいたような症例は，洞粘膜が扁平上皮化生を起こしている場合があり，剥離時にその境界部で破けてしまうことがある．

上顎洞挙上器具は，さまざまな種類が発売されている．剥離子の断端が鋭利なものや，比較的小さい形態のものは挙上時に粘膜穿孔を起こしやすい．筆者は鋭縁がある場合はカーボランダムポイントで丸めている．Jovanovic Sもグレーシーのキュレットを丸めて使用しているとのことである（Dr.S.Jovanovicとのパーソナルコミュニケーション）．

喫煙者は，筆者の経験では洞粘膜が硬く，挙上時に丁寧に剥離をしないと穿孔を起こしてしまう可能性がある．手術を受けるにあたって患者には禁煙をしてもらうが，洞粘膜は

長年の喫煙で傷んでいると考えておいた方がよい．

■ 粘膜穿孔時の対処法

a. コラーゲンシートによる閉鎖（図4-16）

現在この方法が一般的に行われているように思う．薄いコラーゲンシートの場合は2枚に重ねて被覆する場合もあるが，筆者はテルダーミス®を使用しており，1枚で被覆している．

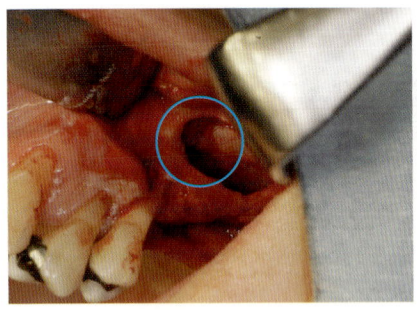

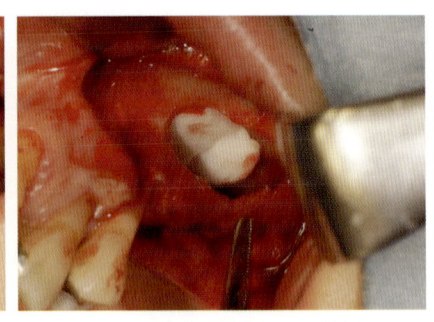

図4-16a 粘膜の穿孔が内側にみられる

図4-16b テルダーミス®を穿孔部を十分に覆う大きさにトリミングする

図4-16c 穿孔部を被覆する．乾燥している場合は生理食塩水あるいは血液などで粘膜に付着しやすいように調整する

b. PRFによる閉鎖（図4-17）

自己濃厚血小板フィブリン（PRF：platelet rich fibrin）は，患者自身の血液にて作製できるため，安全性も高く有用性が非常に高い材料である．筆者は小さな穿孔部位（5mm以下）においてはPRFを使用している．

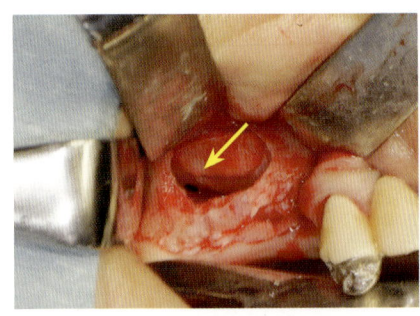

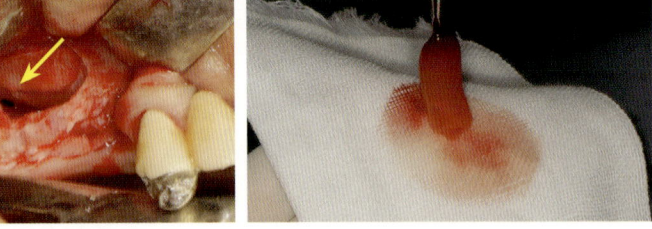

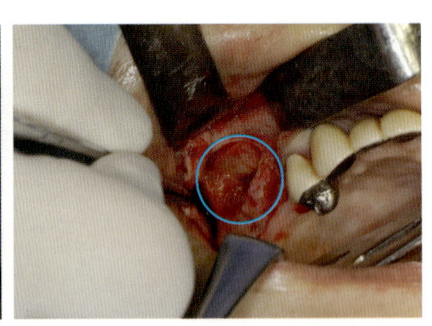

図4-17a 術中上顎洞粘膜遠心部に穿孔を認める

図4-17b 患者の血液10mlからPRFを作製する

図4-17c PRFにて穿孔部を被覆する

c. フィブリン糊製剤による閉鎖

フィブリン糊は製品（ベリプラスト®など）として発売されており，組織接着性に優れ

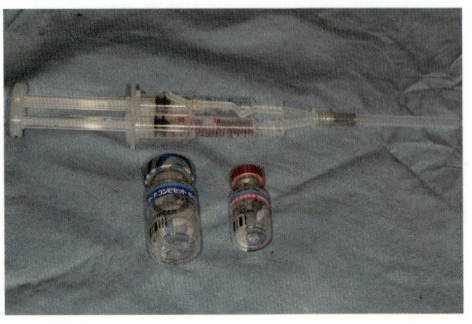

図4-18 ベリプラスト®Pコンビセット組織接着用

ている．しかしヒト血液を原料とした血漿分画製剤であるため，使用前に患者には血液製剤の同意書を取ることと，使用後は商品ロット番号のカルテへの記載を必ず行う．**図4-18**のようにA液（フィブリノゲン），B液（トロンビン）をそれぞれバイアルから抜き取り，混合させて使用する．筆者が手術室に入ったイエテボリ大学（スウェーデン）では，上顎洞粘膜穿孔時に使用していた．単品購入が可能であり，使用期限は約2年である．

d. 上顎洞挙上粘膜による閉鎖（図4-19）

上顎洞幅の狭小な症例では，小さな穿孔部位は挙上することによって閉鎖できる．上顎洞頬口蓋側の幅がない場合は挙上することによって粘膜がたるみ，穿孔部が閉鎖できる場合がある．この場合筆者は無理な縫合処置などは行わずに血餅と自家骨にて対応している．

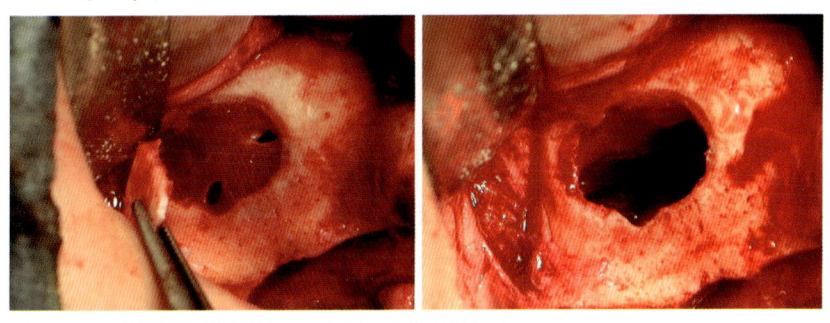

図4-19　上顎洞粘膜前面に2カ所の穿孔を認めた

e. 縫合処置

以前は丸針（腸用針，硬膜針）と吸収糸にて縫合処置をしていたが，穿孔する粘膜自体は非常に菲薄なため，縫合針にて穿孔部が拡大してしまうことが多い．最近縫合処置は行っていない．

f. 頬脂肪体を使用しての閉鎖

Kimら[20]は，頬脂肪体による上顎洞粘膜穿孔部の閉鎖を報告している．確かに同一手術野から採取できるため，有用な方法であると考える．

2）後上歯槽動脈の損傷，出血（図4-20）

ラテラルアプローチの併発症の1つに後上歯槽動脈からの出血がある．しかし文献的に

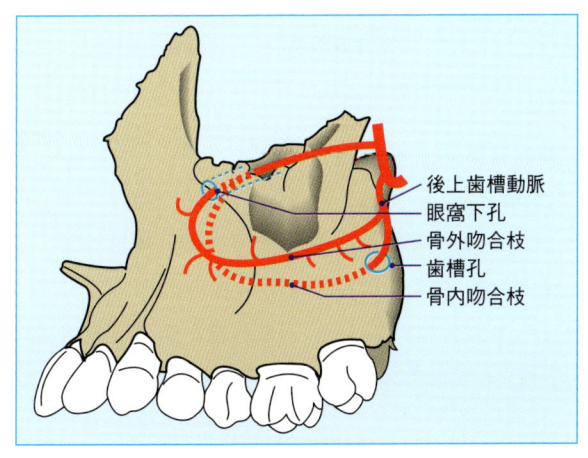

図4-20　上顎洞を走行する動脈

（井出吉昭ほか，2009[21]）より改変）

骨内管の直径が2mm以上のものは7％[22]と低く，また骨内に入っていない血管の直径も1mm前後が多いため，出血による重篤な併発症は起こす可能性は低い．ただ出血時に電気メスを使用すれば簡易に止血できえるが，洞粘膜の穿孔を起こす危険性が高く，その後の骨移植手術ができなくなる可能性もある．前述（Ⅱ章「出血」）したようにCTで診断できない場合があり，注意を要する．

CTによる後歯槽管の検出率は，Mardingerらは208側で55％と報告し[22]，井出らは208側で部位によって41.3～56.7％と報告している[21]．

また歯槽頂からの垂直的距離は，各々16.9mm[19]，約16mm[20]と報告している．つまりラテラルウインドウの上方の形成を15mm以上に設定しないことが理想的ではあるが，歯槽管の位置には個人差があるため術前に十分なCTによる診断を行うことである．

出血時の対処として，以下のものがある．

1. ガーゼによる圧迫止血
2. 電気メスによる止血（しかし上顎洞粘膜穿孔の危険性がある）
3. 止血ノミにて骨を挫滅させる方法
4. 止血剤（サージセル®など）の圧迫をによる止血
5. ボーンワックスによる止血

筆者は今まで比較的重度の出血は4部位経験している．上顎洞前壁部位の骨開窓に伴う出血は，基本的にはガーゼによる圧迫を5分程度行っていれば出血は弱まる．後方の歯槽孔部の出血はかなりの圧迫を行わないと止血できない．

■ 後上歯槽動脈出血時の対処法

・ガーゼによる圧迫止血（図4-21）

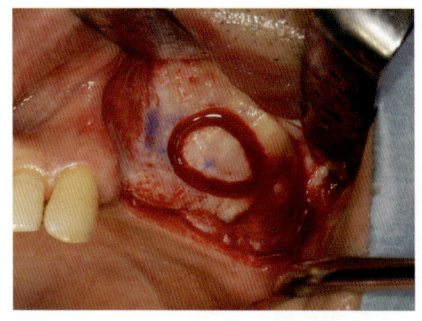

図4-21a　開窓部骨からの出血を認めるが，軽度である

図4-21b　吸引管にて出血点を確認する

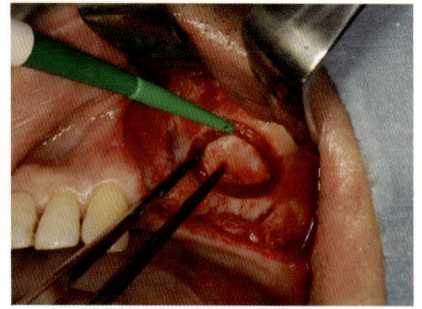

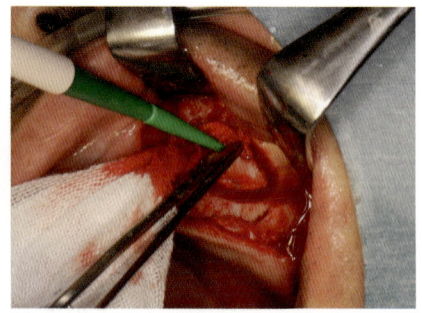

図4-21c　ガーゼで圧迫して止血する．筆者は5分程度圧迫している

・電気メスによる止血

症例　患者：49歳，男性
　　　状況：上顎後方開窓部からの出血（図4-22）

上顎洞粘膜が術前CTにてある程度の厚みを予想できる場合は，電気メスによる凝固も可能である．止血操作としては迅速かつ確実であるが，丁寧に行わないと，上顎洞粘膜の穿孔を起こしてしまう．筆者は上顎洞粘膜にある程度の肥厚が確認できる症例しか行わない．

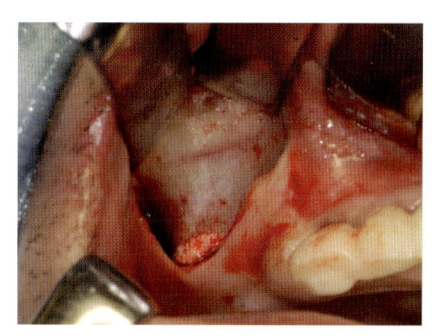

上顎洞底挙上術に伴う併発症 ■ **187**

図4-22a　粘膜骨膜弁剥離所見．骨から透けてみえる場合はイメージしやすい

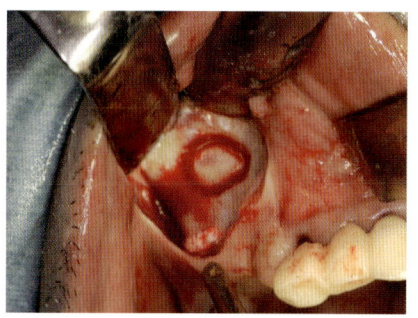

図4-22b　血管上は注意深く骨削除を行うが，予想通りに出血した

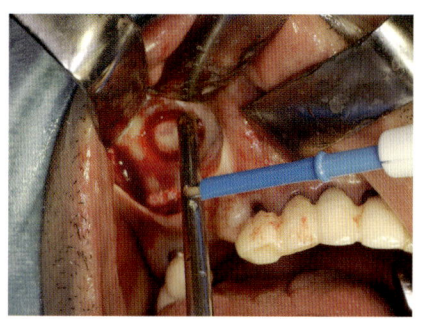

図4-22c　吸引管にて出血点を吸引しながら，電気メスにて凝固する．この場合，電気メスは低出力で短時間の接触とする．この後の剥離挙上操作にも十分注意する

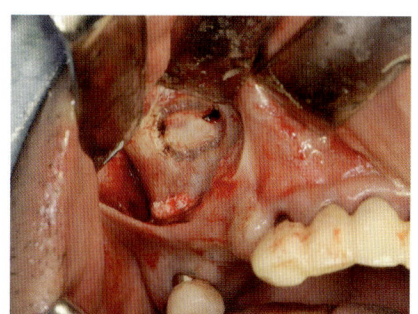

図4-22d　止血が確認された

- **サージセルコットンによる止血**

症例
患者：62歳，男性
状況：上顎後方開窓部からの出血（図4-23）

　術前CTにて上顎洞粘膜が菲薄と考えられる症例は，止血処置に伴う穿孔を考えると電気メスは使用したくない．

　本症例はガーゼによる圧迫を行っていたが，止血できなかったためサージセル®コットンタイプを使用しての止血処置とした．サージセル®はガーゼタイプとコットンタイプがあり，このような薄い骨などからの出血にはコットンタイプが止血しやすい．

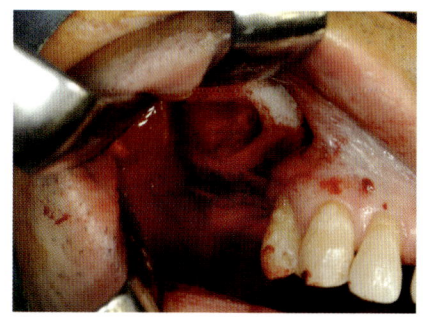

図4-23a　開窓した骨辺縁からの出血

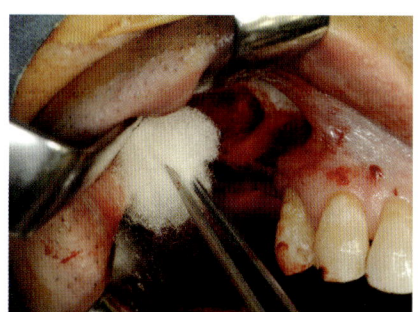

図4-23b　サージセル®を用いる

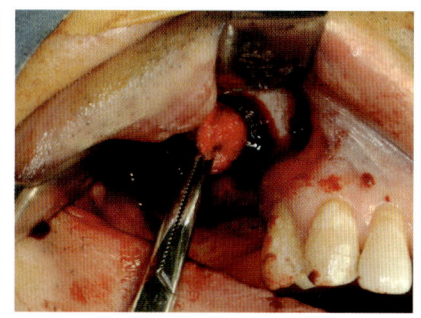

図4-23c　圧迫を5分程度行う．この場合であるが開窓部辺縁の上顎洞粘膜を押し込んで破かないようにする

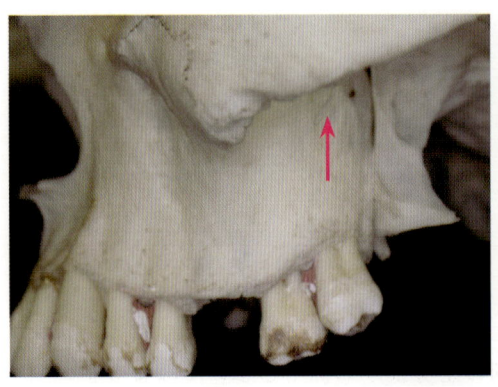

図4-24a　上顎洞側面観．歯槽孔を智歯部上方に認める（昭和大学口腔解剖学講座所蔵：中村雅典教授のご好意による）

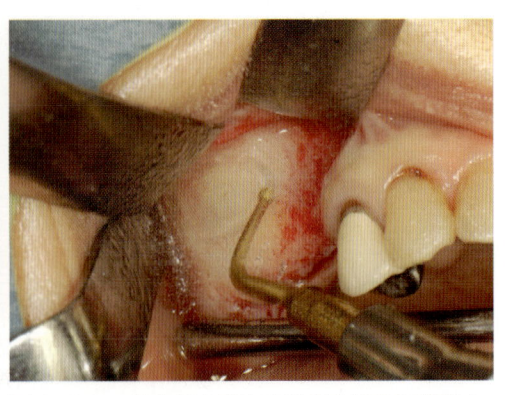

図4-24b　出血が心配な時は超音波骨切削器を使用してみるのもよい

　筆者は上顎洞前壁の後上歯槽動脈からの出血は問題になることは少ないと考えているが，後方の入り口部である歯槽孔（**図4-24a**）を剥離した時の出血は止血しにくい印象がある．それは出血点が骨膜や頰脂肪体側にあるため，骨から剥離してしまうと非常にわかりにくい．この場合もサージセル®などによる圧迫止血を行っているが，出血点が確認できた場合は，止血鉗子にて把持を行い結紮か電気メスによる凝固を行っている．

　骨開窓時の出血させない方法として超音波（ピエゾ式）骨切削器具（**図4-24b**）を使用している施設も多いようである．ピエゾ式であると回転切削ではないため，血管の損傷が最小限に抑えられる．当院でも2010年からの症例はピエゾ式を用いており確かに出血で苦労する状況はほとんどない．ただし開窓時間がダイヤモンドバーに比べて，少々時間を要する．

3）上顎洞炎，顎炎
■ サイナスリフト後の創感染

症例
患者：39歳，女性
状況：サイナスリフトを行った数週間後に局所の腫脹（図4-25）

　上顎洞開洞相当部に膿瘍と瘻孔を形成しており，骨の感染が疑われ，同日再開創と洗浄処置を行った．骨の感染はなく，縫合下部に不良肉芽組織を認め，これを搔爬し十分な生

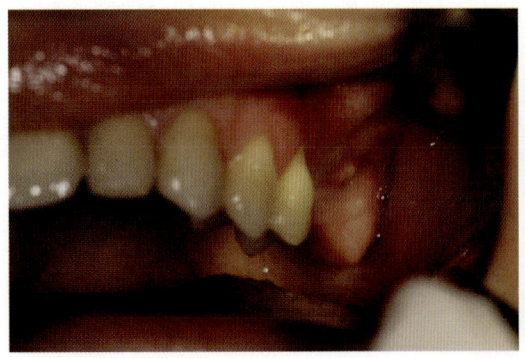

図4-25a　サイナスリフト後の感染．瘻孔の形成を認める

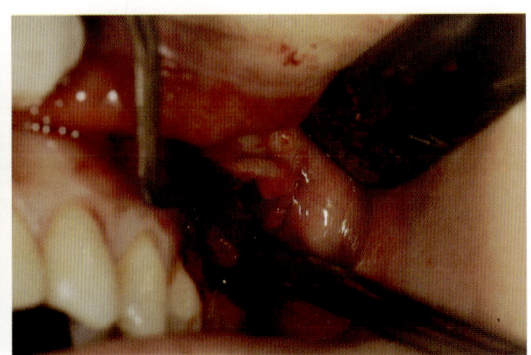

図4-25b　不良肉芽の搔爬を十分に行い，よく洗浄する．この症例は骨が感染しておらず，閉創後に感染コントロールができており，6カ月後に埋入ができている

理食塩水による洗浄も行い，再度創閉鎖を行った．創の感染は通常の埋入手術でも起こりえるが，発見した場合は速やかな開創と不良肉芽組織の掻爬を行った方がよい．

症例
患者：60歳，女性
状況：サイナスリフト後の感染と疼痛（図4-26）

　サイナスリフト後に炎症を起こしてしまった症例である．その後疼痛が消失せずにセカンドオピニオンにて来院された．難治性の疼痛を繰り返し，歯肉のびまん性腫脹を認める．MRIにて骨髄炎を認め，外来通院下にて約1週間の抗菌剤点滴を行った．骨髄炎を起こした場合は強力な抗菌剤の全身投与も併用しなくてはならない．

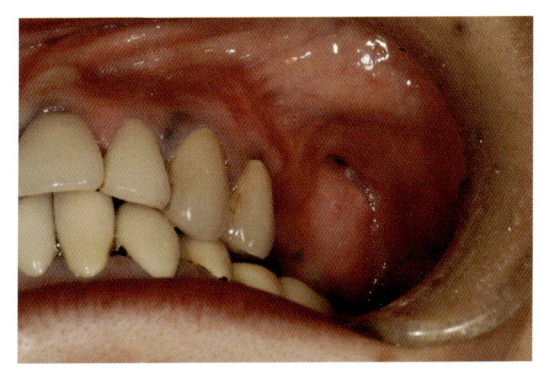

図4-26a　初診時口腔内所見．びまん性に腫脹している

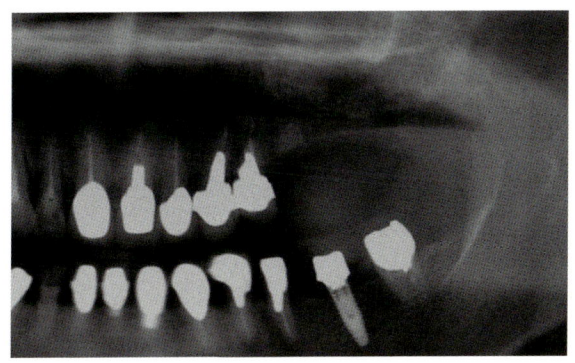

図4-26b　左側上顎洞に人工骨補填と上顎洞炎の所見を認める

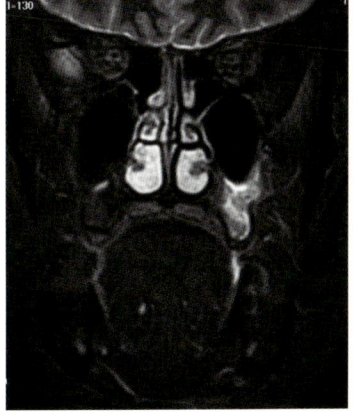

図4-26c　MRIにて左側上顎骨歯槽骨にも骨髄炎を認める

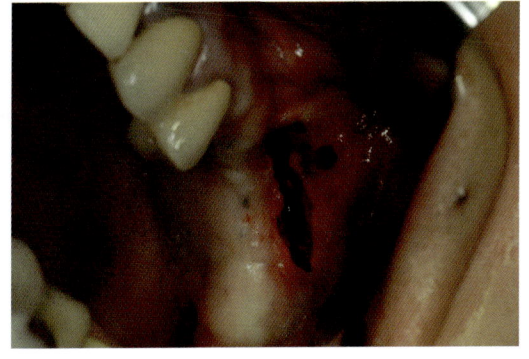

図4-26d　他院での掻爬後に口腔上顎洞瘻孔を形成したため，当院では閉鎖処置と消炎手術を施行した

a. 上顎洞に関する手術の併発症の発見と対策
　1. 術後の上顎洞炎症状を確認する（後鼻漏，発熱，頭重感など）
　2. 感染を発見した場合は，創の感染なのか上顎洞炎かを考える
　3. 消炎処置は迅速に行う
　4. パノラマX線写真やCT画像での確認を必ず行う
　5. 手術中の粘膜穿孔の再確認や術翌日の鼻出血なども問診する

4）術後鼻出血

　鼻出血については洞粘膜穿孔後に起こる．ラテラルアプローチ法は比較的明視野下での

手術であるため，術後鼻出血の予想がつきやすい．しかし挙上部の両端部や口蓋側ではわずかな粘膜穿孔を起こしていても気付かない場合がある．筆者は術後に鼻出血を認めた場合は，オステオトームテクニックと同様にマクロライド系抗菌剤の追加投与を行っている．

5 仮骨延長術に伴う併発症

Saulacic N ら[23]は，仮骨延長法の併発症に関する包括的なレビューを行っている（図5-1）．それによると，270の仮骨延長術を受け，77の延長で（30％）109の併発症が生じている．技術的には難しいが，適応と外科手技によって併発症の割合を減少できると報告している．

仮骨延長術の併発症		
不十分な骨形成	22 症例，	8％
後戻り	18 症例，	7％
装置関連	16 症例，	6％
口腔底からの出血と知覚異常	12 症例，	4％ 　出血　　　1 症例　　知覚異常 11 症例
血腫	4 症例，	2％
感染	3 症例，	1％
創の裂開	2 症例，	1％
下顎骨骨折	2 症例，	1％

図5-1　仮骨延長術の併発症
（Saulacic N ら，2009[23]による）

歯槽骨における仮骨延長法の併発症は髙橋らが以下のように分類して述べている[8]．
1. 周術期のトラブル
    出血，母床骨の骨折
2. 延長中のトラブル
    骨折，感染，延長方向の不良，創の哆開，プレートの破折
3. 延長後のトラブル
    不十分な骨形成，後戻り

1 デバイスの破折

デバイスの破折は無理な力をかけることによって起こる．不十分な骨切りや予想以上の骨膜の緊張，そしてデバイスを試適する時のベンディングに伴う金属疲労である（図5-2）．

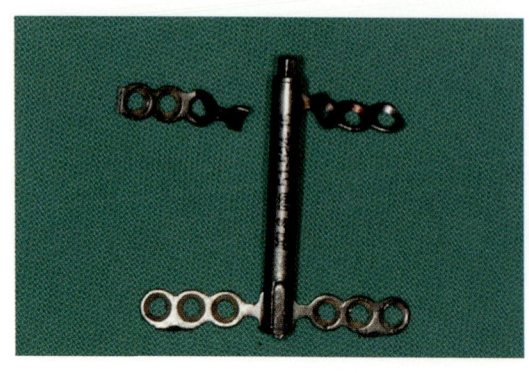

図5-2　垂直的歯槽骨延長装置（Track System）のプレートの破折．プレートの過度のベンディングによる金属疲労が考えられる
（髙橋哲先生のご好意による）

2 骨　折

延長中の骨折の報告も多い．もともと骨の高さがない症例に適応しているため，無理な応力が加わると骨折を併発してしまう可能性は高い（図5-3）．

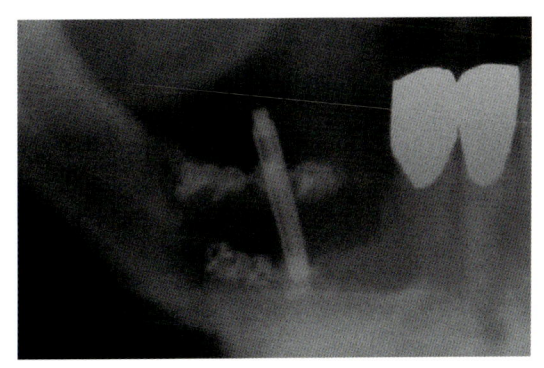

図5-3　43歳男性．延長中の下顎骨骨折
（石井良昌先生のご好意による）

3 予期せぬ延長方向

骨ボリュームを得たい場所に向かって骨延長を計画するわけだが，上顎は口蓋の骨膜，下顎は舌側の骨膜が伸展しにくいためにトランスポートセグメントが傾斜していく傾向にある．それを予防するために唇側に向かってデバイスの調整を行うわけである（図5-4）．

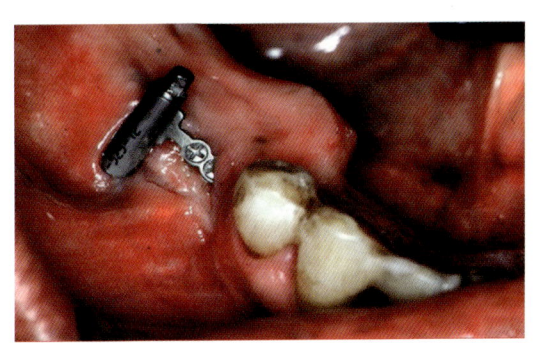

図5-4　舌側骨膜の緊張により延長骨が舌側方向に傾斜している　（髙橋哲先生のご好意による）

6 ドナーサイトの併発症

1 オトガイ骨採取に伴う併発症

オトガイ骨採取に伴う併発症としては，
1. 前歯部歯根膜感覚の低下
2. 術中出血
3. 術後感染

がある．

オトガイ骨は，以前からドナーサイトとしてよく用いられてきた（図6-1）．それは骨採取部位にアクセスしやすいという利点があるからである．しかし，近年前歯部歯根膜感覚の低下などが報告されてきてからは使用頻度が減少しているようである．筆者は下顎前歯部欠損症例において，オトガイ部から採骨しスライディングさせてスクリュー固定を行うことを現在でも行っている．それは患者からの前歯部歯根膜感覚の訴えがないからである．

Claveroら[24]の報告によると，オトガイ採骨部は下顎枝に比べて，術後痛が2週間経過しても20％以上残っていた．また，恒久的な知覚低下であるが，オトガイ骨採取は約52％に残っており，下顎枝（4％）よりも明らかに多い．その点を考えると，オトガイ骨採取は特殊な症例のみ使用する方がよいのかもしれない．術中出血は下歯槽動静脈の切歯枝の採骨に伴う損傷であるが，これについては電気メスなどで容易に止血可能である．止血困難な場合は止血剤やボーンワックスの併用を行う．舌側皮質骨をバーにて穿孔させないことである（図6-2）．

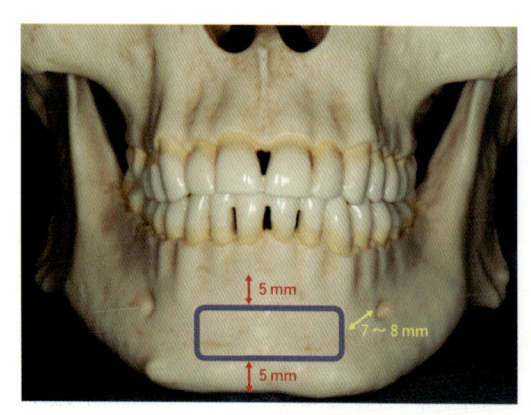

図6-1 安全なオトガイ骨採取範囲
（今村栄作，2009[25] より）

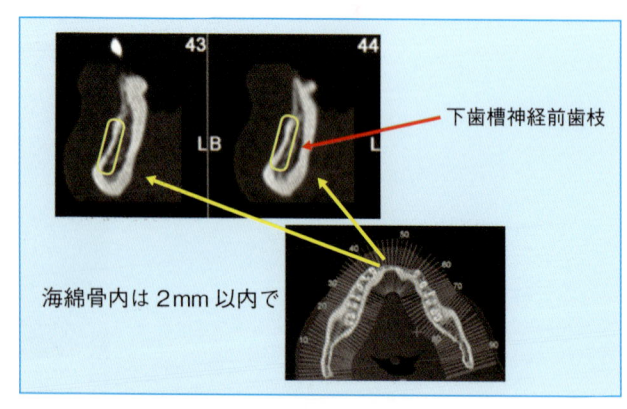

図6-2 骨採取時は舌側皮質骨を損傷しない

■ オトガイ採骨部感染

症例
患者：71歳，男性
状況：術後オトガイ採骨部感染（図6-3）

術後10日ほどで感染徴候が出現した．軽度の鈍痛と排膿であった．

オトガイ採骨部の感染は早期に起こることが多く，また顔面前方なので臨床所見がえやすい．感染を起こした場合は速やかに切開を行い，よく洗浄する．人工骨やコラーゲンシー

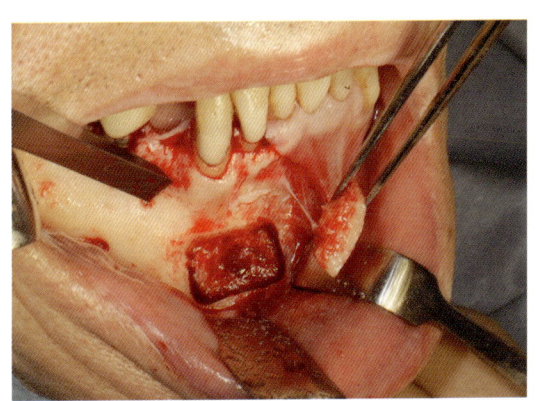

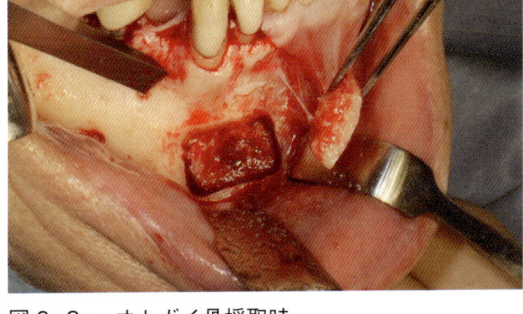

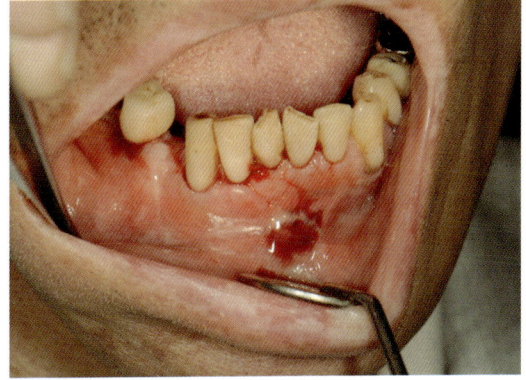

図6-3a　オトガイ骨採取時　　　　　　図6-3b　オトガイ採骨部感染

トなどの人工材料を使用していない場合は，洗浄で速やかに消退する．

2　下顎枝～下顎骨体部採取に伴う併発症

下顎枝に関連する術後併発症は，
1. 採骨後の下顎神経障害
2. 採骨部の感染，頸部腫脹
3. 術後開口障害

がある．しかしClavero Jら[24)]の報告にもあるように術後併発症に関しては，オトガイ部より少なく，筆者も2001年から頻用している採骨部位である．

■ 下顎枝からの骨採取に伴う下歯槽神経支配領域の知覚鈍麻

症例
患者：58歳，女性
状況：下顎枝からの骨採取時に下歯槽神経に触れ，術後オトガイ部の知覚異常が出現（図6-4）

術中異常な出血や下顎管露出はみられなかったが，後日，CTにて確認したところ下顎管外側の骨欠損部を認めた．おそらく術中に触れてしまった可能性があると考えられる．この程度でも知覚異常が出現するため，骨採取には十分な注意を要すると考えられるであろう．

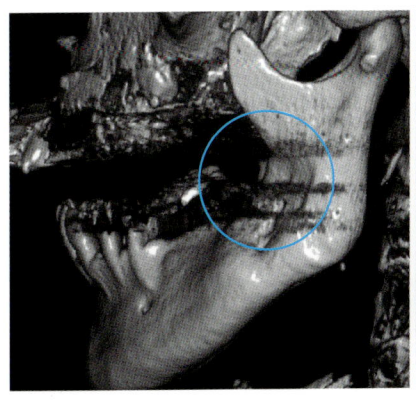

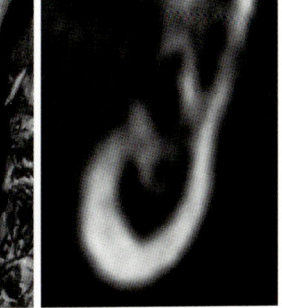

図6-4　下歯槽神経軽度損傷

■ 下顎枝採骨部の感染

自家骨移植の場合でドナーサイトを求める場合は，採骨部の併発症も考えなくてはならない．術後感染にも注意を払う必要がある．術後数週間以内に腫脹などがある場合は，感染を疑う必要があると考えられる（図6-5）．スクレイパーなどのよい器具が開発され，口腔内採取を行う機会が増えたが，口腔内の創を増やすことは感染部位を増やすことにもつながる．もちろん患者にも術前に十分な説明が必要である．

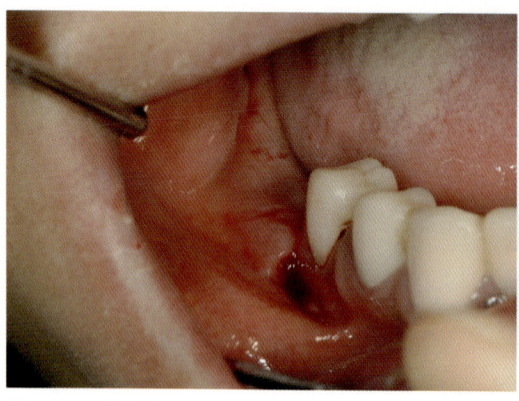

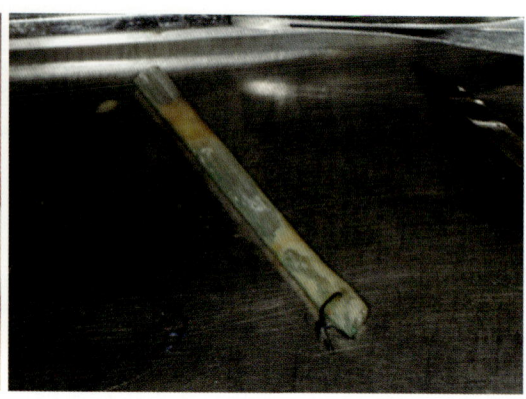

図6-5 採骨後のドレーン感染．ドレーン留置を取り忘れ，患者は片道4時間以上の遠方在住であったためすぐに来院できなかった．血腫予防のドレーンは術後3日以内に抜去することが望ましい

> **症例**
> 患者：48歳，男性
> 状況：スクレイパーによる骨採取後に創感染（図6-6）

切開ラインを歯頸部近くに設定すると，術後の腫脹による清掃不良と歯垢や食物残渣などによって感染を起こしやすい．

ドナーサイトを口腔内に求める場合は特に採取部位の感染にも注意を払う必要がある．筆者は口腔外採取部位の感染は経験がないが，口腔内は多数経験している．

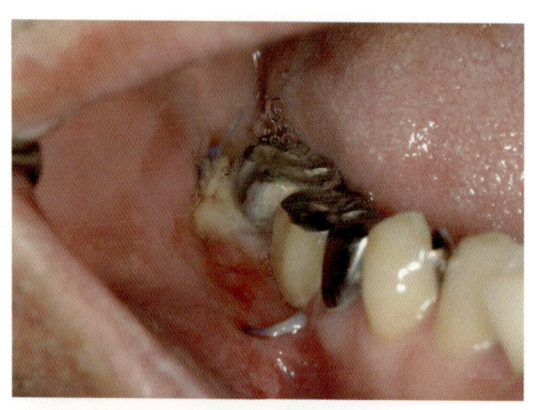

図6-6 7⏌6部に発赤と排膿を認める

> **症例**
> 患者：20歳，男性
> 状況：交通事故による外傷性骨欠損に対する骨移植術のために，下顎枝ブロック骨採取（図6-7）

下顎骨周囲炎を併発した場合は，局所麻酔下による切開，排膿処置と感染した肉芽組織や血餅のデブライトメントを行う．もちろん抗菌薬は3～5日投与する．

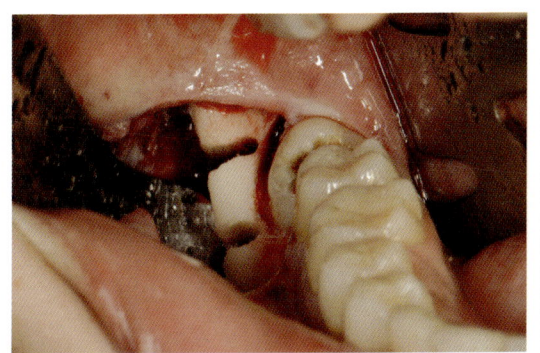

図6-7a 下顎枝からのブロック骨採取

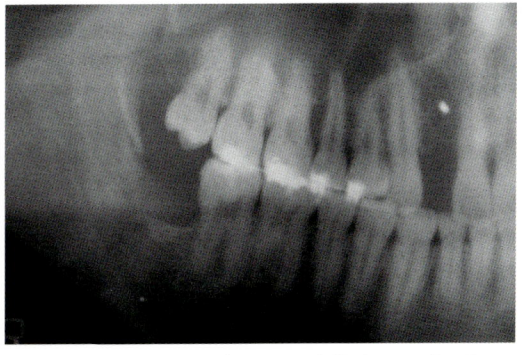

図6-7b 採取後のX線写真．智歯抜歯と同時に行っており死腔が感染源になったと考えられる

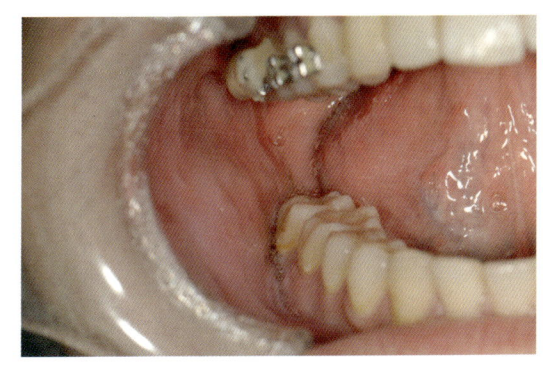

図6-7c 下顎枝からのブロック骨採取後の感染．術後3カ月経過後

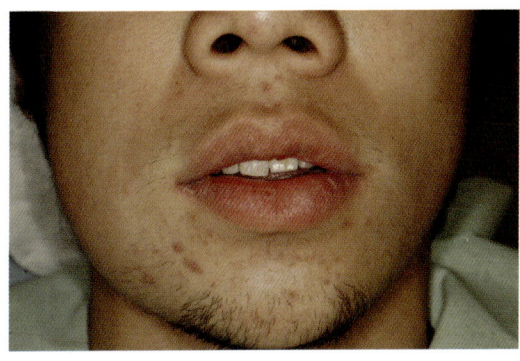

図6-7d 感染時の顔貌

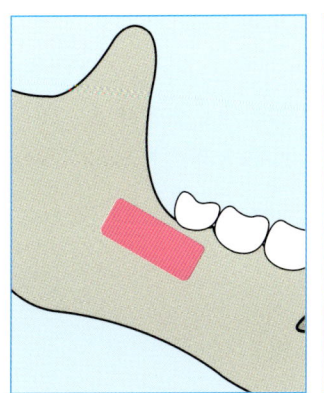

a：Misch の採取部位（1996）

b：Clavero らの採取部位（2003）

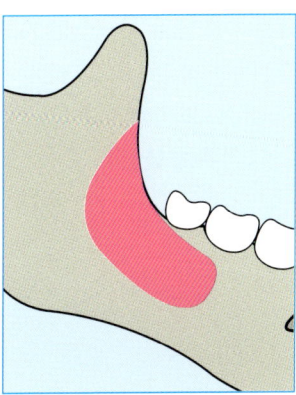

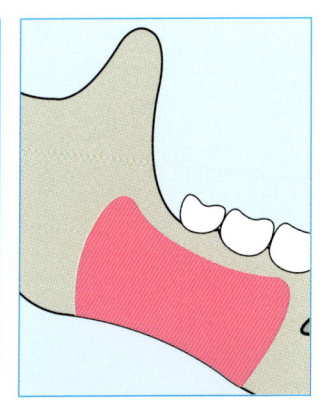

c：Vincente らの採取部位（2005）

図6-8 報告されているブロック骨採取法（Soehardi A ら，2009[26] より改変）

Soehardi[26]は過去のブロック骨移植を主に図6-8の3つに分けている．この中で安全なのはMischのように下顎骨第二大臼歯から臼後部の頰側骨体部の採取である．より多くの骨採取となると，Claveroらの方法は第一大臼歯部骨体部から下顎枝前縁までの採取になるが，下顎孔部に近づくにつれて下顎骨幅が薄くなるため下顎管までの距離が短くなり，また，オトガイ孔近くになると下顎管が外側に位置するため，採取に伴う損傷のリスクが高くなる．CTによる十分な術前準備が必要である．図6-9の中でも筆者は青枠の範囲で主に行っている．

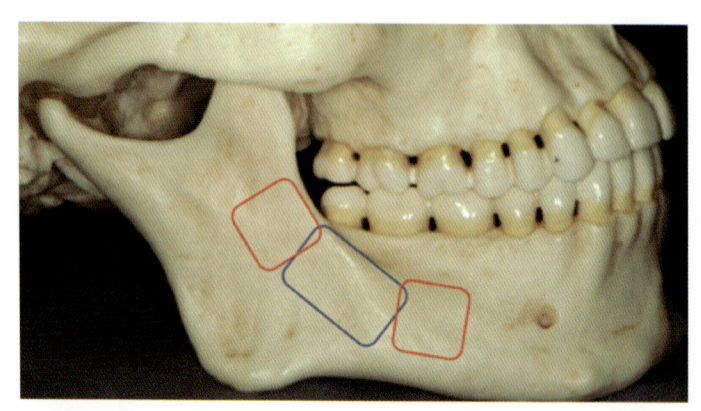

図6-9　青枠が安全域である．赤枠部位も採骨できるが，下顎管に近接するため，注意を要する（今村栄作，2009[25]より）

3　腸骨などの口腔外骨採取に伴う併発症

1）腸骨採取の注意点

　腸骨は，採取できるボリュームおよびアプローチのしやすさから，大きな再建に使用される部位としては最も頻用されている部位である．また，他部位より高齢になっても赤色骨髄が残存しており海綿骨移植骨材料としても有用性は高い．腸骨採取における併発症としては以下のものがある．

a. 外側大腿部の知覚低下（外側大腿皮神経損傷による）

　外側大腿皮神経の知覚障害は術中の切開デザインによるところが大きい．破格を考慮し，上前腸骨棘から2cm以上遠心部に切開の起始点を設定する（図6-10）．
　Schaafら[27]は前腸骨稜採取で2.7％の外側大腿皮神経部の遷延性の知覚障害を生じたと報告している．

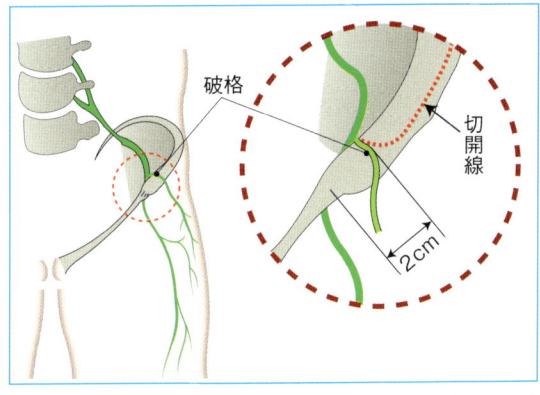

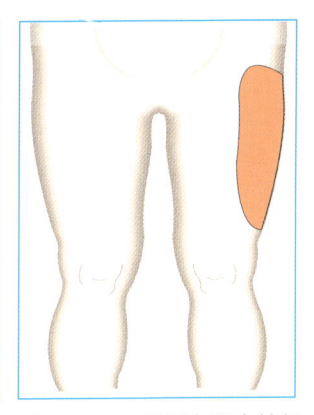

図6-10a　外側大腿皮神経の破格に対応した切開線設計（辻陽雄，1991[28]より改変）　　図6-10b　外側大腿皮神経の知覚領域

b. 術後歩行障害

　大きなブロック骨を採取する場合は，術後の歩行障害が1カ月程度は出現することを十分に説明しておく．通常ブロックで大きな骨採取を行う場合は，手術当日をベッド上安静とし，術後翌日から歩行補助器具でリハビリを開始する．図6-11のようにトレフィンバーによる骨開窓のみの海綿骨採取であれば，術翌日からの歩行開始があまり問題なく可能である．

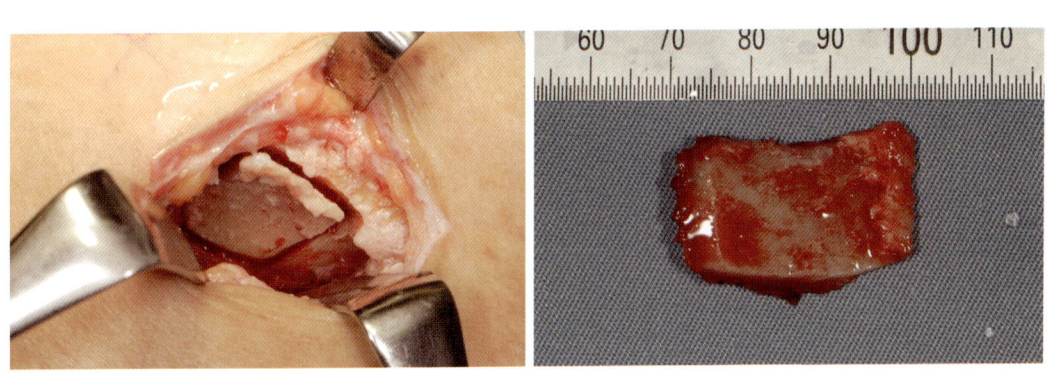

図6-11　腸骨外板採取．外板骨膜は大腿部の筋の堅固に付着しており，骨膜剥離時は注意する

c. 骨　折

　術中器具による骨折を起こす可能性はある．骨採取における骨ノミの使用方向には十分に注意する．

d. 術中出血

　腸骨採取は，海綿骨単独，内側皮質骨，外側皮質骨，全層とパターンがあるが，外側皮質骨の採取は筋肉の付着が強く剥離が難しいことと出血を伴いやすい．術後の外側からの圧迫という点においては有利であるが，内板（内側皮質骨）の方が無難である．
　安全で低侵襲の腸骨海綿骨採取として，筆者はトレフィンバーによる直径10mmの骨窓を作製する方法を行っている（図6-12）．海綿骨採取後に，皮質骨を戻している．中に落ち込まないように吸収糸で骨同士を縫合している．

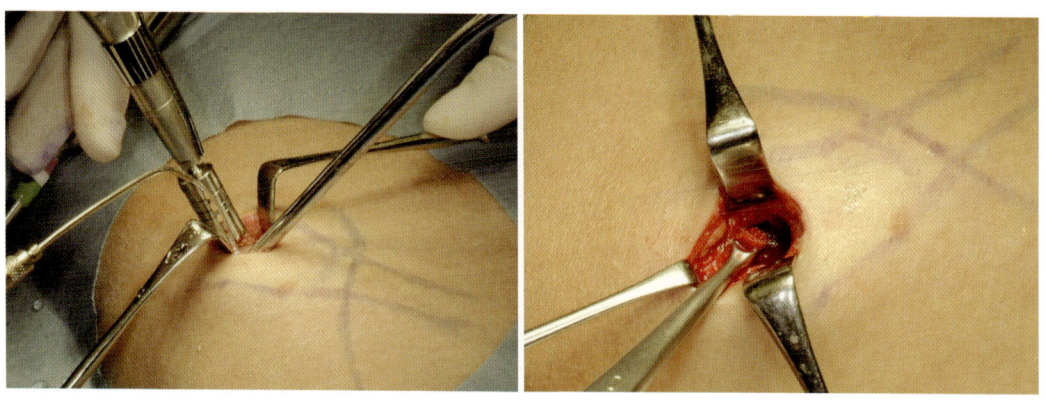

図6-12　トレフィンバーによる骨採取は皮質海綿骨ブロック骨採取に比べて安全である[25]

2）脛骨採取の注意点

　脛骨採取は術後の併発症が少ないが，術後の骨折には十分に注意する必要がある．脛骨は皮質骨を採取しない．**図6-13**は脛骨採取後にβ-TCPを補填し，皮質骨を元の位置に戻している．

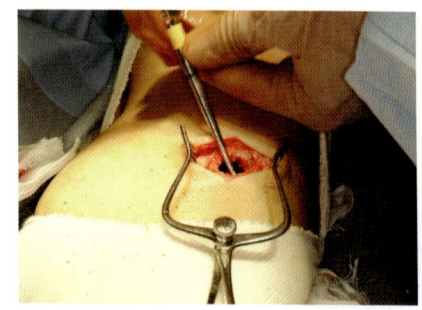

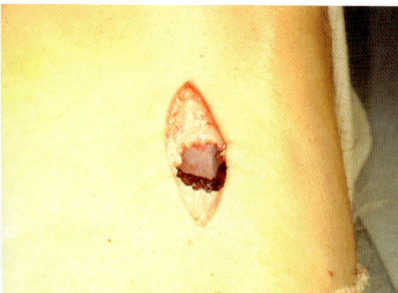

図6-13a　脛骨採取　　図6-13b　海綿骨採取後，オスフェリオン®ブロックを埋入　　図6-13c　皮質骨をもどす

3）頭蓋冠骨採取の注意点

　頭蓋冠骨採取の併発症は，血腫や感染などがある．またKlineら[29]は暫間的な神経学的併発症が0.02%起こっていると報告している．経験の少ない術者による併発症が多く，十分なトレーニングを研鑽して行う必要があることを述べている．
　〈安全な骨採取の一工夫〉
　採取に際してはどの皮質骨にも言及できることであるが，骨ノミがエッジより平行に近くに入りやすいようにラウンドバーで丸めておくとよい．それによりノミが採取皮質骨とより平行に近く入れるようになる．不適切な方向にノミが入ると骨折や内側の組織を損傷してしまう（**図6-14,15**）．

ドナーサイトの併発症 ■ **199**

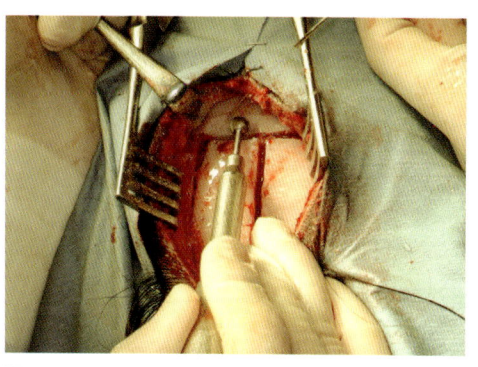

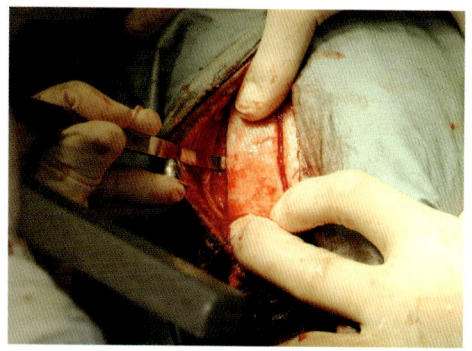

図6-14　頭蓋冠外側皮質骨の採取．ラウンドバーにてノミが入りやすいように骨縁を丸めておく

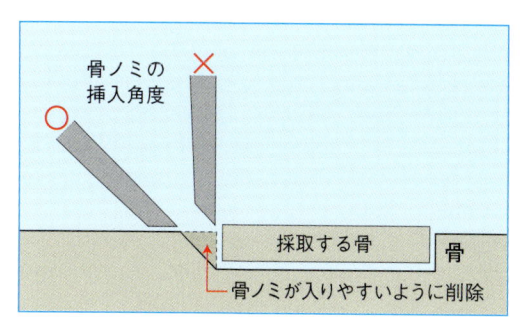

図6-15　安全な骨採取の方法

〈参考文献〉

1) Triplett RG, Schow SR : Autologous bone grafts and endosseous implants ; Complementary techniques. J Oral Maxillofac Surg 54 : 486-494, 1996.
2) Imamura E, Hamada Y, et al : Clinical evaluation of autogenous bone grafts with titanium mesh or screw for alveolar ridge augmentation. Int J Oral Maxillofac Surg 34 Supplement (1) ; 7-8, 2005.
3) Cordaro L, Amadé DS, et al : Clinical results of alveolar ridge augmentation with mandibular block bone grafts in partially edentulous patients prior to implant placement. Clin Oral Implants Res 13 (1) : 103-111, 2002.
4) Nevins M, Mellonig JT : Implant Therapy ; Clinical Approaches and Evidence of Success. Quintessence, 1998.
5) Von Arx T, Hardt N, et al : The TIME technic ; Local osteoplasty with micro-titanium mesh (TIME) for alveolar ridge augmentation. Schweiz Monatsschr Zahnmed 105 (5) : 650-663, 1995.
6) Von Arx T, Hardt N, et al : The TIME technique ; A new method for localized alveolar ridge augmentation prior to placement of dental implants. Int J Oral Maxillofac Implants 11 (3) : 387-394, 1996.
7) Chiapasco M, Zaniboni M : Clinical outcomes of GBR procedures to correct peri-implant dehiscences and fenestrations; a systematic review. Clin Oral Implants Res 20 Suppl (4) : 113-123, 2009.
8) Louis PJ, Gutta R, et al : Reconstruction of the maxilla and mandible with particulate bone graft and titanium mesh for implant placement. J Oral Maxillofac Surg 66 : 235-245, 2008.
9) 髙橋 哲 : インプラント治療の骨造成法－基礎知識と臨床テクニック，医学情報社，東京，2010.
10) Von Arx T, Kurt B : Implant placement and simultaneous peri-implant bone grafting using a micro titanium mesh for graft stabilization. Int J Periodont Rest Dent 18 : 117-127, 1998.
11) Summers RB : A new concept in maxillary implant surgery ; the osteotome technique, Compendium 15 (2) : 152, 154-156, 158, 1994.
12) Penarrocha M, Perez H, et al : Benign Paroxysmal Positional Vertigo as a Complication of Osteotome Expansion of the Maxillary Alveolar Ridge. J Oral Maxillofac Surg 59 : 106-107, 2001.
13) Saker M, Ogle O : Benign Paroxysmal Positional Vertigo Subsequent to Sinus Lift via Closed Technique. J Oral Maxillofac Surg 63:1385-1387, 2005.
14) Diago MP, Ferrer JR : Benign Paroxysmal Vertigo Secondary to Placement of Maxillary Implants Using the Alveolar Expansion Technique with Osteotomes : A Study of 4 Cases. Int J Oral MAaxillofac Implants 23 : 129-132, 2008.
15) George Nan-Chang Su, Pei Wei-Tai : Protracted Benign Paroxysmal Positional Vertigo Following Osteotome Sinus Floor Elevation ; A Case Report. Int J Oral Maxillofac Implants 23 : 955-959, 2008.
16) 稲福 繁 : 良性発作性頭位眩暈症に対する保存的治療；耳鼻咽喉科・頭頸部外科クリニカルトレンド Part2. 中山書店，東京，1998, 100-103.
17) Reiser GM, Rabinovitz Z, et al : Evaluation of maxillary sinus membrane response following elevation with the crestal osteotome technique in human cadavers. Int J Oral Maxillofac Implants 16 (6) : 833-840, 2001.
18) 今村栄作, 神倉貴彦ほか : オステオトームテクニック併用埋入症例の臨床的検討. 日口腔インプラント誌 (22) 特別号, 138, 2009.
19) Kim MJ, Jung UW, et al : Maxillary sinus septa ; prevalence, height, location, and morphology. A reformatted computed tomography scan analysis. J Periodontol 77 (5) : 903-908, 2006.
20) Kim YK, Hwang JW, et al : Closure of Large Perforation of Sinus Membrane Using Pedicled Buccal Fat Pad Graft : A Case Report. Int J Oral Mazillofac Implants 23 : 1139

-1142. 2008.
21) 井出吉昭,岩田 洋ほか：CTによる後歯槽管の位置の検討.日口腔インプラント誌22（2），2009.
22) Mardinger O, Abba M, et al：Prevalence, diameter and course of the maxillary intraosseous vascular canal with relation to sinus augmentation procedure ; a radiographic study. Int J Oral Maxillofac Surg 36（8）：735-738, 2007.
23) Saulacic N, Zix J, et al：Complication rates and associated factors in alveolar distraction osteogenesis ; A comprehensive review. Int J Oral Maxillofac Surg 38：210-217, 2009.
24) Clavero J, Lundgren S：Ramus or Chin Grafts for Maxillary Sinus Inlay and Local OnlayAugmentation ; Comparison of Donor Site Morbidity and Complications. Clinical Implant Dentistry and Related Research 5（3）, 2003.
25) 今村栄作：ブロック骨移植；日常臨床における再生療法のテクニックと長期経過.ヒョーロンパブリッシャーズ，東京，2009, 74-79.
26) Soehardi A, Meijer GJ, et al：The potential of the horizontal ramus of the mandible as a donor site for block and particular grafts in pre-implant surgery. Int J Oral Maxillofac Surg 38：1173-117, 2009.
27) Schaaf H, Lendeckel S, et al：Donor site morbidity after bone harvesting from the anterior iliac crest. Oral Surg Oral Med Oral Pathol Oral Radiol Endod 109：52-58, 2010.
28) 辻 陽雄：基本腰椎外科手術書，改訂第二版.南江堂，東京，1991.
29) Kline RM Jr., Wolfe SA：Complications associated with the harvesting of cranial bone grafts, Plast Reconstr Surg 95（1）：5-13, discussion 14-20, 1995.

VII インプラント除去

インプラントは生体にとっては人工物であり，どんなに優れている製品でも「異物と共存している状態」であることには変わりがない．一生問題なく使用ができれば理想的であるが，口腔内という劣悪な環境においては，感染，破折などが起こる可能性は十分に考えられる．

インプラント周囲炎も先端部まで波及していれば除去は比較的簡単であるが，ネック部のみの炎症であれば下部はオッセオインテグレーションをしているので，結局先端部まで骨削合が必要になることが多い．

つまり，オッセオインテグレーションが確立してからのインプラント除去は，歯根膜の存在する歯の抜歯と違い非常に大変である．癒着した残根の抜歯はご存じのように難しいが，インプラントの場合は全周を骨と結合しているため，除去には困難を極める．

本章においてはインプラントの除去手術を述べるが，オッセオインテグレーションが獲得できなくて埋入早期に除去する場合については，割愛させていただく．また，近年発売されたインプラント除去ツール（フィクスチャーリムーバーキット®）について説明をさせていただく．これはほとんどのメーカーを網羅しており，スクリュータイプのインプラントの除去においては，今までのようにトレフィンバーを使用しなくてすむケースが増えるであろう．ただ，インプラント自体も経年疲労を起こしていることもあるため，除去時の破折にて先端が残ってしまった場合や，フィクスチャートップが破折・変形している場合は，骨を削除する技術が必要になる．

1 インプラント除去の適応と考え方

1）インプラント除去の適応

1. フィクスチャーの破折
2. ネジ山の損傷でアバットメント装着が不可能な場合
3. 繰り返すインプラント周囲炎（重度骨吸収を伴う場合）

上記が，絶対的適応かと考えられる．もちろん患者の全身状態などによっては，消炎のみなど対症療法をせざるをえない場合もあるだろうが，全身への oral focal infection（口腔病巣感染）の原因となりえる場合は，除去をした方がよい．

相対的な適応としては，慢性痛の残存や自己清掃ができなくなり，炎症を起こしてしまう状況など，除去によって現状よりも改善が考えられる場合である．

表1に ITI インプラントシステムのメンテナンス療法である，CIST（cumulative interceptive supportive therapy：累積的メインテナンス療法）[1,2] を示した．発表が1995年と，もうすでに16年経過しているが，非常に明解であり筆者も抗菌薬の投与法以外は参考にさせていただいている．

この理論では，除去はメインテナンス分類の「Ⅴ」になるわけだが，場合によっては「Ⅳ」でも必要になることがある．

表1　累積的メインテナンス療法（CIST）（Lang NP,2000[1]）による）
Cumulative Interceptive Supportive Therapy（CIST）

臨床的パラメーター Clinical Parameters					インプラントのメインテナンスの分類 Peri-implant mucosal maintenance classification	CIST
インプラント周囲炎 Pli	プロービング時の出血 BOP	排　膿 Suppuration	プロービングデプス PPD(mm)	X線的に認められるインプラント周囲の骨欠損 RX Defect		
±	−	−	<4	−	0	(A)
+	+	−	<4	−	Ⅰ	A
+	+	±	4-5	+	Ⅱ	A+B
+	+	+	>5	++	Ⅲ	A+B+C
+	+	±	>5	+++	Ⅳ	A+B+C+D
+	+	+	>5 Radioluc.	++++	Ⅴ	E

A：機械的クリーニング（Mechanical cleaning）
　　ラバーカップ，ポリッシングペースト，アクリルのスケーラーを用いてインプラント周囲のプラーク，歯石を除去する．口腔衛生指導を強化する．
B：殺菌療法（Antiseptic therapy）
　　0.1～0.2％クロルヘキシジン（chrolehexidine digulonate：Peridex®, 0.12％）10mlを用いて局所の洗浄を行う．
C：抗生物質療法（Antibiotic therapy）
　1．全身的投与（Systemic）
　　Ornidazole（Tiberal® Roche, 2×500mg/day）またはMetronidazole（Flagyl® Rhone-Poulenc, 2×250mg/day）のどちらかを10日間投与．またはMetronidazole（500mg/day）＋Amoxicilline
　　（Clamoxyl®, 375mg/day）を10日間投与．（Van winkelhoff et al. 1989）
　2．局所的投与（Local）
　　徐放性の抗生物質（Actisite®, 25％ Tetracycline fibers）を10日間にわたって投与する．（Goodson et al. 1991）
D：外科的アプローチ（Surgical approach）
　1．再生手術（Regenerative surgery）
　　多量の生理食塩水で欠損部を洗浄した後，GBRの原理を適応してバリアーメンブレンを用いる．フラップを完全に閉鎖し，数カ月にわたって術部を経過観察する．クロルヘキシジンのジェルを用いる．
　2．切除療法（Resective therapy）
　　欠損部にosteoplasty（骨整形術）を行った後 apically repositioning of the flap（歯肉弁根尖側移動術）を行う．
E：インプラントの除去（Explantation）
　　特別に設計された器具を用いて，インプラントを除去する．

　インプラントの除去は，スクリュータイプとブレードタイプによって術式が違ってくる．形態の違いによるためだが，ブレードインプラントはオッセオインテグレーションをしていない場合も多く，比較的簡単なことが多い．しかし，オッセオインテグレーションをしている場合もあり，その場合はインプラント全周において骨削除をしなくてはならない．また，ブレードタイプは骨吸収や沈下によって，下顎管に接している場合がある．その場

合は除去に細心の注意を払う必要がある．どちらにおいても共通することは抜歯と違い，骨削除を要する場面が多く，正確に切削するテクニックが必要である．

　最後に自分で埋入したインプラントは自分で除去できるようにしておくべきである．除去のみの依頼で患者が来院する場合も多いが，患者から「自分で除去できないものを入れているのか？」というクレームもある．確かに患者のいうことも，もっともかもしれない．長径サイズのインプラントを計画する場合は，除去となる状況も想定しておくべきである．

2　スクリュータイプのインプラント除去

　まずスクリュータイプのインプラント除去術式について解説する．メーカーによっては図2-1のように除去キットを発売している．以前はトレフィンバーなどが主流であったが，径を合わせないと除去時にフィクスチャーを削ってしまう．今後は除去ツールの発展により，格段に除去をしやすくなることが考えられるが，途中で破折しているフィクスチャーについては，骨削除が当然必要になるであろう．

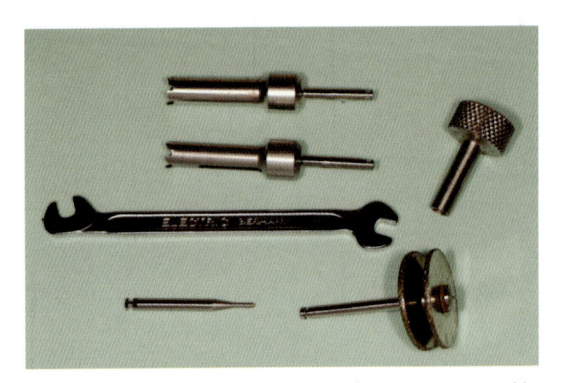

図2-1　インプラント除去キット（アストラテック社製）．フィクスチャー，アバットメントスクリュー，アバットメントに対応している

1　上顎症例（インプラント周囲炎による除去）

症例
患者：46歳，女性
主訴：右側上顎の中切歯，側切歯部の繰り返すインプラント周囲炎（図2-2）

　一見すると特に問題がないようにみえるが，繰り返す炎症と排膿（不快臭）と出血を起こしていた．

　感染学的にも炎症状態で生体と共存させると，掌蹠嚢胞症などのさまざまな oral focal infection の原因になる可能性があるので，重度の場合は除去しなくてはならない．このケースも歯肉剝離掻爬手術を数回行い，フィクスチャー周囲の十分なデブライドメントや洗浄を施行しているが，不幸にして寛解しなかった．近年のラフサーフェス（表面粗造）インプラントは，一度炎症を起こすとなかなかコントロールが難しいもので，細菌の温床になってしまうこともある．以前のスムース（マシーン）サーフェスのインプラントは，逆に炎症時のコントロールがしやすかった．

本症例はアバットメントを除去するとフィクスチャー間の歯肉溝より排膿しているのがみられる（図2-3）．歯肉を剥離し不良肉芽組織が確認できる（図2-4）．

図2-5はまず十分な肉芽組織の除去を行う．フィクスチャーのマージンをしっかりと確認し，サイズの合ったトレフィンバーを挿入する（図2-6）．骨を焼かないように間欠的なドリリングで，よく注水して骨削除を行う．

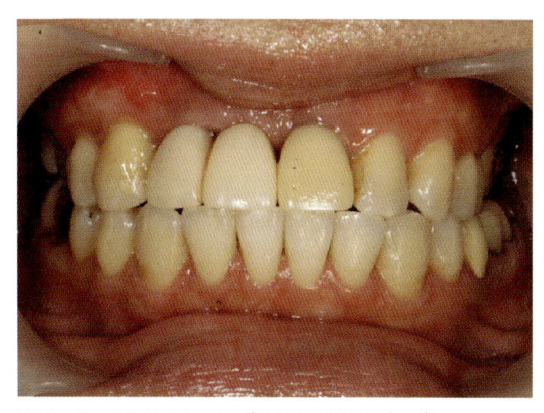

図2-2　繰り返すインプラント周囲炎（21）

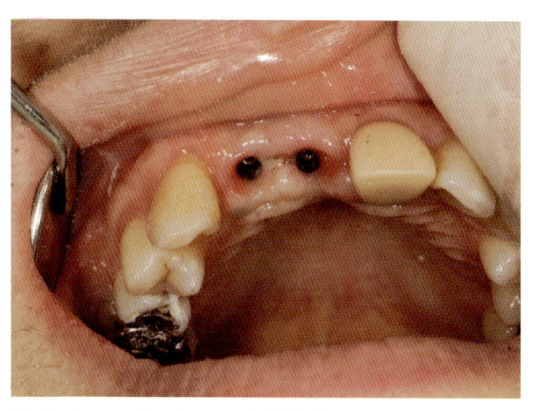

図2-3　アバットメント除去後，フィクスチャー間から排膿している

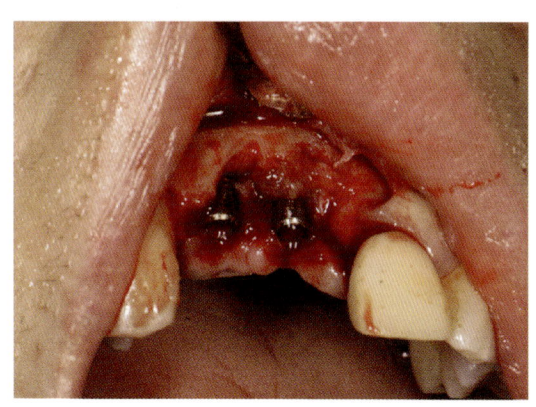

図2-4　不良肉芽の確認

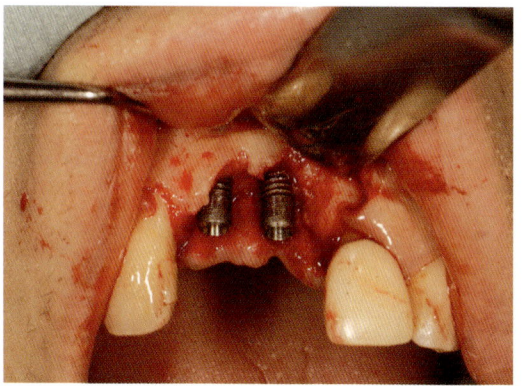

図2-5　十分に不良肉芽を掻爬する．骨を明示

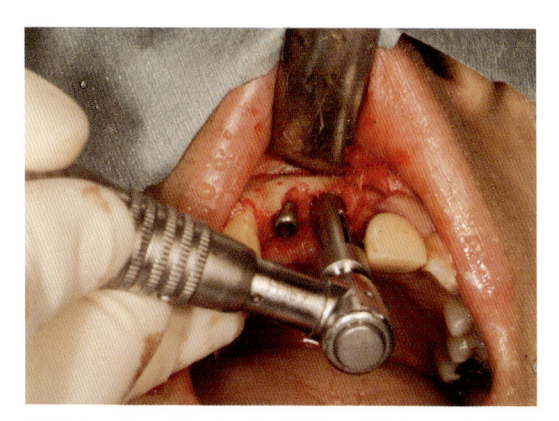

図2-6　トレフィンバーはフィクスチャーと平行に挿入する

また，フィクスチャーを損傷していないことも確認する（図2-7）．図2-8のように先端部近くまで骨削除を行う．筆者は先端より1mmアンダーまで削除するつもりで行っている．その理由は必要以上の骨削除による骨欠損を防ぎたいということと，下顎においては下顎管などの損傷を防ぐ必要があるからである．

除去には残根鉗子を使用する（図2-9）．挺子（エレベーター）は無理な力を加えると先端が破折してしまう．もちろん残根鉗子も金属を除去するようにはつくられていない．フィクスチャー自体が十分に動揺できるまで，トレフィンバーによる削除を行う（図2-10）．

除去窩におけるフィクスチャー破折片などがないことを確認し（図2-11），よく生理食塩水で洗浄する．図2-12は除去したフィクスチャーである．

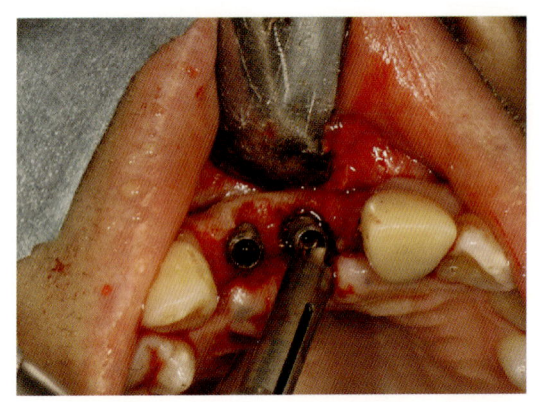

図2-7 途中でフィクスチャーを削っていないかを確認する

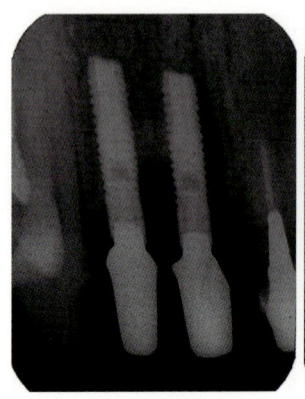

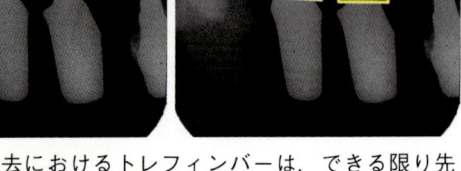

図2-8 除去におけるトレフィンバーは，できる限り先端近くまで骨削除をする

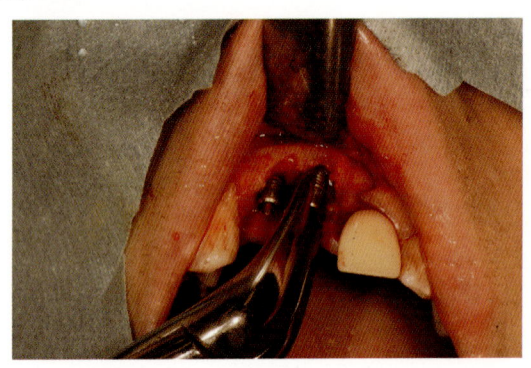

図2-9 残根鉗子を使用する．もちろん十分に体部の把持を行う

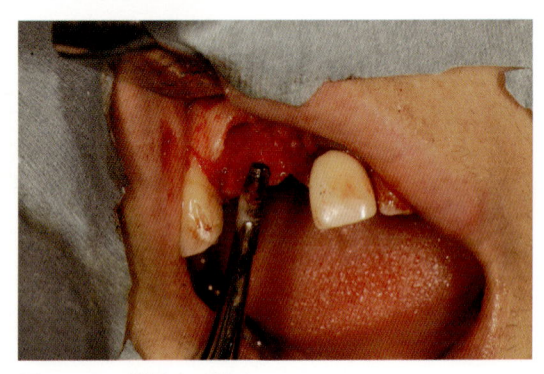

図2-10 鉗子にて除去

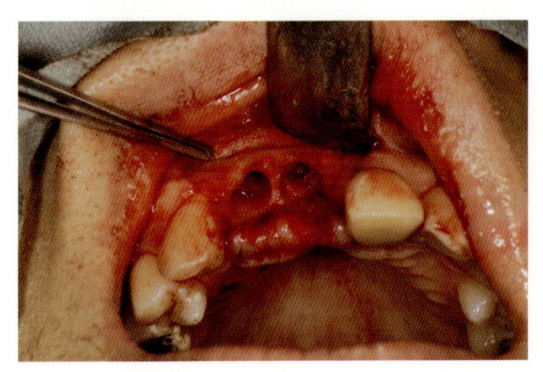

図2-11 除去窩

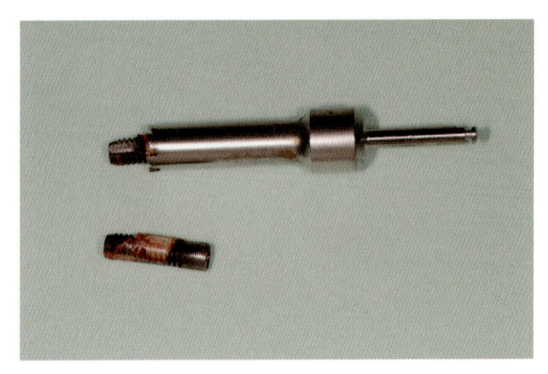

図2-12 除去したフィクスチャー

図2-13のケースは骨レベルを維持したいので，β-TCPを充填して閉創している（図2-14）．

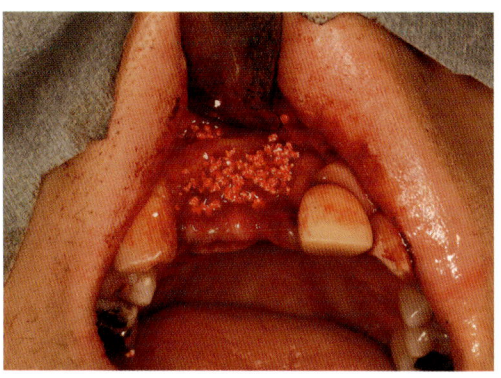

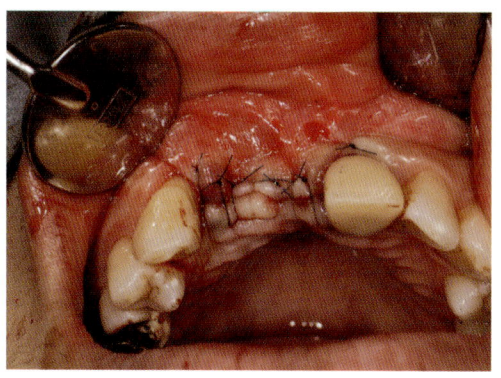

図2-13　β-TCPによるソケットプリザベーション

図2-14　閉　創

2　下顎症例（下顎管損傷による疼痛のための除去）

症例
患者：61歳，男性
主訴：下顎管の損傷に伴う違和感，異常痛のため除去を希望（図2-15,16）

　このケースのように下顎管を穿孔している．除去時に細心の注意を払い，出血した場合のことも考えなくてはならない．可能であれば静脈確保をして補液を行えるようにする．
　まず，アバットメントを外す．そこで粘膜の状態を確認し，切開線を明記する（図2-17,18）．この時に，下顎臼後部が骨吸収している場合などは舌神経の走行に注意を払う．

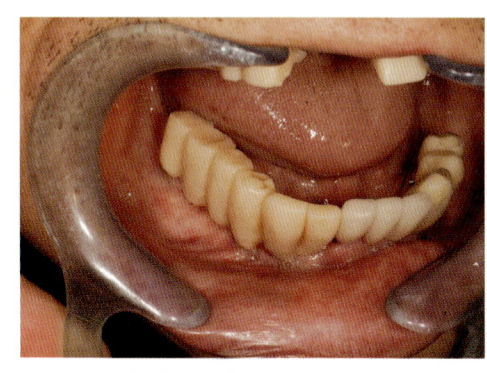

図2-15　初診時口腔内写真

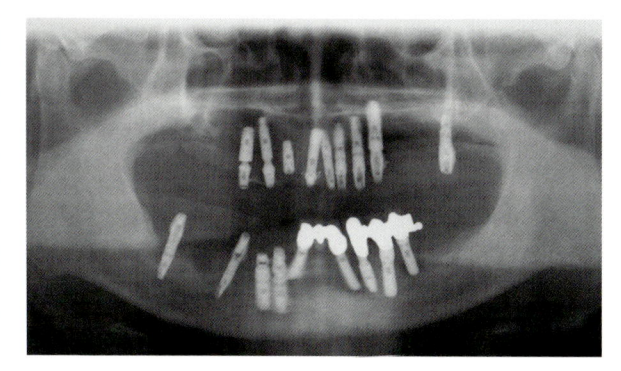

図2-16　パノラマX線写真（初診時）．7̄5̄部は9カ月前に埋入時

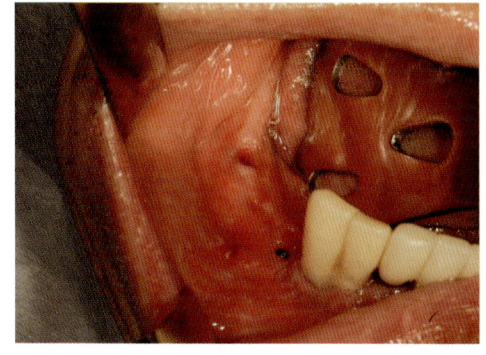

図2-17　術前口腔内写真

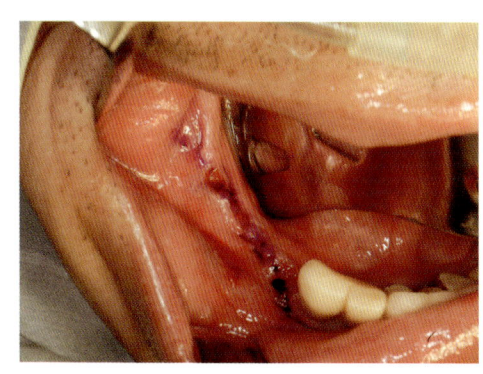

図2-18　切開線の明記

剥離を十分に行い，不良肉芽を掻爬する（図2-19,20）.
　トレフィンバーをフィクスチャー植立方向に平行に挿入するが（図2-21），X線CTにて下顎管までの距離を正確に計測して骨削除を行う（図2-22）.
　フィクスチャー先端まで十分にトレフィンバーを使用できないため，場合によっては挺子を使用して脱臼させなくてはならない（図2-23）．先の細い挺子は破折することもあるので，比較的太いものを使用する．また，残根鉗子によって除去をする（図2-24,25）.
　骨の十分な洗浄と閉創を行う．術後の骨髄炎などには十分に注意をして，抗菌薬の十分な投与と注意深い経過観察を行う（図2-26）.

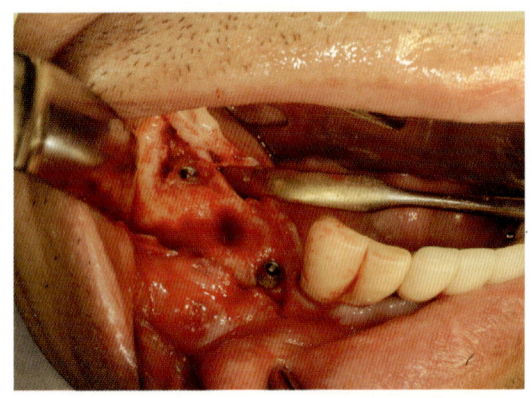

図2-19　舌神経を損傷しないため舌側の十分な剥離

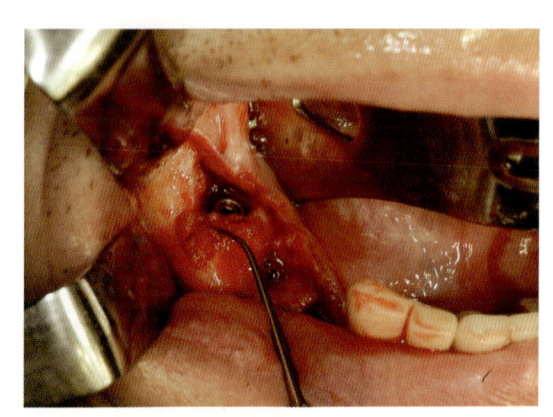

図2-20　不良肉芽の掻爬

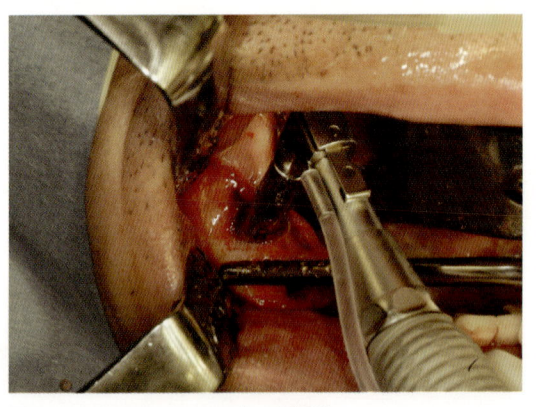

図2-21　トレフィンバーを挿入

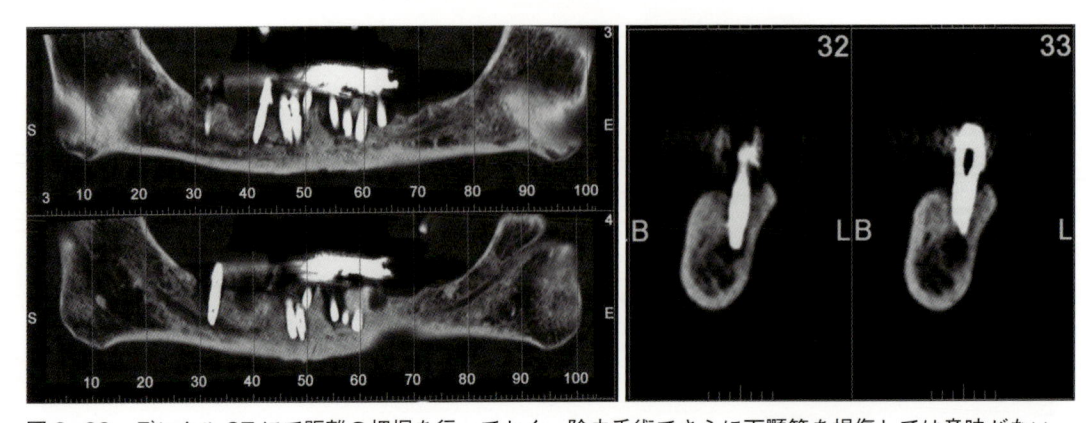

図2-22　デンタルCTにて距離の把握を行っておく．除去手術でさらに下顎管を損傷しては意味がない

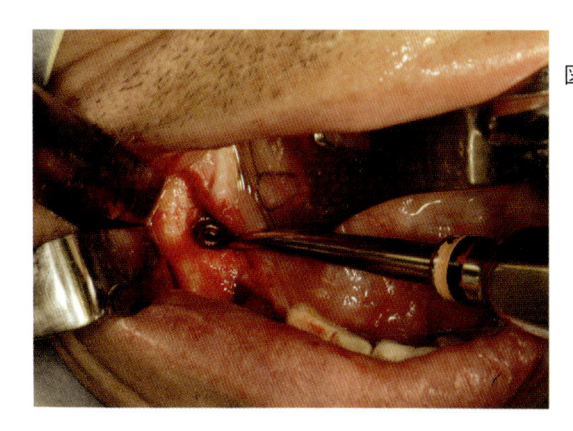

図2-23 状況によっては挺子を使用する．この時は神経への負担をかけないように愛護的に行う．髙橋ら[3]は超音波型骨切削器具を用いた除去を述べている．確かに，血管や神経周囲への使用には損傷を考えると非常に有用である．しかし，硬い皮質骨切削には時間がかかるため，静脈内鎮静時間と骨削除時間を天秤にかけ，現在筆者は行っていない．

しかし，今後より低侵襲な手術への移行を考えると，必要になってくると思われる．また除去手術は患者へのストレスを考えると，静脈内鎮静法を併用することがと望ましいと考えている

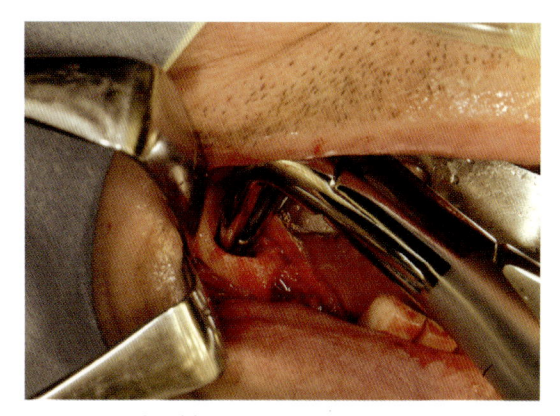

図2-24 残根鉗子にてしっかり把持する

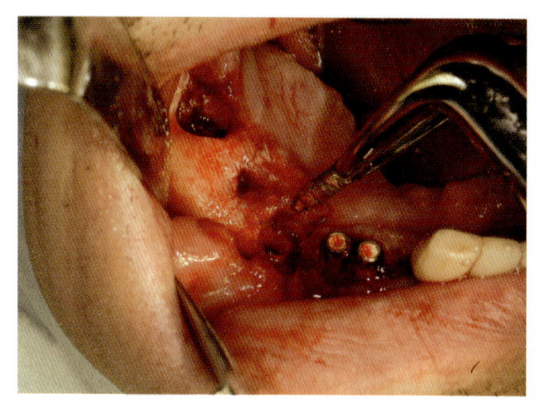

図2-25 口腔内に落とさないようにする

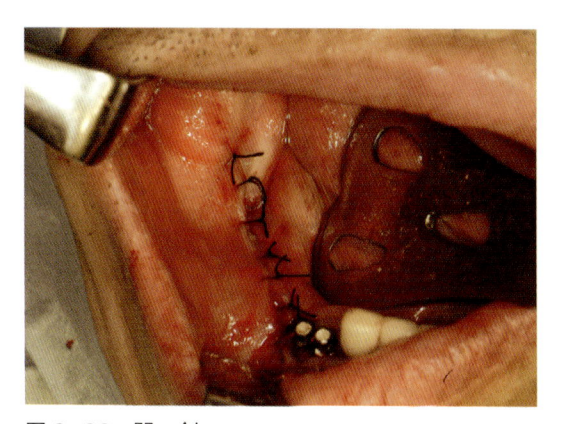

図2-26 閉 創

　上記の症例は損傷後の時間が経っており，また口唇部の知覚鈍麻は軽度であったため，あえて神経縫合処置は考慮しなかった．高崎ら[4]はインプラント除去後の神経縫合について述べている．神経縫合修復手術は非常に有用な方法ではあるが，萎縮した神経で下顎管内という視野の狭い条件を考えると，かなり難易度が高い．筆者も外傷による顔面神経，下顎骨切除などによる下歯槽神経縫合などの経験はあるが，この症例であると頸部からのアプローチにて下顎骨を明示し，外側皮質骨を除去して下顎管を明示しないと神経縫合は困難と考えられる．今後もこういった症例が増えてくることが予想され，高崎らが述べているようなガイドラインの制定なども必要となるであろう．

■ 除去テクニックとポイント

1. フィクスチャー周囲の骨吸収が大きい場合は，まず不良肉芽をよく掻爬してマージン部を確認することである
2. 疼痛と腫脹などが重度の場合は，まず抗菌剤にて消炎を行うことはいうまでもない
3. 鉗子，挺子かルートチップを使用する時には，器具およびフィクスチャーの破折に注意する
4. メーカー推奨のトレフィンバーが理想ではあるが，既製品を使用する場合は少し径の太いものを使用する（フィクスチャーが3.7mmであると，4.2mmから4.5mmと少なくとも0.5～1.0mmの余裕が欲しい）．タービンによるエンド用のダイヤモンドバーは，角度的に先端近くまでの削除が難しい
5. 本症例のように下顎管に近接している場合は，細心の注意を払う．下顎管に接している肉芽組織は無理に掻爬しない．炎症の原因さえ除去できていれば，自然に瘢痕化することが多い
6. 出血時は止血剤を塡塞して完全閉創とする．もちろん術後の知覚鈍麻の可能性は十分に説明しておく

3 ブレードタイプのインプラント除去

　ブレードインプラントの周囲炎は，オッセオインテグレーションをしていない場合が多く，除去は比較的簡単である．問題点は，インプラント頸部周囲やブレード本体の上方には骨が覆っているため，ボディー本体がアンダーカットになっていることである．また，下顎管上方の骨が吸収している場合もあるので，そのような症例は除去時に下方へ強い力を加えないようにするべきである．

　除去においては通常のように歯肉剥離を行い，ブレード上の骨のみをラウンドバーにて削除して鉗子などで除去する．

　もう1つの問題点は，インプラント周囲に肉芽組織を形成していることである．そのため，掻爬時にも下顎管の損傷に細心の注意をする必要がある．

症例
患者：43歳，女性
主訴：繰り返すインプラント周囲炎のため，ブレードインプラントの除去依頼

　図3-1～10にブレードインプラントの除去の流れを示す．ラウンドバーあるいはフィッシャーバーが必要である．超音波式骨切削器具は，皮質骨が厚く硬い症例には不向きである．

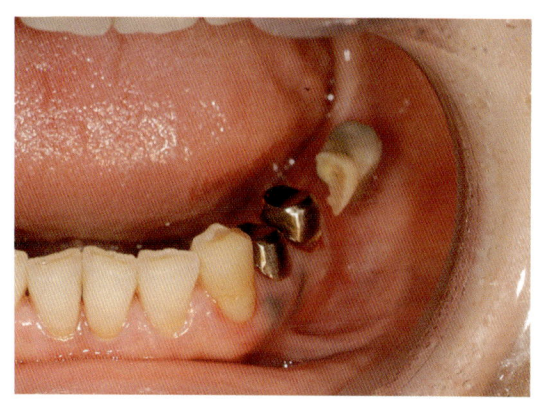

図 3-1　来院時口腔内写真

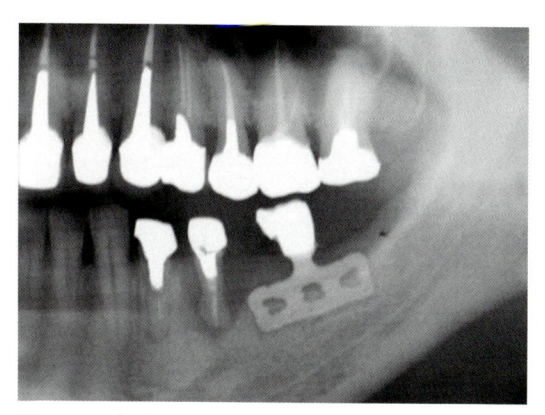

図 3-2　来院時パノラマ X 線写真

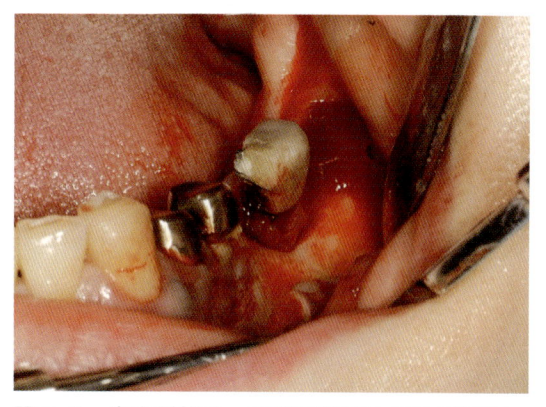

図 3-3　歯肉剥離時．局所麻酔下にて歯肉切開と剥離を行う．切開時はオトガイ孔を考慮し，また 5┘も同時抜歯のため，切開線を 4┘に設定した

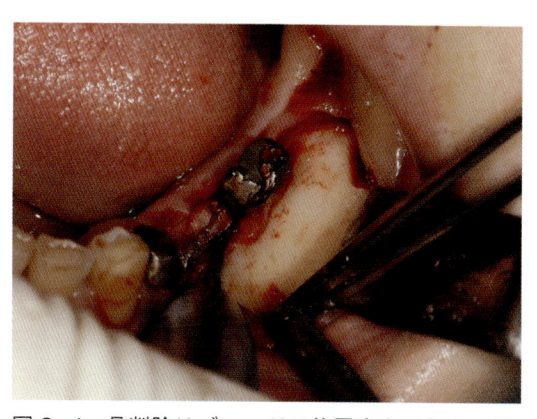

図 3-4　骨削除はブレードの位置直上に行う．使用するバーはフィッシャーバーかラウンドバーである．もちろんブレードインプラント体の幅以上の削除を要する．インプラント体には極力触れないように行う．また，舌側に滑らないようによく気をつける

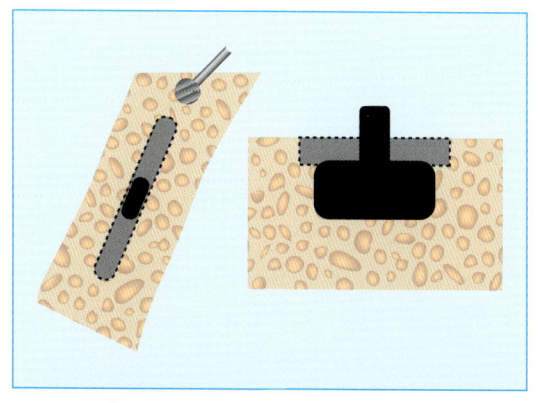

図 3-5　削除する骨の幅をブレードインプラントの幅と同じにする

図 3-6　抜歯鉗子にて摘出する

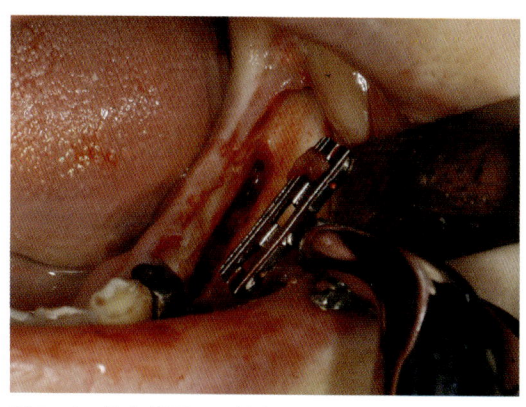

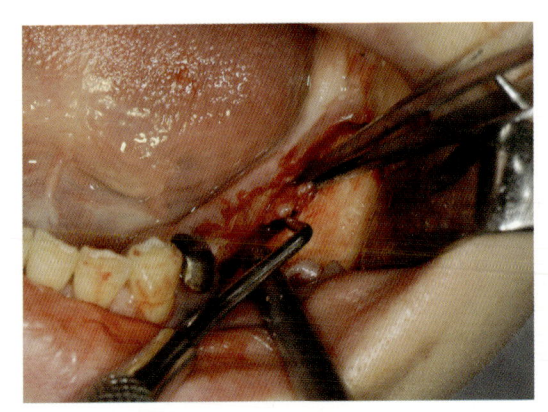

図3-7　不良肉芽を十分に掻爬する．この時，下顎管の位置をよく把握し，損傷しないように丁寧に行う

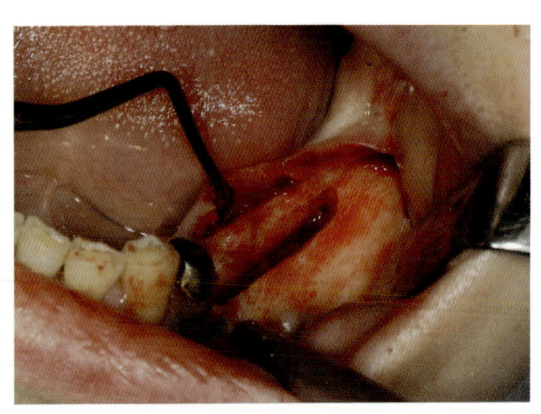

図3-8　掻爬時．出血がほとんどない場合は，筆者は，この後にインプラント治療を望まれる場合は骨穿孔を行い，軽度の出血をさせておく

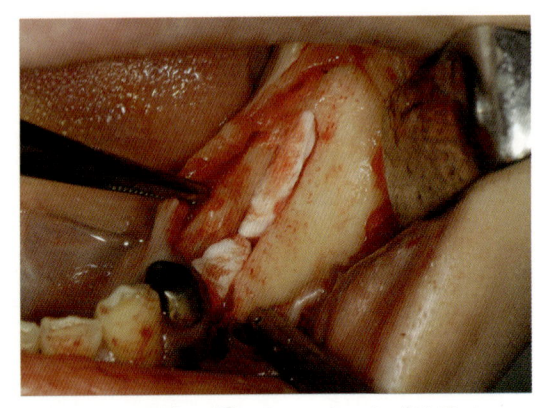

図3-9　テルプラグ®によるソケットプリザベーションを施行している．完全閉創とする

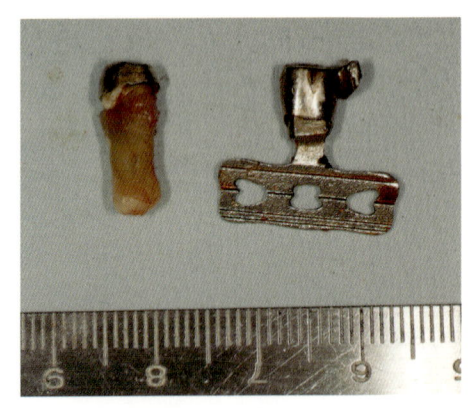

図3-10　摘出したインプラント体と$\overline{5}$

■ 除去テクニックとポイント

1. ブレードインプラント周囲の骨吸収が大きい場合は，インプラント体直上の遠心部か，近心部のみの骨削除を行い体部を移動させての除去が可能である（骨削除量を最少に）
2. 本症例のようにクラウンが残存していると除去しやすいが，ブレードインプラントのみの場合は挺子を使用するが，インプラント体の破折に注意する
3. ブレードインプラント周囲炎は，長期間の慢性炎症状態のことが多く，皮質骨が肥厚している状況が多い．そのためによく切れる切削バーを使用する
4. タービンを使用したダイヤモンドバーによる切削は，角度的に難しいことが多い．ストレートハンドピースが行いやすい
5. 下顎管に接している肉芽組織は無理に掻爬しない．炎症の原因さえ除去できていれば，自然に瘢痕化する場合が多い．もちろん感染が再燃した場合は再度完全に掻爬を行う
6. 出血時は止血剤を填塞して，完全閉創とする

4 上顎洞に近接しているインプラントの除去

　上顎洞に近接あるいは穿孔しているインプラントの除去も，考え方は基本的に同じである．しかし，後々に口腔上顎洞瘻を形成しないように，最小限の骨削除にて行う．もちろん穿孔させなければそれに越したことはない．
　トレフィンバーの使用は上顎洞の解剖学的形態により，状況によって制限される．上顎洞に近接している部位での骨削除は，ダイヤモンドバーや超音波式骨削除装置などの使用が望ましい．

> **症例**
> 患者：62歳，女性
> 主訴：破折インプラントの除去依頼

　図4-1は歯肉剥離を行ったところである．上部の破折部分を摘出して時間が経っているため，残存フィクスチャー上部には骨がほとんど覆っている．パノラマX線写真では上顎洞に接するフィクスチャーが確認できる（図4-2）．
　本症例は上顎洞を損傷してしまうためにトレフィンバーは使用できない．そこで，フィッシャーバーにて頰側の骨のみ削除する（図4-3）．歯槽頂側は口蓋側も約1〜2mmの骨削除を行い，挺子にて除去を行う（図4-4）．

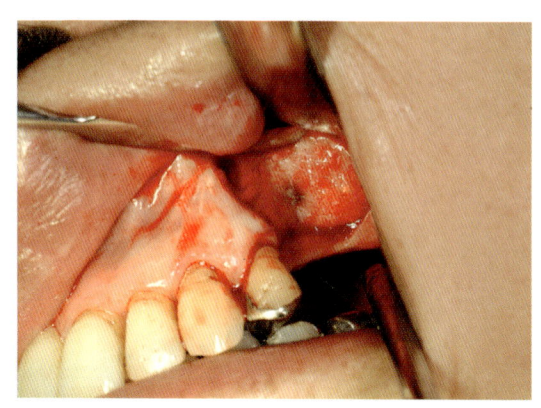

図4-1　歯肉剥離時（骨が覆っている）

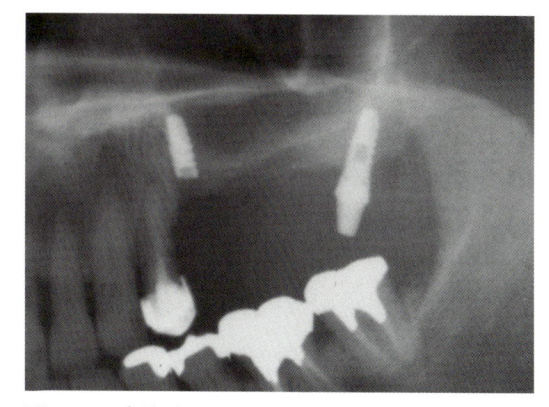

図4-2　来院時パノラマX線写真

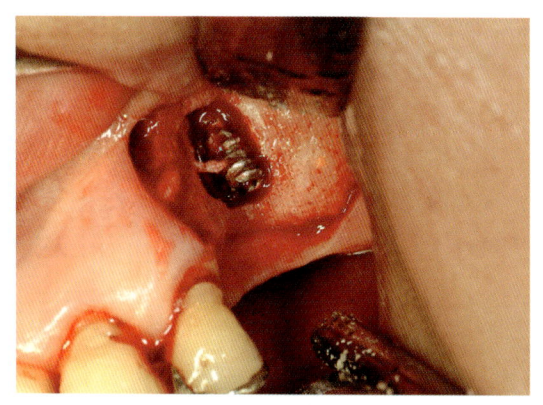

図4-3　骨削除（頰側のみの削除）

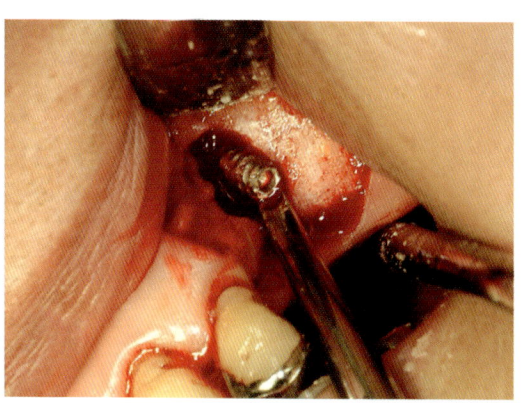

図4-4　挺子にて除去する

遠心に上顎洞粘膜の露出を認めるが，損傷はしていないためサイナスリフトなどの再手術が可能である（図4-5）．患者は再手術を希望されることが多く，将来を考えた手術プランを心がけるべきである．図4-6は除去したフィクスチャーである．

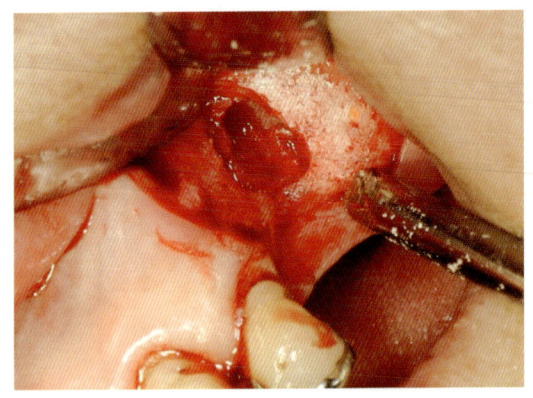

図4-5　除去後．遠心部に上顎洞粘膜が露呈した

図4-6　除去したフィクスチャー

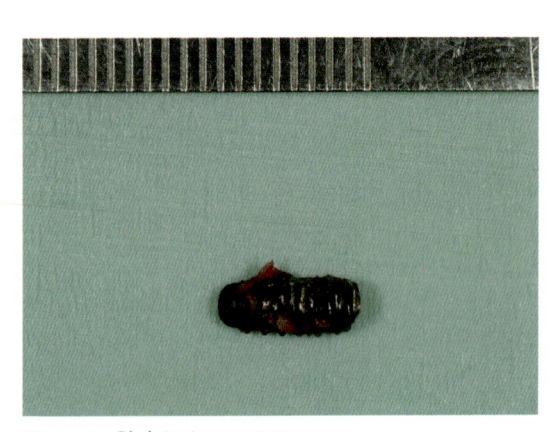

■ 除去テクニックとポイント
1. 術前の画像精査は重要である．CT検査は行った方がよい
2. 上顎洞炎の術前評価も非常に重要で，炎症を起こしている場合は，待期的処置が望ましい．まずは耳鼻咽喉科や口腔外科にて投薬や消炎処置を行い，その後に除去手術を行う
3. 除去時に排膿を認めた場合は上顎洞内洗浄を行った方がよいが，あまり慣れていない場合は耳鼻咽喉科や口腔外科に依頼することが望ましい
4. 挺子やルートチップを使用する場合は，上顎洞に迷入させないように十分な注意が必要である．フィクスチャー破折とインプラント周囲炎では，手術アプローチが変わる．周囲炎によるオッセオインテグレーションの破壊が認められる場合は，鉗子やピンセットなどでの除去をまず第一に考えるべきである
5. 基本的に，ザイゴマインプラントを除いて，上顎洞底部の歯槽骨削除手術では出血のリスクが少ない

5　径の太いインプラントへの即時リカバリー法

患者から早いリカバリーを求められた場合，あるいは補綴完成後にそれほど時間が経っておらず，我々施術医においても早期にリカバリーしたい状況がある．十分な骨幅があれば，トレフィンバーで抜去した後，同日に径の太いフィクスチャーを再埋入することは可能である．後述するフィクスチャーリムーバーキット®を用いれば，より簡易になることが予想される．

症例
患者：67歳，女性
主訴：破折インプラントの除去依頼（図5-1〜10）

　図5-1は来院時のパノラマX線画像である．紹介医にて，残存しているフィクスチャーに歯肉が被覆しないようにヒーリングアバットメントを装着しておいてもらった．もちろんアバットメント装着も十分なスクリューホールが残っていなければ，脱落，誤飲の可能性があるため注意を要する．

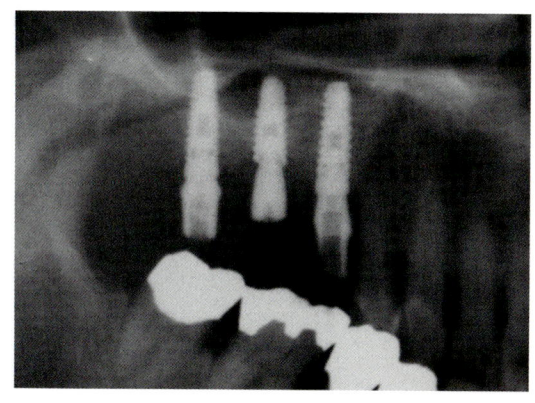

図5-1　来院時パノラマX線写真（埋入後2年4カ月で破折）

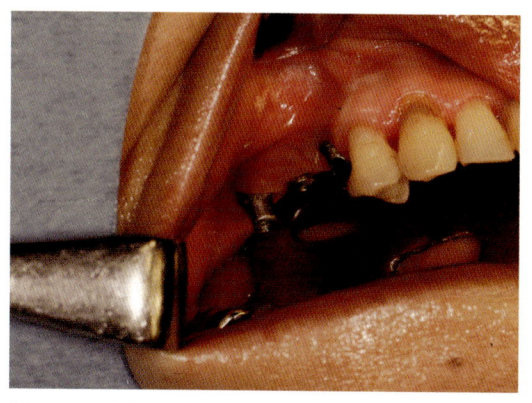

図5-2　術前口腔内写真（ヒーリングアバットメント装着）

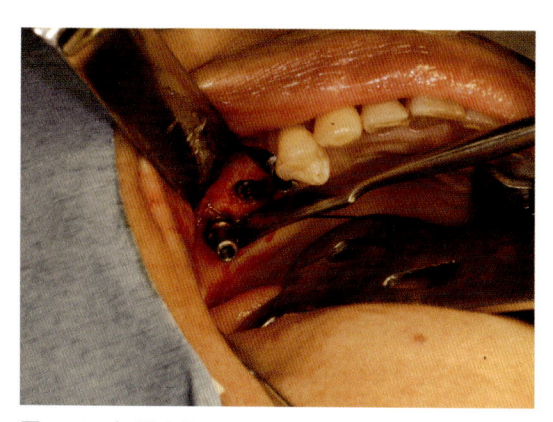

図5-3　切開を行いフィクスチャー上縁の明示を行う

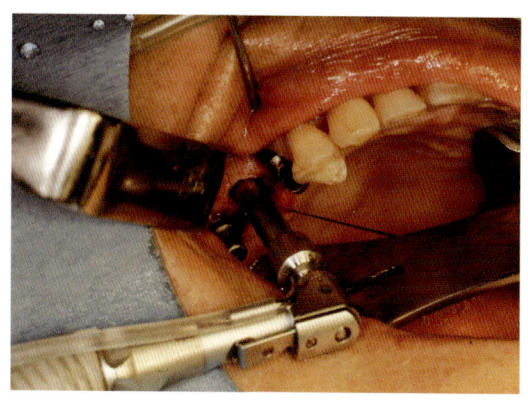

図5-4　径の少し太いトレフィンバーをフィクスチャーに平行に挿入する

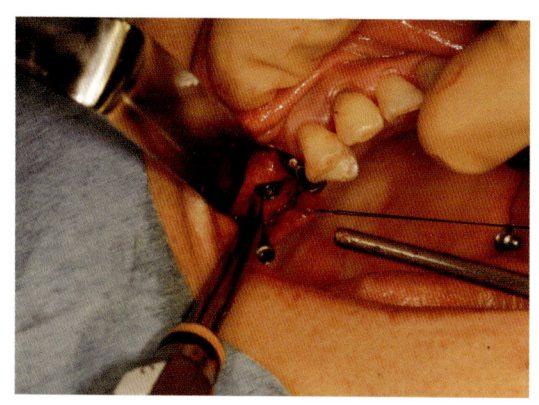

図5-5　挺子による脱臼

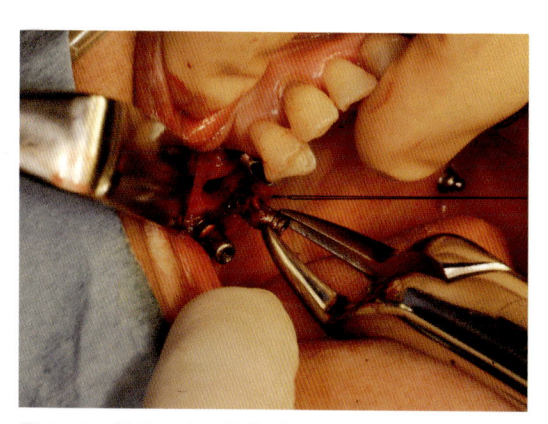

図5-6　鉗子による抜去（φ3.8mm×12mm）

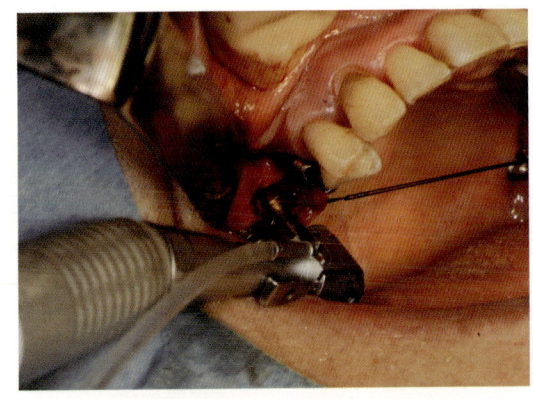

図5-7 生理食塩水にてよく洗浄し，再形成を行う

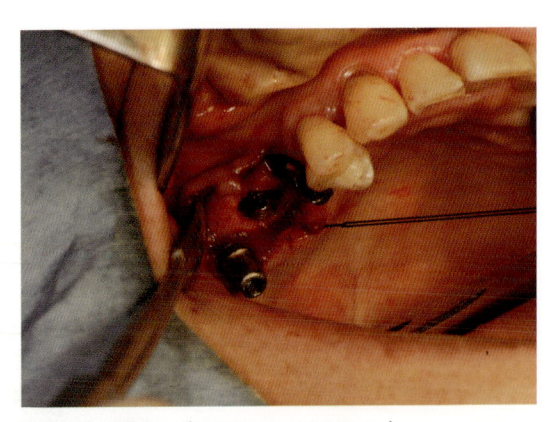

図5-8 埋入（φ4.7mm×10mm）

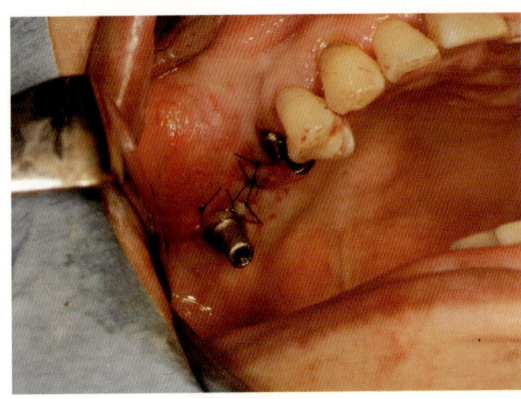

図5-9 少し減張して縫合する

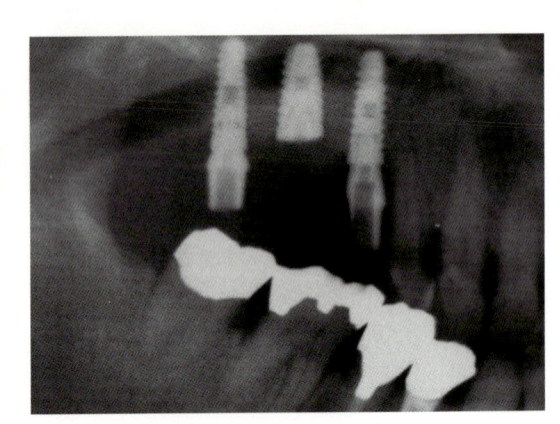

図5-10 再埋入後のパノラマX線写真

■ 注意点とポイント
1. 再形成時に埋入予定のフィクスチャー幅径より大きく形成してしまった場合は，除去あるいは骨補塡のみとする
2. 再埋入窩が炎症を起こしていた場合は，不良肉芽をよく搔爬する．きれいな創面を露出することができた場合は再埋入可能である
3. 初期固定が得られれば1回法でもよいが，完全な固定が得られない場合は閉創した方がよい

6 新しいインプラント除去ツール

　韓国から新しいインプラント除去ツールが発売（2009年，図6-1）された．フィクスチャーリムーバーキット®（Fixture Remover kit，日本代理店：株式会社フォレスト・ワン）である．これは画期的なシステムであり，今後，骨削除を行わないで除去できる症例が増えると思われる．

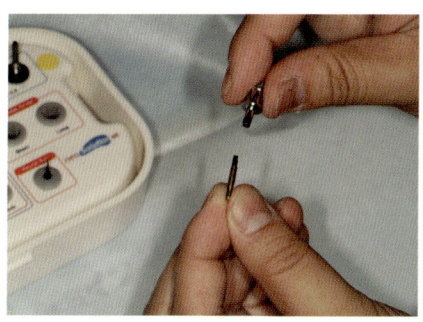

新しいインプラント除去ツール ■ 217

以下を図6-2〜7に示す．

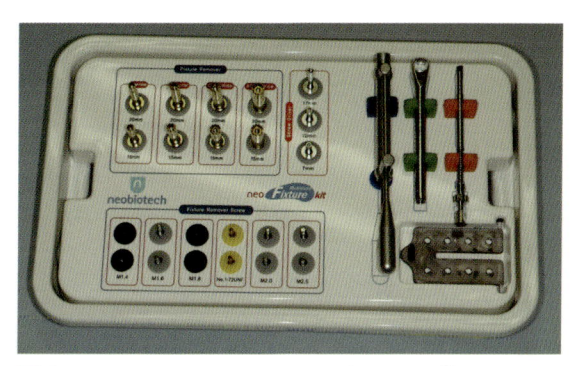

図6-1　フィクスチャーリムーバーキット®

図6-2　まずは，内径にあったフィクスチャーリムーバー・スクリューにヘックスドライバーを装着する．この処置の前に，スクリューがフィクスチャー内に残存していないことを確認する

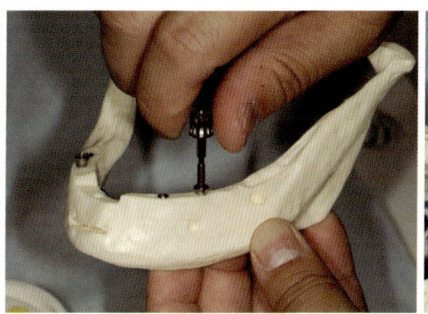

図6-3　除去するフィクスチャーに装着する．回転方向は時計回りである

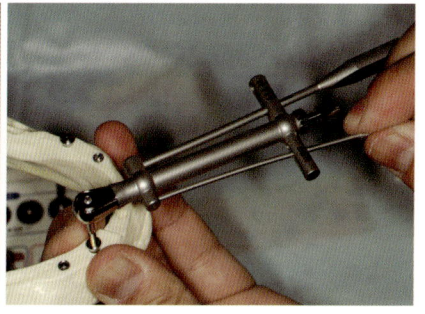

図6-4　付属のトルクレンチで適切なトルク（40〜80N）まで時計回りに増し締めをする

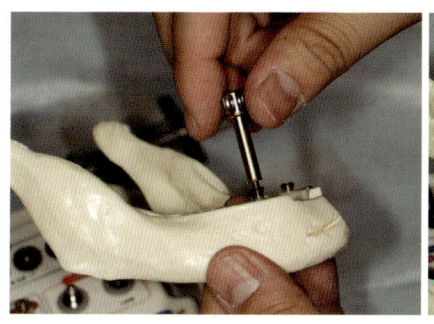

図6-5　フィクスチャーリムーバーを装着する．これは反時計回りに回す．この時フィクスチャーリムーバーはフィクスチャーのプラットフォームとなるべく同じ径のものを選択する．サイズが大きいとフィクスチャーが中に入り込んで除去できなくなることもある

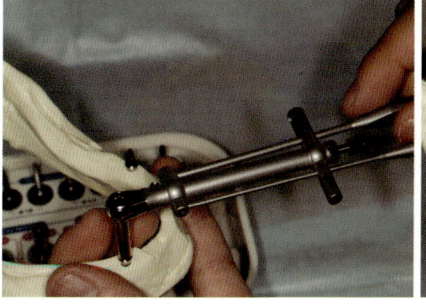

図6-6　付属のトルクレンチで反時計回りに高トルク（200〜450N）で回す．この時，各フィクスチャーサイズでの推奨トルクを守ること

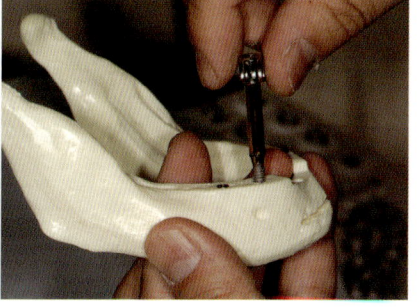

図6-7　徒手にて反時計回りに回してフィクスチャーを除去する．フィクスチャーリムーバーとフィクスチャーは大きめのプライヤーでフィクスチャーを強く把持し，分解可能だがかなり固い時は万力を使用して分解する．もちろんこの後によく除去窩を生理食塩水で洗浄すること

（写真はフォレスト・ワン，鈴木洋史氏のご協力で撮影）

> **症例**
> 患者：72歳，女性
> 主訴：繰り返す炎症と疼痛

フィクスチャーリムーバーキット®を用いた実症例を示す（図6-8～21）．

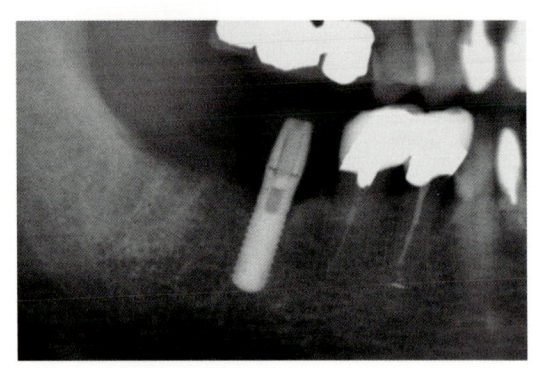

図6-8 初診時X線写真．この時点ではインプラント除去ではなく，炎症部の掻爬のみを考えた

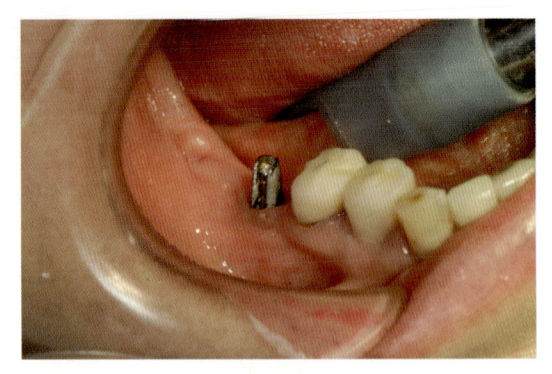

図6-9 プロビジョナルを除去

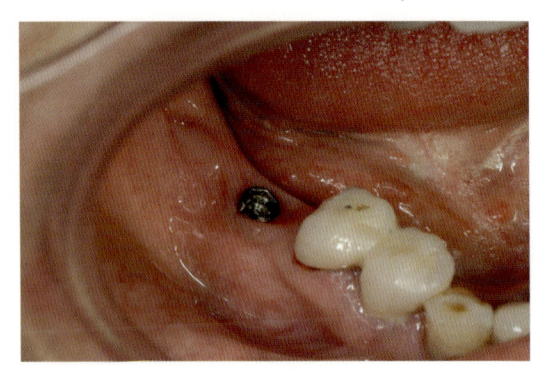

図6-10 アバットメントを除去して炎症を確認する

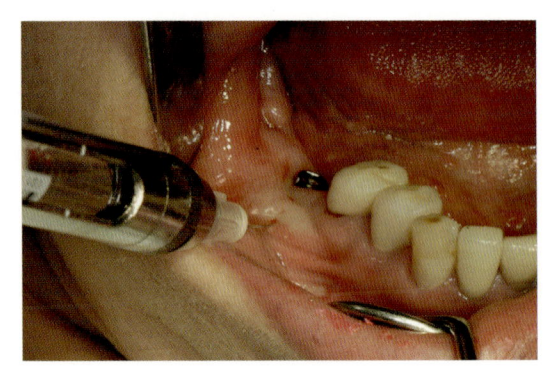

図6-11 局所麻酔は骨膜下麻酔をしっかり行う

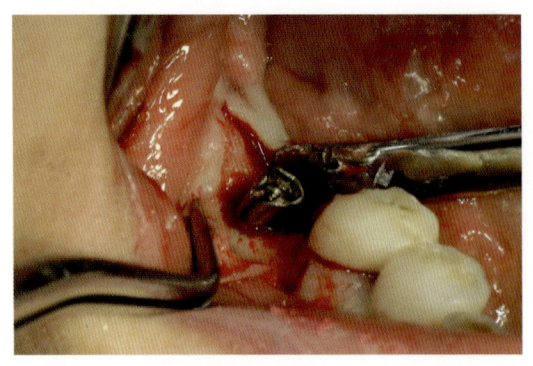

図6-12 歯肉を骨膜弁で剥離し，フィクスチャー辺縁をしっかりと明示する．フィクスチャーは一部破折していた

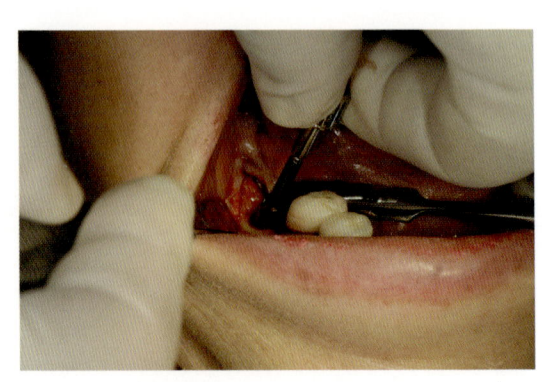

図6-13 内径のあったフィクスチャーリムーバースクリューを装着する

新しいインプラント除去ツール 219

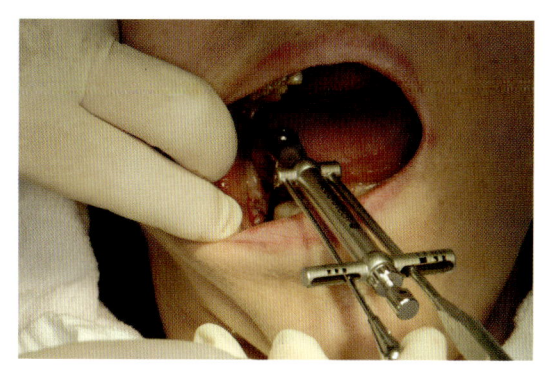

図6-14 トルクレンチで時計回りに回し，増し締めをする

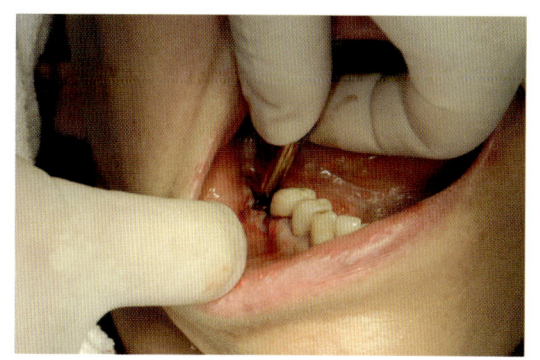

図6-15 フィクスチャーリムーバーを装着する

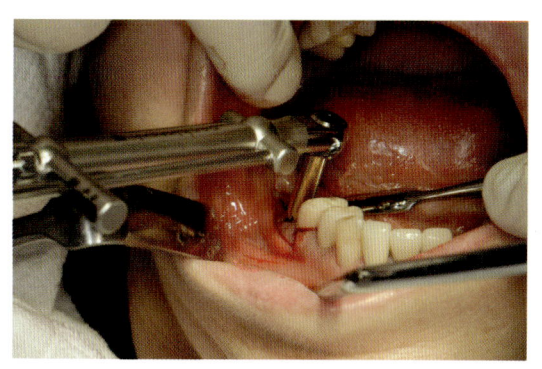

図6-16 トルクレンチで反時計回りに回す

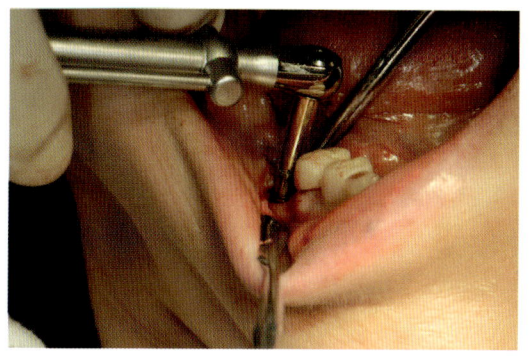

図6-17 フィクスチャーが回転していることを確認する

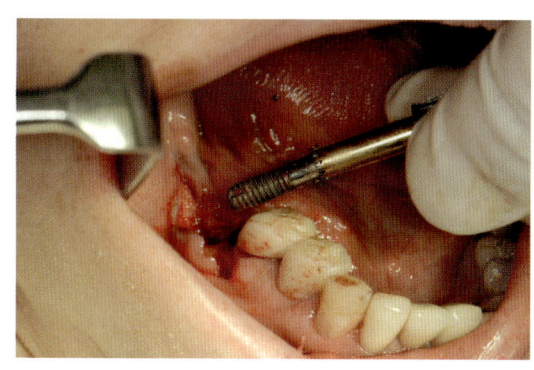

図6-18 フィクスチャー先端まで除去できていることを確認する

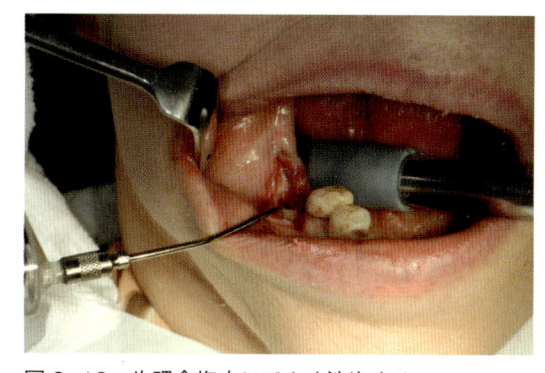

図6-19 生理食塩水にてよく洗浄する

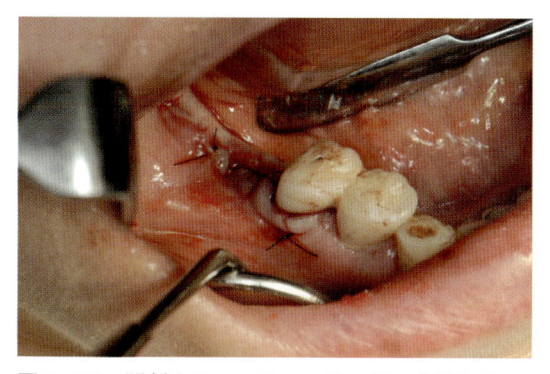

図6-20 閉創する．アテロコラーゲンを挿入する場合もある

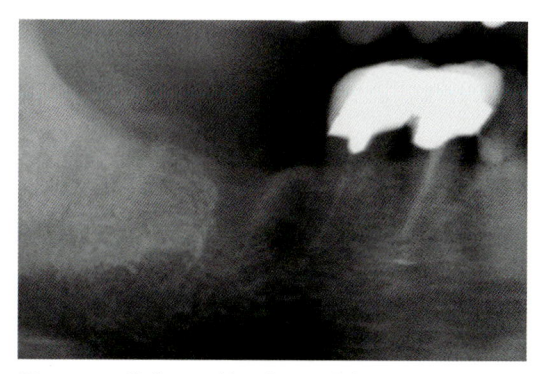

図6-21 術後にX線写真にて残存していないか確認を行う

7　術後管理と投薬

　インプラントの除去における創の管理は，通常の抜歯と同様である．しかし，慢性の炎症を起こしていた場合は周囲の骨の血流が悪くなっており，ドライソケットのような疼痛と骨炎を起こす場合がある．また，フィクスチャーは骨髄に直接埋入されているため，術後の感染，骨髄炎などの観察は十分に行う必要がある．
　投薬は，通常のセフェム系の抗菌剤を数日間経口投与するのみで十分である．しかし顎骨炎などを起こしている場合はニューキノロン系抗菌剤の追加投与や上顎洞に穿孔し上顎洞炎を併発している場合は，マクロライド系抗菌剤の追加投与なども，状況によっては必要になるであろう．

■ 当院の処方例

① 通常の除去
- 塩酸セフカペンピボキシル（フロモックス®）やセフジトレンピボキシル（メイアクト®）など
  1日300mg（100mg×3）3〜5日分（朝，昼，夕の内服）
- ロキソプロフェンナトリウム（ロキソニン®など）60mg 疼痛時5回分

② 感染やドライソケット様の歯槽骨炎を併発している場合
- レボフロキサシン（クラビット®）1日1回500mg錠を3日分程度
- シタフロキサシン水和物（グレースビット®）1日100〜200mg（50mg×2〜4錠）3日分（朝，夕の内服）

③ 上顎洞炎を併発している場合
- アジスロマイシン水和物（ジスロマック®）1回2g 1瓶1回食間に内服（これは非常に効果があるが腸が弱い患者は下記処方で行う）．
  アジスロマイシン水和物（ジスロマック®）1日1回500mg（250mg×2錠）3日分
  クラリスロマイシン（クラリス®，クラリシッド®）1日400mg（200mg×2錠）5〜7日分（朝，夕の内服）

〈参考文献〉

1) Lang NP, Wilson TG, et al：Biological complications with dental implants:their prevention, diagnosis and treatment. Clin Oral Impl Res 11（Suppl）：146-155, 2000.
2) 国際口腔インプラント会議編集：口腔インプラントの臨床, 医学情報社, 東京, 1998.
3) 高橋恭久, 高崎義人, 直野公一：インプラント撤去法：Quintessence Dent Implantol 16（2）, 185-188, 2009.
4) 高崎義人：インプラント除去後の神経修復手術. Quintessence Dent Implantol 16（3）, 324-329, 2009.

あとがき

　1994年のことでしたが，米国大リーグ選手がサラリー問題に関して大規模なストライキを行ったことがありました．我々野球ファンにとってはリーグが中断してしまうという最悪の結果になったわけですが，そのときある大リーグオーナーか経営責任者の言った言葉を忘れることができません．「バットにボールを当てること（技術），それ自体は全く価値のないことです．ファンがあってこそ，球場に野球を見に来てくれる，そして野球を心から愛する人がいてこそ，それは素晴らしい技術となる．選手はそれを忘れているのではないか？」というような内容だったと思いましたが，その言葉には大変感動したことを今でも覚えています．

　最近毎月のように来院されるトラブルをかかえた患者さんを診て，医院経営や収入のための無茶な手術なのか？　と思うことがあります．考えてみますと我々の業界もインプラントを何本埋入したとか，この手術は何十症例も行いましたとか，こんな新しい手術をやったことがありますなど大変よく耳にしますし，医院のホームページなどでも「何千本の実績があります」などと盛んにアナウンスしているように感じます．もちろん今後行う必要のある手術技術を習得するために日々研鑽し，講習会や研修会などに出席することは大変重要なことではあります．しかし患者さんがあっての歯科医療であり，そのための技術であることを忘れているのでは？　と考えてしまうような症例を見受けることも多々あります．

　私はまだ若輩の身ですが，今後この口腔インプラント治療という素晴らしい医療技術が広く国民医療として認知され，咀嚼回復という幸福を多くの方が享受できるようになることを考えてやみません．そのためには，インプラント治療に伴う事故をなくすことが大事で，歯科界全体でリスクの情報を共有することによって，リスク回避ができるようになればと常日頃より考えております．

　この本の内容は，2007年9月に立川南口歯科（浦口秀剛院長）の勉強会で発表する機会を頂き，その後，神奈川県歯科医師会（小早川元博横浜労災病院歯科口腔外科部長推薦，2008年1月），国立会（高知，岡林茂樹先生推薦，2008年2月），プラトンインプラントセミナー大阪（2008年9月），口腔顎顔面（OM）研究会（林正人会長，2009年2月，福井市），岐阜保険医協会（中島寿一郎先生推薦，2009年3月），四国インプラント研究会（久保田敦会長推薦，2009年8月），平塚市歯科医師会学術講演会（小見山祥吉先生推薦，2009年10月），プラトンインプラントセミナー東京（2009年11月），神奈川保険医協会（2009年12月），横浜市西区・中区歯科医師会学術講演会（桑原恵先生推薦，2010年10月）で行った講演内容をまとめ直したものです．当初より，併発症の本を作製してデータと症例の情報を共有することにより，今後インプラントを始めていく，あるいはステップアップをはかる先生に少しでも役に立てるようになればと考えておりました．完成に4年もの歳月がかかりましたが，症例の提供をいただいた先生をはじめ多くの方々の協力を得て，なんとか出版にこぎつけることができましたことに感謝いたします．

本書の完成にあたって，序文にも述べました瀬戸晥一先生，松浦正朗先生，近藤壽郎先生，高田典彦先生，髙橋哲先生とともに，研修時代に手厚く指導をしてくださいました尾口仁志 鶴見大学歯学部高齢者歯科学講座准教授，小林馨鶴見大学歯学部口腔顎顔面放射線・画像診断学講座教授，小早川元博 横浜労災病院歯科口腔外科部長，堀中昌明 堀中歯科医院院長，濱田良樹 鶴見大学歯学部口腔顎顔面外科学講座教授，川口浩司 鶴見大学歯学部口腔顎顔面外科学講座講師の各先生に心より感謝申し上げます．また5年間にわたりインプラント治療に関する様々な理論とテクニックを教えてくださった横井和弘 新川崎歯科医院院長，インプラント治療への熱い思いと講演の場を与えて下さいました元東京インプラントアソシエーション会長の川原英明先生，インプラント学をご教授下さいました九州インプラント研究会会長伊東隆利先生と講師の先生方に，様々な国内外研修会や講演の機会を準備くださいましたアストラテックの長谷川稔様，プラトンジャパンの神蔵功社長，栗村公男営業本部長そしてウォークウェイの松井貴徳社長にこの場をかりて厚く御礼申し上げます．

　最後に，今の道を導いてくれました歯科医師である父今村眞悟と母みのりへ，いつも母子家庭状態で毎日時間に追われている私を温かくサポートしてくれている妻直美と娘怜那へ感謝を申し上げます．

著　者

執筆にご協力をいただいた下記の皆様に厚く御礼申し上げます （順不同）

まさき歯科クリニック　橋本正基先生　（横浜市都筑区）

川原歯科医院　川原英明　（横浜市青葉区）

アポロ歯科・矯正歯科　藤井智巳先生　（横浜市戸塚区）

みなも歯科医院　黒澤　章先生　（横浜市都筑区）

サン歯科医院　岡田春夫先生　（横浜市緑区）

くにたち旭通り歯科　清水　龍先生　（国立市）

神宮前矯正歯科　斉宮康寛先生　（東京都渋谷区）

やまだホワイトクリニック歯科　山田友康先生　（福岡市博多区）

済生会横浜市東部病院歯科口腔外科　清水一先生　（横浜市鶴見区）

上石神井駅前歯科クリニック　長曽善彦先生　（東京都練馬区）

石渡歯科医院　石渡寿夫先生　（川崎市麻生区）

井上歯科クリニック　井上俊弘先生　（横浜市都筑区）

オカダ医材 株式会社　岡田典久社長　松川祐二部長

株式会社 河野製作所　河野淳一社長　赤畑洋平様

株式会社 トップ　青山敏徳様

株式会社 フォレスト・ワン　鈴木洋史様

株式会社 コアデンタルラボ横浜　手老久信様

横浜総合病院
　耳鼻咽喉科　赤澤吉弘先生　平野佳美先生　山口央一先生
　形成外科　宮脇剛司先生（東京慈恵会医科大学　形成外科）
　整形外科　小宮宏一郎先生
　消化器外科　渡辺　繁先生
　循環器科　中村光哉先生
　皮膚科　藤村真美先生
　歯科口腔外科（非常勤を含む）
　　神倉貴彦先生　的場祐子先生　赤池　翼先生　五味義法先生　吉田美香先生
　　坪田有史先生　山田浩之先生　高松朋矢先生　西川智子先生　小佐野貴識先生
　　細田　裕先生　金　哲謙先生　藤井俊朗先生　吉川暁子先生　金　佑謙先生
　　阿部隆夫先生　上薗英治先生　須藤裕子歯科衛生士　石塚由美子歯科衛生士
　　廣瀬　慧歯科衛生士　上野幸江クラーク　橋本恭子クラーク　髙橋美奈子クラーク
　　渡邉　恵クラーク
　元スタッフ（非常勤を含む）
　　荒巻美隆先生　藤井克行先生　関口達也先生　磯田幸盛先生　石田璃久磨先生
　　大津　晃先生　神長　篤先生　齊藤知之先生　黒田祐子先生　堀江彰久先生
　　小久保裕司先生　矢田浩章先生　中谷逸希先生　橋本　興先生　小澤麻由美先生
　　中島敏文先生　荒木次朗先生　中村百々子先生　竹島健太郎先生　今井　遊先生
　　井本大智先生　別部絵利子先生　今田弘記先生　久保田　卓先生　宮田幸長先生
　　八木友美歯科衛生士　重盛貴子歯科衛生士
　救急部スタッフ，手術室スタッフ，放射線部スタッフ，薬剤部スタッフ，病棟スタッフ

今村 栄作 (いまむら えいさく)

略　歴

1966 年 7 月	大阪市生まれ
1985 年 3 月	金蘭千里高等学校卒業
1991 年 3 月	東北大学歯学部歯学科卒業
4 月	鶴見大学歯学部口腔外科学第 1 講座入局
10 月	長野県厚生連佐久総合病院歯科口腔外科研修医
1993 年 4 月	横浜労災病院歯科口腔外科勤務（研修医，専修医，麻酔科研修）
1995 年 4 月	東芝林間病院歯科口腔外科勤務
1996 年 4 月	鶴見大学歯学部口腔外科学第 1 講座助手
10 月	横浜労災病院歯科口腔外科勤務（医員，医長）
2000 年10 月	日本口腔外科学会認定専門医
2001 年 2 月	横浜労災病院病棟マネージャー
2001 年 6 月	横浜総合病院歯科口腔外科部長
2005 年 4 月	同病院医局長（～ 2009 年 3 月）
2005 年 8 月	桐蔭横浜大学医用工学部客員教授

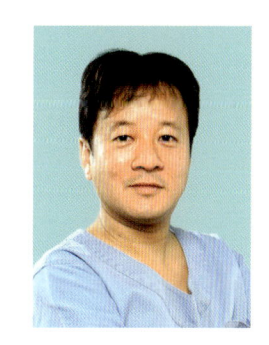

所属学会など

日本口腔外科学会会員（認定専門医）
国際口腔顎顔面外科学会（IAOMS）会員
アジア口腔顎顔面外科学会（Asian AOMS）会員
日本頭蓋顎顔面外科学会会員
日本顎変形症学会会員
日本口腔インプラント学会会員
日本顎顔面インプラント学会会員
Academy of Osseointegration（AO）Active Member
日本病院歯科協議会会員

共著書

日本歯科医師会：世界の歯科事情と安心ガイド－海外派遣労働者のために－．2002.
伊藤公一，内田剛也編：日常臨床における再生療法のテクニックと長期経過（日本歯科評論別冊），ヒョーロンパブリッシャーズ，2009.
石川雅彦，平田創一郎，中島丘編：歯科診療室での医療安全実践ガイド．医歯薬出版，2010.

インプラント併発症

発　行　平成 23 年 9 月 25 日　第 1 版第 1 刷発行
著　者　今村栄作
© IGAKU JOHO-SHA Ltd., 2011, Printed in Japan
発行者　若松明文
発行所　医学情報社
　　　　〒113-0033 東京都文京区本郷 1-4-6-303
　　　　TEL 03-5684-6811　FAX 03-5684-6812
　　　　URL http://www.dentaltoday.co.jp

印刷　株式会社シナノ
落丁・乱丁本はお取り替えいたします
禁無断転載・複写　ISBN978-4-903553-37-5